郑州西亚斯学院示范性应用技术学校系列创新教材

多 媒 体 融 合 创 新 教 材

供本科健康服务与管理类专业用

健康心理学

主编 白 琴 郭文凯

郑州大学出版社

图书在版编目（CIP）数据

健康心理学／白琴，郭文凯主编. -- 郑州：郑州大学出版社，2024.3
ISBN 978-7-5773-0206-5

Ⅰ．①健…　Ⅱ．①白…②郭…　Ⅲ．①健康心理学 - 医学院校 - 教材
Ⅳ．①R395.1

中国国家版本馆 CIP 数据核字（2024）第 044787 号

健康心理学
JIANKANG XINLIXUE

策划编辑	陈文静		封面设计	苏永生
责任编辑	陈 思　苏靖雯		版式设计	曾耀东
责任校对	许久峰		责任监制	李瑞卿

出版发行	郑州大学出版社		地　址	郑州市大学路 40 号（450052）
出版人	孙保营		网　址	http://www.zzup.cn
经　销	全国新华书店		发行电话	0371-66966070
印　刷	郑州市今日文教印制有限公司			
开　本	850 mm×1 168 mm　1 / 16			
印　张	13.75		字　数	400 千字
版　次	2024 年 3 月第 1 版		印　次	2024 年 3 月第 1 次印刷

书　号	ISBN 978-7-5773-0206-5		定　价	46.00 元

作者名单

主 编　白　琴　郭文凯

编 委　（以姓氏笔画为序）

　　　　王学良　白　琴　李　欢　张以飞

　　　　郭文凯　郭娓娓　阎燕燕

前言

　　随着科技的进步，时代的发展，健康这一概念已深深植根于我们的生活智慧之中，它远不只无疾病的状态或身体的完整性，而是渗透进我们生活的方方面面，连接着我们的身体和心理。现代社会需要一种整合生理、心理以及社会等各个维度互动的健康管理新模式。因此，在我国高等教育现代化变革的进程中，以提高人的心理素质，促进人的心理健康发展为目标的心理健康教育与指导正受到普遍重视。

　　本书《健康心理学》，作为郑州西亚斯学院示范性应用技术学校系列创新教材，汇集了多领域专家的智慧与热情，致力于为广大健康管理领域的学生建立一个内容精准、见地深刻的知识体系，并专注于培养学生将心理学理论与实际应用相融合，以更全面地理解和促进健康。编纂本书的过程中，我们深刻意识到心理健康是维系身体健康的重要因素，并且它在推动全面健康生活方式上占据了中心角色。鉴于此，我们采纳了多元视角和跨学科的方法来构架本书内容，以便大家从多变的视野中领悟并实施健康心理学的理念。

　　我们将健康心理学置于现代健康治理的中心位置，在于它融合了对情绪、压力、应对策略的深度挖掘，并拓展至预防、评估和有效干预等关键的实践范畴。本书从对健康心理学定义的基础出发，逐步深入解读其在制定健康策略和推动健康层面改进中的多维作用，为学生提供一个全新、多层次的视角以深化其对健康本质与改善策略的理解。此外，考虑到不同生活阶段及特殊状况下的心理健康维持，我们细心编写了专章来探讨在面对身体疼痛、成瘾行为甚至临终时刻所需的特别关注和心理调适。此外，为了使理论更加贴近实践，我们还介绍了一系列心理干预技术，这些技术被广泛应用于个体和群体的健康提升中，它们不仅为从业者提供了实际可行的工具，同时也为学界研究扩展了新的视野。

　　在写作过程中，我们查阅了大量的文献，力求使最新颖的研究成果和最具操作性的策略得以精准地传达给读者。我衷心地向我们团队中每一位成员表达我深切的感激，正是他们的执着与奉献，确保了本书的学术严谨与应用价值。让我们携手期待，随着你们翻阅本书的每一章节，不仅将积累知识与智慧，还将开启一段对健康心理学的深入探寻与实际操作的身心之旅，期盼本书能成为大家学术追求与职业发展道路上的坚实伴侣。

白琴

2023 年 11 月 29 日

目录

第一章

健康心理学概述

健康心理学(health psychology)作为一门学科形成于20世纪70年代后期,并首先受到预防医学界的重视,它是在医学由生物-医学模式向生物-心理-社会医学模式转化的形势下出现。1976年美国心理学会讨论了心理学在人类健康中的重要作用,除了强调心理学在心理卫生中的作用外,还指出心理学应当研究有损人类健康或导致疾患的心理与社会行为因素,探讨预防和矫正不良行为以及帮助人们学会应对心理社会的紧张刺激。随后,其成立了一个由心理学家组成的健康研究小组,并在此基础上于1978年8月正式成立了健康心理学分支,成为美国心理学会的第38分支,并创办了《健康心理学》和《行为医学杂志》。

由于健康心理学的研究及其工作实践与人类健康的各种问题紧密相连,甚至直接关系到社会的进步与个人的幸福,所以它在建立后的短短几年里就获得了迅速的发展。作为一门心理学分支学科,它致力于从心理学角度去了解健康和疾病的因果关系和规律,探讨和解决有关保持或促进人类健康、预防和治疗躯体疾病的问题,主要研究人的心理对身体健康的影响以及致病的心理因素,引导人们改变不良的行为和生活方式,帮助人们以健康的方式生活,并有效地参与治疗和康复活动,通过心理干预防病、治病、促进健康。

第一节　健康及相关概念

提到健康心理学,就涉及一个最基本的问题:什么是健康?本节将从健康的含义、健康水平的评估,以及和健康相关的一些基本概念(即疾病、心理健康、生病行为、健康行为和亚健康等)这两个方面进行讲述。

如果没有健康,智慧就无法表露,文化无法施展,力量无法战斗,知识就无法利用。

——(古希腊)赫拉克利特

一、健康的含义

人们对于健康(health)概念的认识经历了一个发展的过程,早在古希腊时期,人们以肌肉发达、体态健美、活力充沛作为健康的标志。传统健康观认为体格强健、没有疾病即没有躯体疾病就等于健康。比如《现代汉语词典》中对健康的定义就是生理功能正常、没有缺陷和疾病。由此不难看出传统健康观认为健康似乎只是一个事关躯体或者是生理功能的问题,而且健康和疾病是相对的两个概念,没有疾病就是健康。

关于全面健康的一个著名定义是世界卫生组织(World Health Organization,WHO)在1948年提出的三维健康观。它指出健康是生理、心理和社会适应方面的趋于完美的状态,而不仅仅是没有疾病或体弱的状态。根据这样对健康的定义,一个健康的人就应该拥有充沛的精力,有能力追求美满生活和探索环境,能充分享受情感的实现和自尊,同时拥有亲密的社会人际关系。

1990 年 WHO 进一步完善了健康的概念,在身体健康、心理健康和社会适应健康三个方面的基础上,又增加了道德健康,形成了关于健康的四维概念。道德健康指不能通过损坏他人的利益来满足自己的需要,能按照社会认可的行为道德来约束及支配自己的思维和行动,具有辨别真伪、善恶、荣辱的是非观念和能力。

1999 年 WHO 在人群实践经验的基础上归纳和总结了健康的新标准,即"五快"(机体健康)和"三良好"(精神健康)。

"五快"具体指吃得快、拉得快、走得快、说得快、睡得快。

(1)吃得快,说明消化功能好,有良好的食欲,不挑食,不厌食,不偏食,不狼吞虎咽。

(2)拉得快,说明吸收功能好,一旦有便意,能很快排泄,感觉轻松。

(3)走得快,说明运动功能及神经协调功能良好,步履轻盈,行走自如。

(4)说得快,说明思维敏捷,反应迅速,口齿伶俐。

(5)睡得快,说明神经系统兴奋-抑制过程协调良好,入睡迅速,睡得沉,醒后精神饱满,头脑清醒。

精神健康"三良好"是指良好的个性人格、良好的处世能力、良好的人际关系。

(1)良好的个性人格,情绪稳定,性格温和,意志坚强,感情丰富,胸怀坦荡,豁达乐观。

(2)良好的处世能力,观察问题客观现实,具有较好的自控能力,能适应复杂的社会环境。

(3)良好的人际关系,助人为乐,与人为善,对人际关系充满热情。

2002 年 WHO 对于健康状态的描述又有了更加全面的阐述。在这个阐述中主要由这样的几个方面构成,首先,WHO 将健康定义为由人类身体和精神功能领域所构成且是个体的属性,这样就把关于健康维度的一些细致的区分概括为两大方面,一个是身体,一个是精神,使得它的包容力更强了。其次,它指出健康更大意义上是个体的属性,我们也可以把个体的属性健康状态累积起来,描述和测量一个人群的健康。再次,健康尽管是良好感的内在价值和工具,但是它是独立于良好感的一个概念,即这两者之间并不是完全对等的。一个身心健康的人可能具有良好感,但是一个具有良好感的人也可能存在健康方面的一些问题。最后,WHO 指出我们要区分健康状态的不同侧面和整体的健康状态,因为前者是描述我们所选择的某些核心健康领域的功能水平,比如一个人的身体健康状况、心理健康状况、社会适应能力怎么样?这都是从不同侧面来描述一个人的健康状态,而整体的健康状态是指一个人所有领域功能水平的一个测量的总结,是一个总的概念。这些区分对于我们更加全面地理解一个人的健康状态及其主观感受具有特别重要的意义。

关于健康水平的评价,可以从两个角度进行,一个是群体健康的评价,一个是个体健康的评价。两个层面的评价有着各自的评价标准。对于群体健康的评价,一般是对一个国家或者某一地区的群体健康水平的评价,它主要有四项指标即平均寿命、患病率、就诊率以及死亡率等综合情况。而对个体健康的评价,主要看个人各主要系统器官功能是否正常、有无疾病、体质状况和体力水平等。

二、相关重要概念

在健康心理学中和健康相关联的还有几个重要的概念,如疾病、心理健康、生病行为、健康行为和亚健康。下面分别来介绍这几个重要的概念。

(一)疾病

疾病(disease)是在一定病因作用下自我调节紊乱而发生的异常生命活动过程,并引发一系列代谢、功能、结构的变化,表现为症状、体征和行为的异常。比如感冒,可能会导致打喷嚏、流鼻涕等症状,这便是疾病的表现。疾病种类很多,人类的疾病概略说来可分为传染性疾病和非传染性疾病。

★知识链接

关于疾病,"疾"字,一个病字框,里面是一个"有的放矢"的"矢"。这个"矢"就是"射箭"的"箭"。它告诉你,那些从外而来侵害你身体的东西,就像朝你放的冷箭,比如传染病这些外来因素引起的不适就叫"疾"。再看这个"病"字怎么写?"病"字里面是一个"丙"。在中国文化当中,"丙"是火的意思。在五脏器官里,丙又代表心。所以"丙火"又可以叫"心火",心里感到不适,有火之人就会得病。

（二）心理健康

1946年第3届国际心理卫生大会指出,心理健康（mental health）是指身体、智力、情绪十分协调;适应环境,在人际交往中能彼此谦让;有幸福感;在工作和职业中能充分发挥自己的能力,过有效率的生活。国内外许多学者从各自关注的不同角度对心理健康进行论述,迄今为止,对于什么是心理健康还没有一个统一的、公认的定义。

《简明不列颠百科全书》将心理健康解释为个体心理在本身及环境条件许可范围内所能达到的最佳状态,但不是十全十美的绝对状态。我国研究者王书荃在《学校心理健康教育概论》中提出,心理健康指一种较稳定、持久的心理功能状态。它是个体在与社会环境相互作用时,主要表现为在人际交往中使自己的心态保持平衡,使情绪、需要、认知保持一种稳定状态,并表现出一个真实自我的相对稳定的人格特征。学者刘华山在《心理健康概念与标准的再认识》一文中认为,心理健康指一种持续的心理状态。在这种状态下,个体具有生命的活力、积极的内心体验、良好的社会适应状态,能有效地发挥个人的身心潜力与积极的社会功能。

心理健康是指一种生活适应良好的状态。心理健康包括两层含义:一是无心理疾病,这是心理健康的最基本条件,心理疾病包括各种心理与行为异常的情形;二是具有一种积极发展的心理状态,即能够维持自己的心理健康,主动减少问题行为和解决心理困扰。

基于多年对心理健康的研究经验,综合国内外学者的观点以及结合我国国情,心理健康的标准可总结如下。

1.智力正常

智力正常是人正常生活最基本的心理条件,是心理健康的首要标准。从心理学角度来说,智力是一个人认识能力与活动能力所达到的水平,是一个人观察力、注意力、记忆力、想象力、思维力、创造力和实践活动能力的综合。这些因素会导致心理方面出现波动。常用智力测验来诊断智力发展水平,一般认为智商低于70分为智力落后,智商在80分以上为心理健康的标准。

2.人际关系和谐

人际关系的协调与否对人的心理健康有很大的影响。人际关系包括正向积极的关系和负向消极的关系。心理健康的人乐于与人交往,不仅能接受自我,也能接受他人,悦纳他人,能认可别人存在的重要性和作用。心理健康的人能被他人所理解,被他人和集体所接受,能与他人相互沟通和交往,人际关系协调和谐。心理健康的人乐群性强,既能在与挚友团聚之时共享欢乐,又能在独处沉思之时而无孤独之感。在与人相处时,积极的态度（如同情、友善、信任、尊敬等）总是多于消极的态度（如猜疑、嫉妒、畏惧、敌视等）,因而在社会生活中具有较强的适应能力和较充足的安全感。一个心理不健康的人总是独立于集体之外,与周围的环境和人格格不入。

3.能协调与控制情绪,心境良好

心理健康的人,愉快、乐观、开朗、满意等积极情绪占据优势,虽然也会有悲、忧、愁、怒等消极的情绪体验,但一般不会长久。心理健康的人能适当地表达、控制自己的情绪,喜不狂,忧不绝,胜不骄,败不馁;在社会交往中既不妄自尊大,也不畏缩恐惧;对于无法得到的东西不过于贪求,争取在社会规范允许范围内满足自己的各种要求,对于自己能得到的一切感到满意。

4. 了解自我,悦纳自我

一个心理健康的人能体验到自己存在的价值,既能了解自己,又能接受自己,具有自知之明,即对自己的能力、性格、情绪都能做到恰当、客观的评价,对自己不会提出苛刻的期望与要求,所定生活目标和理想切合实际,因而对自己总是满意的;同时,努力发展自身潜能,即使对自己无法补救的缺陷,也能安然处之。一个心理不健康的人则缺乏自知之明,由于所定的目标和理想不切实际,总是自责、自怨、自卑,心理状态无法平衡。

5. 人格完整独立

心理健康的人格即人的整体的精神面貌能够完整、协调、和谐地表现出来。思考问题的方式是适中和合理的,待人接物能采取恰当灵活的态度,对外界刺激不会有偏颇的情绪和行为反应。

6. 面对和接受现实

心理健康的人能够做到面对现实,接受现实,并能够主动地去适应现实,进一步地改造现实,而不是逃避现实;对周围事物和环境能做出客观认识和评价,并能与现实环境保持良好的接触;既有高于现实的理想,又不会沉湎于不切实际的幻想与奢望;对自己的能力有充分的信心,能妥善处理生活、学习、工作中的各种困难和挑战。心理不健康的人往往以幻想代替现实,不敢面对现实,没有足够的勇气去接受现实的挑战,总是抱怨自己生不逢时或责备社会环境对自己不公,因而无法适应现实环境。

7. 热爱生活,乐于工作

心理健康的人珍惜和热爱生活,积极投身于生活,在生活中尽情享受人生的乐趣。他们在工作中尽可能地发挥自己的个性和聪明才智,并从工作的成果中获得满足和激励,把工作看作是乐趣而不是负担。他们能在工作过程中积累各种有用的信息、知识和技能,便于随时提取使用,以解决可能遇到的新问题,使自己的行为更有效率,工作更有成效。

8. 心理与行为符合年龄特征

在生命发展的不同年龄阶段,人们都有相对应的不同的心理与行为表现,从而形成不同年龄阶段独特的心理与行为模式。心理健康的人应具有与同年龄段大多数人一样的心理与行为特征。如果一个人的心理与行为表现与同年龄阶段的其他人相比,存在明显的差异,一般就是心理不健康的表现。

综上所述,心理健康的标准是多层次、多方面的,要科学、正确判断一个人的心理是否健康,必须从多个角度进行考察,还要结合不同地区、民族、文化、时代的具体情况。一般而言我们可参照上述标准检视自己的心理健康状况,严格意义上的心理健康则要求助于临床心理学家的检测与诊断,不能随意给自己和他人妄下结论。

(三)生病行为

在健康心理学中,生病行为(sick behavior)是指个体在身体或心理上感觉不适或不舒服时所表现出的行为模式。这种行为模式可能包括寻求医疗帮助、避免活动或责任、寻求关注和同情等。生病行为通常是在个体感知到身体或心理上的不适时出现的,它是个体对疾病感受和应对的一种反应。

生病行为还可能受到其他因素的影响,如社会文化因素、个人心理因素和环境因素。例如在现实生活中,我们会发现在医院里有些老人,他们患有某种慢性疾病,原本在家里静养并按照医嘱日常服药就可以,但是他们可能会出现一些比如反复住院或者延长住院时间的行为。出现这种情况可能是这些老人所关注的已经不仅仅是他们所患的疾病,这样的行为背后可能有着更多的心理需求或者是更深层次的一些原因,如这些老人平时在家里边儿女都很忙,没有人去陪伴他,只有当他生病住院的时候，孩子再忙都会抽空来看望、陪伴他；还有自己独自在家的时候，也许这个疾病并没有那么受到重视，但是当生病住院时，亲人可能会更加重视，也更加同情他；还有一些人是为了通过自己患病的这样一个角色，大家可能自然而然地就会降低对他的一些要求，起到逃避的作用。

健康心理学家也特别关注此类的行为，这类行为更多的是患者和治疗者之间的一种社会角色的期望，所以，生病行为可以是一种应对机制，帮助个体获得社会关注、支持和护理。同时在某些情况下，过度的生病行为可能会导致对病情的夸大或延长，影响个体的自我调节和康复。理解生病行为的概念有助于健康心理学专业人员更好地了解个体在疾病面前的行为模式和需求，从而提供合适的干预和支持来促进患者的康复和健康。

（四）健康行为

健康行为（health behavior）是健康心理学中的一个核心概念，它指的是个人为了预防疾病，保持自身健康所采取的一些行动。主要包括以下几个方面，首先，健康行为指减少或消除健康危险的行为，比如吸烟、饮食不良或者无保护的性行为；其次，健康行为还包括一些积极的行为，如有规律的体育锻炼、饮食和作息等；最后，健康行为还包括遵医嘱的行为，它主要指对医学建议的依从性，看病的时候，医生经常会提供一些建议，比如忌辛辣、按时服药、按时体检等，但是很多时候我们并不能够很好地遵守，而遵守这些医生的嘱咐，实际上有利于我们的健康，也可以避免一些健康隐患。

（五）亚健康

根据 WHO 对健康的定义，我们知道健康不仅仅是没有疾病，在健康与疾病之间还存在更多的状态。在这里主要介绍健康-疾病连续体的概念以及在健康和疾病当中非常突出的一个状态，即所谓的亚健康（sub-health）。

由于 WHO 对于健康的定义日益深入人心，所以人们对于健康和疾病之间关系的理解也越来越全面和深入。1994 年，格林伯格（Greenberg JS）提出来关于健康-疾病连续体（health-disease continuum）概念（图 1-1），他认为，健康和疾病其实是存在很多不同的状态的，可以看成是一个连续体。在这个连续体的两端，一端是最佳的健康水平，也就是所谓的完美状态，而在这个连续体的另外一端就是所有健康的消失、死亡。在死亡和完美之间，还存在着不同程度健康的层面，比如说情绪和精神水平的提高，一般意义的生理健康、疾病乃至死亡。

图 1-1 格林伯格健康-疾病连续体

这一概念，把生理、心理或者身体、精神的不同领域的健康都纳入一个整体当中，即我们的健康存在着一些不同的维度，而亚健康正是处于健康和疾病之间的过渡阶段。所谓亚健康主要指没有器质性病变的一些功能性的改变，亚健康是一种临界状态，处于亚健康状态的人，虽然没有明确的疾病，却出现精神活力和适应能力的下降，如果这种状态不能得到及时的纠正，非常容易引起心身疾病，包括心理障碍、胃肠道疾病、高血压、冠心病、癌症等；处于亚健康状态的人，会感觉很疲惫，甚至有求死的感觉。然而体格检查并无器官上的问题，所以主要是功能性的问题；处于亚健康状态的人，除了疲劳和不适，一般不会有生命危险，但如果遇到高度刺激，如处于熬夜、发脾气等应激状态下，很容易出现猝死，即"过劳死"。

国内对亚健康的研究多限于横断面调查,使用的工具多为自评量表或调查问卷。这些调查涉及教师、公务员、企业人员、医务人员等不同人群。由于各研究采用的亚健康定义不统一、应用的调查问卷或量表不统一,各研究报道的亚健康检出率差别也较大,大多在20%~80%。亚健康的检出率在不同性别、年龄、职业上有一定差异,与出生地、民族无关。一般女性的检出率高于男性,40~50岁年龄段较其他年龄段高发,教师、公务员高发。导致亚健康的主要原因有饮食不合理、作息不规律、睡眠不足、精神紧张、心理压力大、长期不良情绪等。

第二节　医学模式

一、医学模式的概念及其演变

医学模式(medical model)是在一定历史时期内医学发展的基本观念、概念框架、思维方式、发展规范的综合,主要反映人们用什么观点和方法研究、处理医学各个层面的问题。它是在医学实践活动过程中逐渐形成的观察和处理医学领域中有关问题的基本思想和主要方法,其核心是医学观。医学模式的演变是社会和医学发展的自然规律和必然进程,医学模式的不同阶段,具有其共性特征,并影响着医学的思维和行动。医学模式包括了医学认知模式(medical cognitive model)和医学行为模式(medical behavior model),前者是指一定历史时期人们对医学自身的认识,即医学认识论;后者是指一定历史时期人们医药实践活动的行为范式,即医学方法论。

医学模式作为以医学为观察和研究对象的自然观和方法论,与一定的社会历史背景、科学技术水平、哲学思想的整体水平相适应。医学模式在一定的时期内相对稳定,而随着社会历史背景的变迁、人类科学技术的进步以及哲学思想水平的整体提高,必然会带来医学模式的更替。医学模式的转变并不是单纯的替代过程,而是一个由量变到质变的,不断超越、完善、升华的过程。此外,新的医学模式产生和发生作用后,旧的医学模式并不会立刻消失或失去作用,仍然会在一些医学领域产生一定的影响。

医学发展的每个阶段都有与之相对应、反映该时期医学发展状况和水平的医学模式,这种渐进、递次性演进,符合医学总体规律。随着人类对医学本质的认识更加深入,势必会有更符合科学发展需求、更适应现代人类卫生保健的新模式出现。因此,医学模式的演进是持续不断的、不断完善的、永不完结的。迄今为止,医学经历了古代医学、近代医学和现代医学的不同发展阶段,医学模式的发展也主要经历了神灵主义医学模式(spiritualist medical model)、自然哲学医学模式(natural philosophy medical model)、机械论医学模式(mechanistic medical model)、生物医学模式(biomedical model)和生物-心理-社会医学模式(bio-psycho-social medical model)等5个阶段。

(一)神灵主义医学模式

自远古以来,人类只能看到疾病给人类带来的痛苦和灾难,而并不了解疾病发生、发展的原因和过程,受制于对疾病认识的局限性,人们只能去求助于一些超自然的力量,希望以此来获得宽慰。比如古人认为生命与健康是上帝神灵所赐,疾病和灾祸是上天惩罚或邪魔入体,而死亡则是神灵召回灵魂;将治疗疾病寄托于祛除瘟神,祈祷以拜天或"跳大神"驱魔的方法来恢复健康。由此形成了早期的健康观和疾病观,即世界上存在着超自然的神灵在支配着人类的健康与疾病。

其中比较典型的例子,比如当黑死病肆虐欧洲的时候,教皇祈求上帝能够解除灾难来宽恕人类。此外,在考古中发现的希腊医生用来钻颅骨的一些骨篆模型,以及被实施过钻颅手术的头骨模型,也都证明了魔法理论指导下的一些医疗的手段。其中比较神奇的一种方法是环钻术,这种方法是早在新石器时代就开始应用的一种穿颅打孔的技术,它既可以在活体上进行,也可以在尸体上进行,所以它既是一种医疗手段,也是一种宗教仪式。人们之所以实施这种手段,主要是因为他们对疾病的解释,认为患者是被恶魔控制了,在颅骨上打眼可以让恶魔跑出来,这样患者的疾病就可以得到痊愈。由此我们也可以看出,其实有些疗法来源于实践经验,也许医生不能解释其中的缘由,但是可能会起到一些实际的疗效。

神灵主义医学模式是在科学思维尚未确立、生产力极其低下、极度崇拜超自然力量的背景下产生的,用超自然的力量来解释人类的健康和疾病,是人类早期落后的生产力和低下的科学技术水平的体现,反映了原始的宗教思想和唯心主义的哲学观,这种模式应予以摒弃。

(二)自然哲学医学模式

随着人类社会的进步和对自然认识的加深,人们开始逐渐摆脱宗教的束缚,对自然现象有了较为理性的客观认识,开始试图借鉴自然界的物质和现象来解释疾病,这个时期的人们主张人与自然融为一体,有意识地把疾病和自然、社会环境联系起来,逐渐形成了一种较为朴素、辩证的自然哲学医学模式。用自然现象的客观存在和发展规律来认识、观察和思考健康和疾病,这是人类由唯心主义向唯物主义的初步转变。其中最具有代表性的是古希腊的"医学之父"希波克拉底(Hippocrates)的"四体液学说"和中医学的"阴阳五行学说"。

希波克拉底关于疾病的物质理论,最有名的是他的"体液学说"。因为在高科技检测手段出现以前,体液是人们最可见的人体的成分。比如说,受伤后我们会流血,感染后会化脓,发热时会流鼻涕,粪便可能带血,尿液可能变色,某些疾病还可能出现有异味,胃痛可能引起呕吐等。因此,希波克拉底把疾病的症状和疾病联系起来,指出人体主要有四种液体,血液、黏液、黄胆汁和黑胆汁。

希波克拉底在他的体液学说中指出,体液平衡就是健康。如果任何一种体液超过其他几种,该体液的特性就会表现在人的生理和心理上。比如它指出每一种不同的体液,都有各自的特性,冷、热、干、湿分别对应于黏液、血液、黑胆汁和黄胆汁,而每一种体液的失衡,都可能导致一些特定的疾病,这是和它的特性相联系的,相应地也指出了治疗这些疾病可以采取的一些手段。

中医学的"阴阳五行学说"是一种早期的自然科学思想体系,它以自然界万物的分类和医学调节为基础。阴阳五行学说的核心包括五行和阴阳的概念。五行是指木、火、土、金、水五种元素,在自然生长、相互矛盾、制约和转化的过程中形成一个体系。五行理论对于调节身体内脏、经络、组织和器官功能的不同状态及其相互作用具有很重要的意义。阴阳,是指自然界内具有对立统一关系的两个方面。阴代表黑暗、寒冷、湿润、向内、静态;阳代表明亮、温暖、干燥、向外、动态。阴阳对于人体生理和病理的分析、诊断和治疗都起到重要的作用。阴阳五行学说中还包括气、血、津液、精神等概念以及经络学说、脏腑学说、虚实认识等,这些概念和理论构成了中医学丰富而独特的思想体系,为疾病的预防和治疗提供了一种独特而有效的方法。

自然哲学医学模式对人体和疾病本原的认识已摆脱了具有神秘作用的超自然力量的束缚,人们开始用直观的自身物质性因素如"四体液""阴阳五行"来解释生命、健康和疾病,用无神论的力量把神灵主义的幽灵驱逐出了医学,这是医学模式的历史进步。基于此医学模式,曾产生了系统的中国古代医学理论体系、中亚细亚兴起的阿拉伯医学。但是自然哲学医学模式和自然哲学一样都受经验哲学和科技水平的限制,建立在直观的基础上,有时会依赖思想性的推测来弥补观察的不足,存在一定的缺陷,不可避免地会被进步的医学模式所代替。

健康心理学与中医学中的"阴阳五行学说"是有紧密关系的。在中医学中,阴阳五行视为对自然界万物的描绘、分类和医学调节的基础,它涉及人体内脏、经络、组织和器官功能的不同状态及其相互作用,而这些因素都可以直接关系到身体健康和心理健康。健康心理学通过研究人类健康的心理、行为和社会因素,向我们展示了很多积极的健康管理方式,例如情感调节和提高适应能力等都可以促进身体健康。在传统的中医治疗方式中,也融入了许多心理治疗和心理调节的方法,如针灸、推拿和中药治疗等,这些方法都与健康心理学密不可分。

　　在与中医相关的健康管理中,我们应加强文化自信,因为中医学是中华民族传统医学的重要组成部分,它凝聚了中华民族几千年来的智慧和历史,具有深厚的文化底蕴,有着深刻的文化渊源和精髓。我们应该重视和尊重中医学的独特之处,力争将其发扬光大,为人类健康事业做出更大的贡献。理解中医学的思想体系和人文精神的同时,也要关注环境保护、文化传承、社会和谐等问题,进一步感受中华文化,培养自身的社会责任感和使命感。

(三)机械论医学模式

　　15世纪下半叶,在欧洲兴起的文艺复兴运动推动了社会变化和生产力的发展,机器生产代替了手工生产,人们逐渐摆脱宗教神学的束缚,转而推崇机械决定论。于是兴起了以机械主义为主导的实验哲学思想,机械论医学模式逐渐形成。代表人物是法国哲学家、科学家笛卡尔(R. Descartes)和法国医生拉美特里(Julien Offray de La Mettrie)。

　　笛卡尔在《动物是机械》一书中提出,动物和人体是具备各种功能的精密机器,所有的生理功能都可以解释为物质微粒运动和由心脏产生的热运动,他把心脏比作制热机。肺比作冷却机,神经、肌肉和肌腱运动比作引擎和发条,用机械原理解释人体的功能。拉美特里则发表了《人是机器》一书,认为"人体是自己发动自己的机器,疾病是机器某部分失灵,需要修补完善"。自此,人类对医学的探究进入了实验科学和机械理论时代,形成了近代的用"力"和"机械运动"去解释一切自然现象的形而上学的机械唯物主义自然观。

　　机械论医学模式促使人们从物质的、运动的角度去观察人体、解释疾病,突破了宗教神学、唯心主义哲学的局限,把医学由经验医学引向了实验医学时代,把实验方法应用到医学领域,促进了解剖学、生理学、病理学和外科学的迅速发展,对现代医学影响深远。但它也具有一定的局限性,人们多利用机械观来解释一切人体现象,却忽略了人的生物性、社会性及心理复杂性。

(四)生物医学模式

　　19世纪划时代的三大发现——能量守恒和转化定律、生物进化论和细胞学说,极大地动摇了机械唯物主义的根基。与此同时,免疫学、病理学、生物化学、组织胚胎学、分子生物学等生命学科相继问世,为解决医学领域的重大难题提供必要的技术支撑和科学依据,推动了整个医学由经验医学、实验医学走向现代医学的进程。由此,人们对机体的变化和生命现象,以及健康和疾病有了更科学的认识,于是以生物医学为基础的近代生物医学模式诞生。

　　生物医学模式追求因果性规律,用"观察、假设、求证、结论"的逻辑来解释、诊断、治疗和预防疾病。任何疾病都是生物机制的紊乱,都可以在器官、细胞和生物大分子上找到形态、结构和生物指标的特定变化。医学的目的就是通过精密的技术测量这些变化,来解释患者的症状和体征,从而采取相应的治疗手段。特别是随着基因研究的不断突破,医学家误认为他们已经找到了最终攻克疾病的金钥匙,医学界陷入了前所未有的盲目自信。

　　许多人认为似乎一切疾病都可以被征服,医生有足够的能力和权威向疾病发起挑战,包括战胜衰老、攻克癌症、拒绝死亡。技术膨胀的同时医学界极大地忽略了医学人文工作,在许多医生的眼中只有疾病,没有患者,只有技术,没有安慰。

生物医学模式对医学最大的贡献在于疾病控制和疾病预防,外科学应用消毒灭菌术,显著降低了术后感染率;麻醉剂的发明和应用解决了疼痛这个难题;抗菌药物的问世,有效地控制了感染;人们运用灭菌杀虫、预防接种和抗菌药物三大法宝,战胜了急性传染病和寄生虫病。如由法国生物学家路易斯·巴斯德(Louis Pasteur)和德国医生罗伯特·科赫(Robert Koch)共同创造的细菌理论是这个方面的代表。在 19 世纪中期,当时最致命的疾病是传染病和营养不良。巴斯德和科赫都对传染疾病有了较多的研究,比如科赫在 1882 年发现了肺结核分枝杆菌,在 1884 年他成功地找到霍乱交叉感染的途径和隐患,以及有效控制霍乱的方法。而巴斯德也发明了一些对当时致命疾病,比如炭疽、狂犬病和霍乱的免疫方法。大家可能都听说过一种普遍运用在各种食物和饮料上的巴氏杀菌法,也就是说通过加热来杀灭那些使食物、饮料变质的微生物,这是巴斯德的贡献之一。除此之外,他还发现每一种传染病都是由特定的微生物在生物体内的发展。他还发现,这些传染病的致病微生物如果通过特殊的培养,就可以减轻毒性,使他们从病菌变成防病的药苗,也就是疫苗。

此外,生物医学模式促进了生物医学科学的全方位、多领域发展,形成了纵向深入的一大批学科领域并横向相互联系和渗透的医学网络体系,到 20 世纪中叶,已形成以分子生物学为核心的50 多个门类、数百个分支学科的庞大学科体系。

生物医学模式对人类的贡献是巨大的,但是随着社会的发展,人们的要求越来越高,生物医学模式的局限性日益凸显。首先,过分强调人的生物属性,只注重生物医学方面的诊治,没有考虑心理及环境因素对疾病发生、发展和转归的影响。其次,采用分解还原的方式研究人体的结构功能和疾病的病理变化。只注重局部而忽视整体、把人体疾病肢解成器官疾病,忽视了患者所处的社会环境和心理因素的影响。最后,用形而上学的方式研究人体,妨碍了全面认识影响人体内部变化的综合因素,不从伦理上去关怀、理解患者并解除病痛,导致医患关系的疏远和紧张。

(五)生物-心理-社会医学模式

20 世纪 50 年代以来,人类的"疾病谱"和"死因谱"发生了重要变化,传染病和寄生虫病已不再是威胁人类健康的主要疾病,而心脏病、恶性肿瘤和脑血管病却占据死因的前三位。随着全球化和城市化的发展,环境污染、心理紧张、吸烟、酗酒等危险因素的普遍暴露,慢性非传染性疾病(简称"慢性病")发病率急剧攀升。因此,只关注生物因素的生物医学模式已不能解决当今人类的健康和疾病问题,还需要考虑生物、心理、社会的综合因素对人类身心的影响。

1977 年,美国罗彻斯特大学医学院精神病学和内科学教授恩格尔(Engel)在 Science 杂志上正式提出了"生物-心理-社会医学模式"。生物-心理-社会医学模式认为人类的健康与疾病取决于生物、心理和社会等各种因素,维持与促进人类健康,要从人们的生活环境、行为、精神和卫生服务等多方面努力。生物-心理-社会医学模式是一种既从生物学方面,又从心理和社会方面认识人类健康和疾病的医学模式。它是在生物医学模式的基础上形成的一种多因多果、立体网络式的医学模式。它要求把人看作是一个具有生物属性和社会文化属性的整体,把人和人所处的自然和社会环境看作一个整体来考虑;将疾病、患者、医疗保健系统作为社会大系统的一个子系统来分析。它从多元的角度来理解健康和疾病的原因,多方位地探索疾病治疗和疾病预防的手段,即具有整体性、系统性、多元性的特点。

现代医学模式并不否定生物因素在疾病发生、发展中的作用,也不否定生理、生化指标在诊断疾病中的意义,只是在更高的水平上强调它们的作用和意义。生物因素、心理因素、社会因素三者共同制约着人类的健康和疾病,疾病不仅仅由生物因素引起,还要考虑到社会和心理因素,要将人视为统一整体,进一步重视心理、社会因素的致病作用及其在疾病预防和康复过程中的影响。虽然生物因素仍然是现代医学模式的核心,但是心理因素和社会因素应该在医疗行为中占据更重要的地位,引起更多的重视来适应人们随着生活条件改善而不断提高的卫生需求。

生物-心理-社会医学模式把人类医学思维模式从传统的生物医学思维模式中解放出来,促进人类以综合、系统的思维方式多层次、多方位、立体化地探索生命现象,掌握疾病的变化规律,正确处理医学难题。此外,它扩大了现代医学的研究范畴,将社会科学与自然科学有机结合,促使人们从社会、心理因素的角度研究和解决医学问题;丰富了预防医学的内涵,促进了公共卫生事业的发展。它不仅对疾病的病因分析、诊断与治疗意义重大,而且在疾病预防控制以及健康促进方面都将起到十分重要的指导作用。生物-心理-社会医学模式是目前为止比较符合唯物辩证法的医学模式。但随着人类社会的进步,医学科学的发展和人们认识能力的不断提高,这一模式仍需完善、提高,甚至更新。

二、医学模式的共同特征及其作用

(一)医学模式的共性特征

医学模式的产生具有社会性、医学模式的存在具有普遍性、医学模式的影响具有广泛性、医学模式的发展具有动态性。

1. 医学模式产生的社会性

医学模式是在社会大背景下产生的,它的产生和演变是自然科学和社会科学发展的产物,与社会的发展有密切相关。人类文明的进程与人类世界观、方法论、科学技术的不断发展与创新过程是同步的。医学模式的演变是社会和医学发展的自然规律和必然进程。

2. 医学模式存在的普遍性

医学模式是人们对客观事物的主观反映,同时也是客观存在的哲学概念。医学模式广泛存在于医疗实践中,因而具有客观性与普遍性,表现为它不以人的意志而转移,健康和疾病的认识观念普遍根植于人们的思想中。

3. 医学模式影响的广泛性

理论指导着实践,理论对实践的影响是广泛的。医学模式是医学发展到一定时期而形成的对医学科学的高度认识和对其历史性的概括和总结,即系统的医学理论,这种理论对医学实践相关的行为活动产生了深远影响。医学模式影响的广泛性体现在现代医学模式中,它对医学科学与卫生事业各个领域的理论和实践工作都起着重要的指导作用,使得现代医学呈现"高综合"和"高分化"的双向并进发展态势。

4. 医学模式发展的动态性

医学模式是动态、渐进式发展的,不是一成不变的。医学模式的这种渐进式发展符合社会和医学发展的自然规律。社会生产力的不断变革,政治文化背景的变迁,科学技术的发展和哲学思想的进步是医学模式转变与演进的动力。新的医学模式是在旧的医学模式发展到一定程度后,产生飞跃和突破,是不断扬弃和升华的过程,即在"医学实践-医学模式建立-医学再实践-新的医学模式建立"这一循环模式中不断演变。

(二)医学模式的作用

医学模式也可以认为是科学研究的模型化原则在医学中的应用。它既是人们对于医学认识的结果,又代表了一种医学研究方法。医学模式在医学实践中产生,以高度抽象和概括的方式表现特定时期人们的健康观和疾病观,同时也反映着特定时期医学总体结构的关系和本质,反映着医学研究的领域、方法和目标。

一切医学科学研究和医疗活动,都是在一定的医学观及认识论的指导下进行的,因而也都是在一定的医学模式中进行的。医学模式在实践中形成,反过来又以观念的形式影响人们的医学观,进而影响人们的医学思维与医学行动。

第三节　健康心理学的研究视角

健康心理学的引入使人们对健康和疾病的关注点发生了转移,主要表现为四个方面,第一是从正常死亡到非正常死亡的变化,第二是从重治疗到重预防的转移,第三是从生理因素到生理、心理、社会因素的全面关照,第四是毕生发展观。

一、从正常死亡到非正常死亡

对于非正常死亡的界定来自加拿大学者马克·拉兰德(Marc Lalonde),他认为人在 70 岁之前的死亡可以划分为非正常死亡。之所以有必要对正常死亡和非正常死亡进行区分,是因为他发现在两种情况下,死亡原因的排序是有变化的。比如说在传统死因中,心血管疾病是占第一位的,而这个在非正常死因当中,则位居第三;意外事故在传统死因当中位居第四,但是在非正常死因当中却是位列榜首。再比如凶杀,在传统死因当中它不排在前十位,但是在非正常死因当中却是第五位。对于非正常死亡的关注,更重要的一个原因是发现非正常死亡与生活方式有着极大的关联。比如有调查发现,在因交通事故而导致的死亡当中,不健康的生活方式,如酒后驾车、不使用安全带等占 75%,环境因素比如路况、天气等占 20%,不完善的医疗条件,也就是在交通事故之后缺乏有效的急救措施,这方面的原因只占 5%。因此,减少非正常死亡的最有效的办法就是将注意力放在影响疾病的心理学和社会学的因素上,而不是放在生物学的因素上,并且根据这种思想来制订预防疾病的各种措施。因此,关注点的这一转移有利于制订以预防为主的医疗保健政策,特别是针对年轻人的死亡。

二、从重治疗到重预防

健康心理学研究的第二个视角转移,在于从重治疗到重预防的转移。

> **★知识链接**
>
> 有关疾病的治疗和预防,在我国古代就有一个非常有哲理的故事:魏文王问名医扁鹊说你们家兄弟三人都精于医术,但是到底哪一位是最好的呢? 扁鹊回答说长兄最好,中兄次之,我最差。文王再问那为什么你最出名呢? 扁鹊回答说我长兄治病是治病于病情发作之前,由于一般人不知道他事先能铲除病因,所以他的名气无法传出去,只有我们家的人才知道。我中兄治病是治病于病情初期之时,一般人以为他只能治轻微的小病,所以他的名气只在本乡里。而我扁鹊治病是治病于病情严重之时,一般人都看到我在经脉上穿针来放血,使用有毒的药物,开刀做手术,所以认为我的医术高明,名气因此响遍全国。

20 世纪 60 年代,美国哈佛大学的卡普兰(Gerald Caplan)曾经界定过三种类型的预防:初级、二级和三级预防。所谓初级预防,就是力图减少某一疾病在人口中影响的任何努力,其最终追求的是使用得到经过经验验证的方法来根除某一疾病,如通过控制饮食来避免心血管疾病、肥胖,安全性行为来避免艾滋病,戒烟避免肺癌等;而二级预防是在疾病的早期,在症状尚未加重并带来无法逆转的损害前进行治疗,总的目标是通过在疾病早期的干预来减少随后的问题,如提高大学生在饮酒行为当中的自控能力,或者是说让冠心病患者增强身体锻炼;而三级预防是通过限制症状的严重程度缩短病程来减少某一疾病的残留影响,比如说对于酗酒的人进行支持小组的治疗等。其实无论是从节约社会医疗成本,还是从提高人们的生活质量来讲,初级预防、二级预防即所谓治于未病或治于病之初期,都是更好的方式。但是在现实中,无论医药、精神病学或者是临床心理学,三级预防还是迄今为止最常见的形式。不过,随着社会的进步和人们物质生活水平的不断提高,防患于未然的思想也越来越深入人心,健康管理新概念的引入就是这方面很好的体现。

健康管理(health management)是人们在预防疾病和促进健康方面所做的一些新的尝试。所谓健康管理,严格地来说,就是对个人或人群的健康危险因素进行全面的检测、分析、评估以及预测和预防的全过程。比如健康管理机构可以针对个体的家族遗传史或者生活方式等进行全面的检测、分析并予以管理,制订针对性的健康计划,并且协助实施一系列健康提升措施的过程。这样就可以通过一整套针对性的、个性化的健康管理标准和计划,有效地利用各种资源,调动个体的积极性,使其改善健康状态,恢复健康体质,保持健康身心。

在国外,健康管理主要应用在健康或医疗保险业当中,其目的主要在于减少投保人患病的风险,从而减少赔付,其效果被认为是显著的。在美国夏威夷医疗保险服务的试验计划实施十年中,总医药开支大幅减少。在这个实验当中,他们把参与者分成两个组,甲组是实验组,他们参与健康管理,乙组是参照组,不参与健康管理。在计划实施的十年来,甲组在医疗费用的投入仅是乙组的10%,而且其参与者平均住院的时间也大为减少。

三、从生理因素到生理-心理-社会因素

健康心理学研究视角的第三个重点转移是从传统只关注健康的生理因素到生理、心理、社会三因素模型的构建。在下面的内容当中,将给大家介绍 BPS 模型,即生物-心理-社会模型(biopsychosocial model,BPS 模型),以及健康和疾病的心理基础和社会生态理论。

根据美国罗彻斯特大学医学院精神病学和内科学教授恩格尔提出的 BPS 模型,对健康和疾病的了解不仅仅包括对疾病的生理解释,还包括了解患者、患者所处的环境以及帮助治疗疾病的医疗保健体系。BPS 模型并不忽视生物医学研究已经做出和即将做出的重大贡献。它并不假设心理、社会因素在导致疾病的过程中是必需的,或者有这些因素就可以引发疾病,而只是提示疾病行为、患病危险、严重程度、持续时间以及疾病康复会受到相互联系的广阔系统的影响,这个系统包括生物因素、心理因素和社会因素。

关于健康和疾病的心理基础,一个相关的示例是安慰剂效应,它说明了心理和社会因素在影响健康过程中的重要性。

所谓安慰剂是指那些没有活性药物成分,却能够治好病患的特效药。如有一位求治者到医院就诊,说他如何不舒服,医生对他进行了全面体格检查,发现他身体各部分都很健康,没有任何毛病。可是这位求治者确一天天地消瘦下去,医生束手无策。后来一位心理医生接受了这位求治者,进行了一次煞有介事的彻底检查,然后对他说"我终于发现了你患的是综合征"。还告诉他现在刚试验成功的一种特效药,专治这种疾病,注射一剂,保证 3 d 后恢复。打针 3 d 后,求治者果然好了。其实,心理医生注射的仅仅是葡萄糖溶液,而真正治好病的应该是语言的暗示作用。

安慰剂效应的存在证明心理社会影响力在健康过程当中起着重要作用。安慰剂效应的影响因素主要有三个方面,第一个方面是环境。治疗在哪里进行?以什么形式进行?往往都会对我们起到一定的暗示作用,比如人们都会迷信高等级的医院或者是大医院等。第二个方面就是来自治疗者的权威性、说服力和热情等也都会对我们造成暗示。第三个方面是患者本身的特点。如诉说过去用药和治疗的一些经验,还有治疗疾病的迫切性,都会决定他们对什么会产生安慰剂效应以及这种效应的大小。那么没有任何活性药物成分的所谓特效药为什么能够治好人们的疾病呢?研究发现,在使用安慰剂以后,人们的体内会产生和释放出一种类鸦片物质内啡肽,这种物质可以减少疼痛引起的兴奋,这可能就是安慰剂效应的作用机理。安慰剂的最主要的适应证是疼痛、咳嗽、高血

压、恶心等,这些疾病使用安慰剂后可能有所减轻。另外,在医学领域当中,心理神经免疫学及免疫活性模式都是关注心理社会因素与生物因素之间的关系的。

BPS模型还特别重视社会因素在健康和疾病当中的重要作用,与此相应地发展出一系列健康与疾病的社会生态理论。接下来,我们将详细讲述几种与健康和疾病有关的理论。

1. 患者角色理论(patient role theory)

患者角色理论是假设患者是一种特定的社会角色,于是患者本人或者是周围的其他人都会对患者有特定的角色认识和角色期待。比如,人们通常假设没有人是愿意得病的,所以患者往往都是疾病的受害者,他们不应当为所患的疾病负责任,即受害者并非有意而为之。另外,患病的人通常是弱者,所以他们可以去免除通常的一些社会角色,比如在工作、社会或者家庭中所应该承担的责任。另外,患者角色理论也假设生病会令人不快,而尽快康复是令人期望的,所以患者会意图康复,而且应当有技巧地去寻找胜任的帮助并且和医生合作。

2. 健康信念模式(health belief model)

健康信念模式是健康心理学中另外一个比较有影响的理论,这个理论提出我们的健康行为主要来自心理社会因素的共同影响,我们对疾病的易感性和严重性的一些认识以及预防疾病的行为往往是相互关联的。该理论提出我们对于健康以及相关行为所持有的四种信念,认为这四种信念会影响到我们决定是否去采取某些预防的措施,以及我们会对这样的行为持有什么样的判断。

(1)关于疾病严重性的一种信念。指对疾病本身我们怎么去判断它,比如对于疾病,其实每个人的看法都会不同,所以对于疾病的严重性,特别是对疾病产生的后果的预料,也是一个非常个人主观的判断,有人认为生病没什么大不了的,人人都会生病;有人也会认为得病就像天塌下来了,染病就意味着生命和健康受到了非常大的打击。这是完全不同的两种信念。所以不同的人持有不同的信念,那么他们相应的行为也会不同,比如说认为疾病很严重的人,往往可能就会表现出特别的自我关注,甚至会表现得有一些过度关注,而另外一些人可能是完全不重视自己的疾病。

(2)关于疾病易感性的信念。有些人感觉自己不容易得病,认为身体很好,多吃点所谓不健康的食品也没关系,少穿点或者天气变化的时候不太当心,认为没什么大问题;而另外一类人可能认为自己很容易生病,所以需要非常小心。大家可以看出这两者之间的区别。

(3)对于健康行为好处(获益)的信念。其实大家都知道什么行为是健康的,什么行为是不健康的,比如有人非常喜欢喝酒,他知道喝酒不好,或者是那些经常吸烟的人群,其实他们自己也知道吸烟是没一点好处,但是他们不确定戒酒戒烟这样的健康行为到底能使他们有多大的获益呢? 比如说戒了烟后会觉得健康很多吗? 或者是说不喝酒的话,身体就会好很多吗?

(4)关于健康行为障碍(代价)的信念。一个人他要采取一些健康行为,特别是当他已经有一些相对危险行为的时候,要其转换成健康行为,往往是需要付出一定的代价,如吸烟成瘾的人,让他去戒烟,我们知道这是一件非常困难的事情,他会感受到戒断等一系列反应,这都是非常痛苦的,那么这时他所面临的很多障碍就会干扰他的这个健康行为的持续,如果此时他认为这是健康必须付出的代价,这个代价没什么或者是说这个代价虽然比较惨重,但是比起逾越了这个障碍之后所获得的健康来讲,这些痛苦就是无足挂齿的。

3. 社会生物学理论(sociobiology theory)

有关健康和疾病的另外一种社会学角度的解释是社会生物学理论,这个理论主要是从生物学、遗传学等角度去解释人们的一些社会行为,也就是说,它认为人类的很多社会行为往往都是在遗传、自然选择的过程中逐渐稳定下来的社会行为。所以它对健康的解释也是如此,它认为和健康有关的一些行为,比如我们的饮食行为是生活方式当中很重要的一部分,我们吃什么以及我们怎么样去烹调不同的食物,很多往往都是由于遗传的选择而慢慢地确定下来的,它是带有一种对人类的生存和发展有益的生物学的成分而逐渐地被稳定下来,所以此理论更多地把人类的一些社会行为都归为生物学或者是由于自然选择进化而来的,应该说在一定程度上能够解释人们出于生存本能而获得的一些趋利避害的行为,的确可能会维护我们的健康,使我们避免危险。

四、毕生发展观

毕生发展观认为人一生中健康在不断变化,与健康相关的重要因素也在发生变化,预防目标和干预重点不同,不同年龄疾病谱、死亡谱不同,对相同疾病的耐受力和恢复力不同,同时不同年龄个体的认知能力、自控能力的不同也影响到行为,所以个体的健康具有多样的形式、复杂的构成、极强的可塑性,是由多重影响系统共同决定的。

参考文献

[1]孙宏伟,黄雪薇.健康心理学[M].北京:人民卫生出版社,2019.

[2]琳达·布兰农.健康心理学[M].8版.郑晓辰,张磊,蒋雯,译.北京:中国轻工业出版社,2016.

[3]倪娜,柳强,霍涌泉.健康心理学:理论模式与实证研究的积极进展[J].江苏师范大学学报(哲学社会科学版),2017,43(4):127-134.

[4]谢利.泰勒.健康心理学[M].朱熊兆,唐秋萍,蚁金瑶,译.北京:中国人民大学出版社,2012.

练习题

一、单项选择题

1.健康心理学诞生于哪一年(　　　)

  A.1980年   B.1978年

  C.1982年   D.1990年

2.20世纪60年代,谁提出了三种类型的预防(　　　)

  A.格林伯格   B.马丁

  C.卡普兰   D.汤纳特尔

二、多项选择题

1.健康心理学的研究领域有哪些(　　　)

  A.研究心理、社会因素在健康和疾病中所起的作用

  B.研究健康心理形成和发展的规律,促进健康行为

  C.研究与心理社会因素关系密切的疾病预防和治疗措施

  D.研究心理干预在疾病治疗中的作用

2.1948年,世界卫生组织的宪章中首次提出健康的三维概念,这一概念从哪三个方面评价人们的健康状态(　　　)

  A.社会功能   B.生理

  C.心理   D.职业

3.生物-心理-社会模式与传统的生物医学模式的区别(　　　)

  A.生物医学模式认为致病原因是病毒入侵或躯体变化,生物-心理-社会模式认为是生物-心理-社会因素共同致病

  B.谁对疾病负责?生物医学模式认为个体自身无法控制,生物-心理-社会模式认为个体自身对健康好疾病负有责任

  C.治疗方法:生物医学模式认为,应采用疫苗、手术、化学和放射疗法。生物-心理-社会模式则认为应采用行为矫正、鼓励改变信念和应对策略

D.谁对治疗负责？生物医学模式认为医生对治疗负责,生物-心理-社会模式认为患者对治
　　　疗有部分责任

4.下列关于1999年世界卫生组织提出的健康标准的表述正确的是(　　　)

　　A.包括身体健康和心理健康两个方面

　　B.身体健康的标准为"五快",即吃得快、拉得快、走得快、说得快、睡得快

　　C.心理健康的标准为"三好",即个性好、处事能力好、人际关系好

　　D.血压在80～120/60～90 mmHg

5.哪些原因导致了亚健康(　　　)

　　A.个体不良的生活方式　　　　　　　　　　B.低脂膳食

　　C.环境的恶化　　　　　　　　　　　　　　D.社会竞争的压力

6.亚健康若不及时调整,可能转化为疾病,严重者可导致过劳死。因此对亚健康状态进行干预
　就显得十分重要,对亚健康状态可以从哪些方面进行干预(　　　)

　　A.生理调节　　　　　　　　　　　　　　　B.社会调节

　　C.法律调节　　　　　　　　　　　　　　　D.心理调节

7.根据健康信念模型,以下哪些因素可能会影响个人是否采取健康预防措施(　　　)

　　A.对疾病严重性的信念　　　　　　　　　　B.对疾病易感性的信念

　　C.对健康行为获益的信念　　　　　　　　　D.个人的社会地位

三、简答题

1.什么是健康心理学？它的任务有哪些？

2.简述医学模式出现演变的背景及原因。

练习题答案

第二章 心理学基础知识与基本理论

法国著名哲学家让-雅克·卢梭曾说过:在人类的一切知识中最有用,但也最不完善的,就是关于人的知识。与其他物种相比,人类被视为最有灵性的创造体,他们有着丰富且复杂的心理活动,被称为"万物之灵"。人类对"我是谁"这个话题充满好奇,从古老的"斯芬克斯之谜"到近现代基因科学的研究不断取得突破性进展,几千年来人们对这个问题的积极探索从未停歇,哲学家、生理学家、神经学家、社会学家、心理学家都从自己的专业视角提出了答案的种种可能性。尤其是在科技高度发展的现代社会,人们的物质生活得到了一定的满足,但如何才能拥有更美好、更健康、更幸福的生活依然是人们关心的重要话题,探索人类心灵的奥秘便显得愈发重要。那么,心理学到底是一门怎样的科学? 心理学研究什么,如何开展研究,心理学研究对个人和社会的发展又有什么意义呢? 本章我们便一起来对这些问题进行探讨。

第一节 心理学的起源与发展

心理学有一个漫长的过去,但只有短暂的历史。

——(德)艾宾浩斯

心理学一词的英文"psychology"来源于希腊文"psyche"与"logos"两词,前者意指"灵魂",后者意指"研究",两者结合,成为古希腊时期哲学心理学的第一个定义,其含义为研究灵魂的学问。

心理学是一门既古老又年轻的学科。"古老"是因为在科学心理学诞生之前,心理学思想早已有之,最早可追溯至古希腊时期,距今已有 2 000 多年;"年轻"是因为心理学从哲学中分化出来以后,作为科学心理学进行独立的学科发展,只有短短 100 多年的时间。

一、心理学的起源与早期发展

和其他诸多学科一样,心理学最初并非是一个独立的学科,而是托生于哲学母体之中。西方关于心理学的探索最早可以追溯到古希腊早期,在当时以泰勒士等人为代表的米利都学派、以毕达哥拉斯为代表的毕达哥拉斯学派、以德谟克利特等人为代表的原子论理论学派等都对灵魂的存在与本质进行了探讨,并进一步对人的本质进行了思索。到古希腊繁荣时期,把人作为主要研究对象的智者派开始不断壮大,关于人的灵魂与心理问题的探索也进一步深化,经过普罗泰格拉、苏格拉底、柏拉图、亚里士多德等思想家、哲学家的不断努力,心理学的基本知识体系开始逐渐形成,尤其是亚里士多德在其《论灵魂》等著作中使用的部分概念和观点甚至一直被沿用至今,对后世心理学的发展和科学心理学的建立起到了重要作用。

回顾漫长历史,19 世纪之前,心理学被定位为哲学大范畴的一员,被称为"哲学心理学"。随着科学技术的进步,生物、物理、天文等多个学科的发展都在不同程度上为科学心理学的诞生奠定了基础。19 世纪中叶以后,西方近代科学发展史中对脑神经科学的探索及以人为对象的实验开展更是对心理学的科学化产生了直接影响,如德国生理学家赫尔姆霍茨根据电流传导原理精确测量出神经传导的速度,古斯塔夫·西奥多·费希纳用刺激引起神经传导原理探讨刺激变化引起感觉经验变化的关系,这些研究都直接或间接地加快了心理学从哲学中分离的进度。1879年,德国著名心理学家威廉·冯特在德国莱比锡大学建立了第一所心理学实验室,标志着科学心理学的诞生,心理学开始成为一门独立的科学,从此开始走上独立发展之路。

在随后的几十年,心理学迎来了巨大发展,但由于学者们对心理学的研究对象、研究方法和研究内容存在着不同理解,心理学的发展呈现出了学术派别林立的特点,与此同时,也涌现出了很多心理学大师,他们的思想建树对提高心理学的社会影响力、推动学科的发展起到了重大的促进作用。

★知识链接

人物介绍——威廉·冯特

威廉·冯特(Wilhelm Maximillian Wundt,1832—1920),德国著名心理学家,实验心理学的创建者,构造主义心理学派的奠基人。生于德国曼汉市附近的一个牧师家庭。

1851年冯特进入图宾根大学学习,随后转入海德堡大学继续学习医学和哲学,毕业后留校教授生理学。1856年春天到柏林大学师从"生理学之父"约翰尼斯·彼得·穆勒学习和研究生理学,同年返回海德堡大学,先后获得医学和哲学两个博士学位。1857年冯特在海德堡大学担任生理学讲师。1858年后开始担任赫尔姆霍茨的助手并持续10多年。1862年开设自然科学讲座。1874年冯特开始任苏黎世大学哲学教授,其研究兴趣从生理学转向心理学。1875年起,冯特开始任莱比锡大学哲学教授,并于1879年建立起世界上第一个心理学实验室。

1881年,冯特创办了心理学刊物《哲学研究》(1903年改名《心理学研究》),该刊发表了大量的实验心理学研究成果。1889年冯特开始担任莱比锡大学校长,并于1909年当选德国国家科学院院士。

综观冯特的学术生涯,其学术著述颇丰,涉及心理学、生理学、物理学、哲学、逻辑学、语言学、伦理学、宗教学等诸多学科。主要著作有《生理心理学原理》《心理学大纲》《民族心理学》等。

冯特的主要学术成就可以概括为以下几方面:①将心理学从哲学母体中分化出来,成为一门独立的科学。②创立实验心理学,莱比锡心理学实验室的建立具有里程碑意义,是现代科学心理学诞生的标志。③建立国际心理学专业队伍。冯特所创的莱比锡心理学实验室是世界第一代职业心理学家的最高学府,包括詹姆斯·麦基恩·卡特乐、爱德华·布雷福德·铁钦纳等在内的知名心理学家都曾在此学习,推动了世界心理学的发展。

二、重要的心理学理论流派

(一)西方心理学的重要流派

1.构造主义心理学

构造主义心理学(structural psychology)是科学心理学诞生以后产生的第一个学术流派,由冯特初创于德国,后来被其学生美国心理学家爱德华·布雷福德·铁钦纳(Edward Bradford Tithener,1867—1927)继承并进一步发扬,该流派定名于1898年,与同时代存在的机能主义心理学流派对立抗衡。

在铁钦纳看来,心理学是一门研究心理和意识的科学,应该将人的直接经验作为研究对象,并把意识经验解析为感觉、表象、情感三种元素。该流派认为所有的心理现象都是由元素构成的,心理学研究的任务在于回答三个问题:首先,将具体的心理问题分解为不同的元素,回答"是什么";其次,探索不同元素之间的关系及组合方式,回答"怎么样";最后,发现元素和生理条件之间的关联,回答"为什么"。

构造主义者们认为,了解人的直接经验,要依靠实验过程中被试者对自己经验的观察和描述,也就是内省,这种研究方法被称为内省法。具体到心理学的研究方法,内省法的使用依然很重要,且铁钦纳认为心理学应该像其他科学一样通过实证的方法进行研究,并对冯特的实验内省法进行了一定的改进,强调通过对内省者进行培训、制订内省限制等方式获得更精确的内省资料。

构造主义是心理学从哲学中分化出来后产生的第一个心理学派,它使心理学第一次脱离哲学和生理学,有了正式的学术身份和学科架构,为新兴的实验心理学发展提供了有效的方法和资料,在一定程度上推动了其他心理学流派的产生与发展。同时,尽管铁钦纳所主张的系统内省法并没有使心理学研究表现出高度的客观性与精确性,但他将科学的客观性和精确性引入了心理学。铁钦纳还是一位出色的教师,在他的学生当中有一些颇具影响力的心理学学者,如心理学史家波林、心理测量学专家吉尔福特、动物心理学家华虚朋等。

该学派在 1927 年铁钦纳去世以后开始逐渐走向没落。

2. 机能主义心理学

19 世纪末 20 世纪初,欧美国家掀起了一股机能主义心理学(functional psychology)热。与构造主义心理学相比,机能主义心理学没有像冯特、铁钦纳这样的绝对领袖人物,其内部结构也比较松散。在欧洲,主要是以布伦塔诺、斯顿夫等学者为代表,他们坚持认为心理学的研究对象应该是心理活动或心理机能,反对构造主义将心理活动解析为不同元素的观点;在美国,该学派以威廉·詹姆斯、约翰·杜威、詹姆斯·罗兰·安吉尔等人为代表,也主张将意识作为心理学的研究对象,并认为意识是川流不息的过程,且认为研究意识的功能和作用要比研究其组成部分更有意义。1896 年,杜威发表了《心理学中的反射弧概念》,借此机能主义心理学思想很快成了美国心理学研究的主要取向。机能主义心理学是美国的第一个本土心理学流派,其主要代表人物詹姆斯也被视为美国现代心理学的创始人,在美国心理学界有着非常重要的地位。

威廉·詹姆斯(William James,1842—1910)的心理学思想体系很丰富,他不仅对心理学的研究对象和内容进行了定义,还开创性地提出了意识流学说、自我理论、情绪理论、意志理论等。詹姆斯作为美国机能主义心理学的先驱,奠定了机能主义心理学的基本研究方向,同时他倡导以一种自然与开放的朴素现象学方法对意识进行真实的描述,主张用实用主义的哲学观指导心理学的研究。机能主义心理学思想主要的局限体现在具有明显的折中倾向,理论和方法缺乏一致性和连贯性。同时几乎所有的机能主义心理学家都奉行达尔文的生物进化论,因此机能主义心理学的研究还具有明显的生物主义倾向。

机能主义心理学并没有明确的起始和终结标志,常被视为是构造主义与行为主义之间的一个过渡,其思想在当代美国心理学界仍有较大影响力。

★知识链接

詹姆斯的意识流学说

意识到底是以何种方式存在的?不同于构造主义心理学的观点,詹姆斯认为意识的存在状态是动态且连续的,人的心理活动在任何一点都是统一、连续、不断变化的整体。这样一来,心理生活的起点应该是思想事实本身,而不是个体简单的感觉。詹姆斯非常注重意识的特殊性与变化性,并由此提出了意识流学说,将意识的主要特征归结如下。

首先,意识是非常私人的。每个人的意识都具有独特性,探讨意识不能一概而论。

其次,意识是不断变化的。詹姆斯把意识分为实体和过渡两种状态,前者是指思想流的静止和一般的心理活动状态。后者是指通常状态下不被发觉的一种意识状态向另一种意识状态的过渡。正是因为有这种过渡的存在,所以从表面上来看,意识才从未间断,表现出"流"的特点。

再次,意识还具有一定的认知特点。詹姆斯认为我们有关外界现实的信念部分是由过去所形成的有关某一客体的观念与目前对同一个体所形成的观念之间的联系决定的,并由此意识到我们是具有认识性的,可以了解外界的现实。

最后,意识同时具有选择性,这是意识的主要特征和机能之一。人们对所接触对象的兴趣不是同等的,总是带有选择,这种选择往往是由个体的审美价值观及所接受到的刺激特点决定的。因此,我们决定要对什么感兴趣或者关注哪些客体时不可能做到完全中立,通过这种选择个体可以更好地适应环境求得生存。

构造主义心理学与机能主义心理学在发展中一直分庭抗礼,其学术思想有着明显的分歧,这种分歧主要体现在以下内容。

(1)哲学基础不同:构造主义把马赫的经验批判主义作为哲学基础,机能主义推崇詹姆斯的实用主义哲学。

(2)对心理学学科性质和任务的定位不同:构造主义将心理学定义为纯粹的科学,主要任务是发现心理和行为发生的内在规律;机能主义认为心理学是应用学科,其任务是通过研究将心理学的研究成果应用于更广泛的社会生活。

(3)对心理学研究范围的界定不同:构造主义将普遍规律的理论研究作为重点,研究方法相对单一,注重理论分析,而在对理论的应用和整合方面重视程度不足;机能主义更关注对个体的心理研究,尝试采用多种方法对个体心理活动进行测量,并扩大了心理学的研究对象,将对儿童心理、动物心理、变态心理等特殊群体的心理研究纳入了心理学研究的范畴,扩大了心理研究的范围,表现出了较强的开放性和包容性,增强了该流派的学术生命力。

当然,机能主义心理学也并不完美,例如,机能主义将心理学归入生物科学的范畴,没有将人和动物的心理做本质区分,对人类心理活动的社会属性重视不足。

3. 行为主义

1913 年,美国心理学家约翰·华生(John Broadus Watson,1878—1958)的《行为主义者眼中的心理学》一文正式发表,该文被视为行为主义的宣言,标志着统治西方心理学界近半个世纪的行为主义流派正式成立。华生在这篇文章中明确指出:"在行为主义者看来,心理学纯粹是自然科学的一个客观的实验分支,它的理论目标就是预测和控制行为,内省并不是其方法的主要部分,其资料的科学价值也不依赖于这些资料,是否容易运用意识的术语来解释,行为主义者努力把动物的反应纳入一个统一的系统,承认在人兽之间并无分界线。人的行为尽管有其细致性和复杂性,也仅仅是行为主义者的总研究计划的一部分而已。"这段话强调了心理学属于自然科学的学科性质,同时也规定了心理学的研究对象应该是行为。

以 1930 年为分界点,行为主义流派的发展历史可以被分为两个阶段:早期行为主义时期和新行为主义时期。早期行为主义主要以华生为代表,明确提出心理学应该研究具体可见的行为而非意识,研究中要用客观的方法替代内省法,心理学研究的目的应该是通过找到刺激与反应之间关系的方式,实现对行为的预测和控制。

华生将巴甫洛夫在生理学中首创的条件反射法引入到心理学的行为实验当中,并成为其最重要的研究方法。条件反射法给华生提供了一种完全客观地分析行为的方法,并且通过这种方法可以把个体的行为分为最基本的单元,从而为实验室内的复杂行为研究提供了便利性与可能性。华生在研究中还会用到观察法、言语报告法、测验法、社会实验法等,使心理学的应用研究得到了较大发展。

客观讲,华生在心理学研究方法上做出的改变使心理学的研究方法日趋客观,也使心理学更接近自然科学。但总体上看,华生并没有创造新的研究方法,只是将原有的研究方法进行了进一步的拓展与完善;其研究还表现出了明显的生物学化倾向,缩小了心理学的研究范围;将人看作是一架被动的刺激反应机器,认为只要有适宜的环境刺激就可以塑造相应的行为,忽略了遗传等个体内部因素对个人发展的影响,走向了环境决定论的极端。

★知识链接

名家名言

给我一打健康的婴儿,并在我自己设定的特殊环境中养育他们,那么我愿意担保,可以随便挑选其中一个婴儿,把他训练成为我所选定的任何一种专家——医生、律师、艺术家等,而不管他的才能、嗜好、倾向、能力、天资和他祖先的种族。

——华生

早期行为学者除了华生以外,比较有代表性的还有梅耶、麦独孤、霍尔特、亨特等人,严格意义上来讲,虽然他们都主张把行为作为心理学的研究对象,强调客观方法的应用,但他们并不是华生的追随者,其理论观点也不完全一致。比如梅耶非常强调对人类行为的研究,被认为是一位温和的方法论行为主义者;麦独孤则强调活动行为和行动在心理学中的作用,认为目标——追求或有目的的行为,是心理活动和行为的中心特征。

受逻辑主义和操作主义思潮的影响,20世纪30年代以后,行为主义开始进入新行为主义发展时期。新行为主义者对早期行为主义无视有机体内部因素、把复杂心理现象简单化的极端观点产生了不满,他们更强调用行为主义描述和解释人的行为,且十分重视对中介变量和整体行为的研究,提出了一些有影响力的学习理论。其中比较有代表性的是托尔曼的目的行为主义、斯金纳的操作行为主义以及班杜拉的社会认知行为主义等。

(1)托尔曼目的行为主义:爱德华·托尔曼(Edward Chase Tolman,1886—1959)强烈反对构造主义用内省法研究意识活动的基本主张,认为心理学的研究必须以客观的方法来研究可观察的外部行为,且这种行为应该是整体行为,即整个有机体的整体反应活动,而不涉及早期行为主义者,所谓的"行为的基本单元"。在托尔曼的理论体系中,十分重视目的和认知在动物和人类生活中起到的重要作用,在他看来,目标推动了所有行为的发生和发展,他称自己为"目的行为主义者"。托尔曼还提出了中介变量的概念,即介于环境刺激与外部可观察行为之间的、对行为产生有导向作用的心理过程,代表着反应的内部心理过程。中介变量的提出,被不少心理学家接受且予以高度评价。托尔曼的研究深入地探讨了决定个体行为的有机体内部因素,并赋予整体行为以目标性和认知性的特征,这使得托尔曼的理论具有一定的认知心理学和现象学的影子,为后续认知心理学的发展和崛起开创了思想先河,故有人称托尔曼为"认知心理学的鼻祖"。

(2)斯金纳操作行为主义:伯尔赫斯·费雷德里克·斯金纳(Burrhus Frederic Skinner,1904—1990)出生于美国宾夕法尼亚州,因其对心理学发展做出的重大贡献,于1990年被美国心理学会授予心理学终身贡献奖。斯金纳认为,心理学的研究对象应该是行为本身,而心理学的研究任务就是要对行为进行直接的、描述性的研究。在斯金纳的心理学思想体系当中,处于中心位置的是强调对行为的预测和控制,认为行为的科学研究必须要在自然科学的范围内进行,科学研究的任务就是在先行的实验者控制的刺激条件和有机体随后的反应之间建立函数关系。他根据自己的理论观点,提出了行为公式 $R=f(S)$,即个体的行为反应 R 是自变量 S(刺激环境)与情景刺激 f 的函数。这个公式后续又被完善为 $R=f(S,A)$,其中 A 表示过去形成的某些条件,也就是客观存在的第三变量。

斯金纳还专门设计了一种实验装置——斯金纳箱,用以更好地分析和研究动物行为。斯金纳利用这一装置,开展了大量的动物行为研究,系统控制和分析了影响动物行为的因素,总结了动物操作性条件作用的原理,取得了较高的研究成就。其著名的行为原理也是在这样的背景下提出来的,该原理认为行为的实际是操作强化理论,对应答性行为、操作性行为、强化的种类与性质等问题做了较明确的界定。

斯金纳被称为当代心理学界最杰出的心理学家之一,他在自己的研究和探索中建立起了一套非常精确客观的操作行为主义体系,推动了心理学与社会实际相结合的进程,但由于其明确的环境决定论立场,且其实验研究的范围较窄,研究对象主要为白鼠、鸽子等动物的部分行为,并把部分动物的有限行为研究结果推广到所有动物甚至人类的社会生活领域,这一结论的得出过于简单、片面。因此斯金纳的理论和研究成果也存在着较大的争议。

(3)班杜拉社会认知行为主义:阿尔伯特·班杜拉(Albert Bandura,1925—2021)出生于加拿大阿尔伯特州,班杜拉自大学起便痴迷于心理学的学习,于1951年、1952年分别获得硕士与博士学位,自1953年起开始在斯坦福大学心理学系执教,此后终身奉献于心理学的发展事业。班杜拉在早期一直接受行为主义训练,但在接触到认知心理学以后,其研究思想发生了重大改变,他创立并发展了社会认知行为主义,强调人的认知功能及自我选择、自我调节机制在行为中的重要作用,因此班杜拉的心理学思想带着浓厚的人文色彩。

在班杜拉的理论体系当中,有三个理论最有代表性:第一个是观察学习理论,这是班杜拉认知行为主义理论体系中最具特色的理论之一,也是他对行为学习领域最重要的贡献。所谓观察学习是一种示范作用的过程,观察学习并不是简单的模仿,观察学习包含模仿成分,但同时也包含创作成分,它并不完全依赖于直接的外显行为,直接强化和替代强化对促进观察学习的发生都有着重要作用。

三元交互决定论是班杜拉的第二个重要理论,他认为环境、行为和个人的内在因素三种成分会相互影响,产生交互作用,从而构成了三元交互系统,且这种交互是双向的、各元素间是相互依赖密切关联的。例如,每个人都有不同的动机、观念和认识,这使得个人的行为表现出了极大的差异性;但反过来,行为的结果又会反作用于个体的动机观念和认知,促使其心理活动产生改变;行为是个体影响环境的手段,个体可以通过行为对环境进行创造与改变,但同时个体也会受到环境的制约,在某种程度上,环境决定了哪些可能性的行为可以在现实生活中得以真正开展。

班杜拉的第三个重要理论是自我效能理论。班杜拉认为自我效能感是指个体对行为能力及行为能否产生预期结果所抱有的信念。自我效能感并非一成不变,它会随个体的身心状态、社会阅历等发展变化,是个体与环境相互作用的结果。经过大量研究后,班杜拉指出影响自我效能感的因素主要有五大类:一是过往行为的成败经历,成功经历可以帮助个体收获自信心,大大提高自我效能感,而失败经历,尤其是多次失败,会降低个体对自己的能力评估,降低自我效能感,成败对自我效能感的影响有多大,取决于任务的难易程度、个体的投入度以及周围环境的助力程度等;二是替代性经验,即那些通过观察他人行为结果而获得个体自我成功可能性的认识,与被观察者所处的情境与能力水平相似度越高,替代性经验对自我效能感的影响度就越高;三是言语劝导,即他人的暗示、说服、告诫、劝告及自我规劝等,通常来讲,言语劝导者本身的声望、地位、权威程度及内容的可信性,是影响其对自我效能感产生作用的重要原因;四是情绪唤醒,即个体当下的身心状态,当个体处于紧张、焦虑、烦恼、恐惧等状态时,会出现情绪唤醒度高、生理状态紧张的情况,造成个体自身能力和预期成果的评估降低;五是情境因素,当个体根据情境信息做出积极或消极的判断以后,其自我效能感的水平和强度也会发生相应的改变。

总体来看,相对于其他行为心理学家而言,班杜拉更加重视社会因素对个体心理与行为的影响,并尝试将认知心理学的研究成果纳入行为主义的研究范式当中,将强化理论与信息加工理论进行了有机结合。但从根本上讲,班杜拉并没有真正地重视认知因素对心理与行为产生的影响,也缺乏对个人内心动机、冲突等因素的研究。

行为主义的产生与发展和美国社会发展的需求密不可分,其实用性符合解决社会问题的实际需要。行为主义也被称为西方"心理学第一势力"。

4. 格式塔心理学

格式塔心理学(gestalt psychology)又被称为"完形心理学",产生于 20 世纪初的德国,创始人为韦特海默、考夫卡和苛勒,取名"格式塔"意在强调心理学研究要注重意识经验的完整性,即当直接经验作用于个体时,心理事实是一个整体,且不是各个部分的简单加和,整体先于部分并决定部分的性质,整体大于部分之和。格式塔心理学认为构造主义心理学为"砖泥心理学",即元素是砖,联想是泥,把人的心理还原为分子、原子是人为的做法,并不能由此揭示人类心理活动的本质。格式塔心理学也反对行为主义的观点,认为人的行为除了受外界环境的影响外,主要还受到其内在行为环境的影响,这是个体与环境共同构成的头脑内部的整个情境。

格式塔心理学的主要研究对象有两个:一是个体在对现象认知过程中所把握的经验,即直接经验;另一个研究对象是行为。在研究中,格式塔心理学家主要采用整体的观察法、实验现象学的方法开展研究。其主要理论观点有实现论、同形论、知觉组织论等。该学派对于学习理论最大的贡献是苛勒的顿悟说,苛勒通过大量实验发现人和类人猿的学习并不是对个别刺激的特定反应,而是在一定的环境刺激下,对各类事物关系的理解形成了一种完形,来实现一种顿悟式的智慧学习,以此来反对桑代克的试误说。

格式塔心理学的整体论思想,对后期人本主义心理学的兴起起到了推动作用,同时对认知心理学的发展也有一定的贡献。但由于格式塔心理学派唯心主义的理论基础及其研究中现象学实验的方法不够严谨,缺少相应的客观性证据,其理论观点中有许多含糊不清之处,这都使得格式塔心理学的理论过于晦涩难懂,阻碍其进一步发展。

5. 精神分析学派

精神分析学派(psychoanalysis)发展早期主要以西格蒙德·弗洛伊德(Sigmund Freud,1856—1939)为代表,其思想主要涉及六个方面,主要包括潜意识论、精神分析的研究方法、本能论、人格论、焦虑与心理防御机制论、社会文化观等。弗洛伊德的理论开创了对无意识进行系统研究的先河,同时开辟了包括性心理学、动力心理学、变态心理学在内的心理学新研究领域,扩大了心理学的研究范畴,同时弗洛伊德的精神分析研究,对人类的心理和整个人格进行了深入的解释,超越了心理学自身的范畴,使心理学的研究扩大到了广阔的社会生活。但不难发现,弗洛伊德的理论具有明显的非理性倾向,抹杀了社会文化环境对个体心理发展的重要影响,没有将人与动物区分开来。同时,因为弗洛伊德的精神分析理论证据主要来源于他对神经与精神疾病患者的治疗实践,研究对象本身是变态的,把变态心理的规律直接推论到正常人身上,显得过于以偏概全。不过,这些并没有阻止弗洛伊德成为一名伟大的心理学家,也并没有影响精神分析主义成为最神秘、最吸引人的心理学理论流派之一。

精神分析流派内部的发展也存在着矛盾与冲突,比如与弗洛伊德同时代的卡尔·古斯塔夫·荣格(Carl Gustav Jung,1875—1961)和阿尔弗雷德·阿德勒(Alfred Adler,1870—1937),他们虽然同为精神分析学家,但其理论观点却与弗洛伊德有着较大的不同。

瑞士著名心理学家荣格早期与弗洛伊德有着较广泛的合作,但其主张思想与弗洛伊德存在着较明显的区别,他将自己的心理学思想称为分析心理学(analytical psychology)。荣格分析心理学的理论核心和基石是集体潜意识的概念,他用集体潜意识的理论,对人类历史上的诸多社会难题进行了研究。荣格的字词联想实验、情结理论、个体差异等理论与研究也有较大影响力,在当代心理学的发展与应用中得到了较高的认可。

阿德勒与弗洛伊德一样,同属奥地利著名心理学家,他是最早与弗洛伊德决裂并自己开宗立派的精神分析学家,他将他的心理学思想称为个体心理学(individual psychology),其研究对后来的新精神分析和儿童教育等领域的发展有着重要影响。在阿德勒的思想中,他认为人是一个不可分割的主体,每个人都有自己独特的目的,在不断地寻求人生理想、追求人生意义。阿德勒认为追求优越是个人与生俱来的发展趋向,在刚出生到5岁之前追求优越是作为一种潜能而存在的,个体通常从5岁开始便会确立优越的目标,从而推动其心理发展。在追求优越的过程中,每个人的表达方式不一样,有些人只追求个人优越,很少关心他人,这是一种病态的追求个人优越;另一种追求优越是追求优越完善的社会,使每个人都能获益,这是一种健康的追求优越的方式。

个体到底会选择何种方式追求优越?阿德勒把个体追求优越的方式称为生活风格,生活风格会受到很多因素的影响,这些因素包括早期家庭生活经验、个体的能力、所处的社会环境、个体的具体目标等,例如孩子在家庭中的出生顺序会影响他生活风格的形成,在多子女家庭中,父母对子女教养方式和给予的关注与子女的出生顺序有关,同胞兄弟姐妹之间也会因为要得到父母的宠爱而不自觉地相互竞争。通常来讲,长子的性格往往会表现为聪明且有成就需要,但是害怕竞争;次子常表现为喜欢竞争,有强烈的反抗性;最小的孩子往往雄心勃勃,但常因懒散而难以实现抱负;独生子女的性格表现常与多子女家庭中长子的性格类似。

在阿德勒的个体心理学理论体系中,自卑与补偿是个体追求优越的动力根源,他对自卑与补偿的本质进行过深入探讨。儿童最初的生活方式便是由其所处的家庭关系、生活条件等因素决定的。

阿德勒的个体心理学确立了心理学的社会价值取向,并主张采用整体研究的方法论原则,他曾与追随者一起开办多家儿童指导诊所,倡导人们积极对待家庭环境对儿童人格的决定作用,同时呼吁家庭和学校要培养儿童积极的社会兴趣,为儿童教育提供了实际的指导。阿德勒的个体心理学研究对推动心理学走向应用起了很重要的作用。

在弗洛伊德去世以后,精神分析学派,继续涌现了多位大师,如埃里克森、霍妮、弗洛姆等,精神分析学派的发展开始形成两个重要分支:其中一部分追随者坚持原本的研究路线,将研究的重点由本我转至自我,即精神分析自我心理学;另一部分追随者反对本能论和泛性论,强调社会文化因素对精神病和人格发展有着重要影响,即精神分析社会文化学派,也被称为新精神分析学派。

★知识链接
弗洛伊德与精神分析

西格蒙德·弗洛伊德(Sigmund Freud,1856—1939),奥地利精神病学家,精神分析学派的创始人,生于摩拉维亚的一个犹太商人家庭。

1873年,弗洛伊德进入维也纳大学学习医学,并在布吕克领导的生理研究所担任助理研究员,专门研究低等动物的神经细胞及其功能,在此期间,他聆听、学习过布伦塔诺的哲学课;1881年,获医学博士学位;1882—1885年,任维也纳综合医院医师,并从事脑解剖学和病理学研究。弗洛伊德曾先后到法国向巴黎学派领导人沙可和南锡派代表伯恩海姆学习对神经症进行心理治疗的理论与技术。1886—1938年从事神经症的治疗工作。

在对神经症的治疗中,弗洛伊德最初主要采用催眠术对患者进行治疗,在实践中他逐渐发现了催眠术的局限性,开始改用宣泄法进行治疗,即在催眠状态下让患者倾诉其内心积郁,进而促使病情好转。在治疗实践中,弗洛伊德发现宣泄法的治疗效果难以持久,便逐渐开始改用其创造的精神分析方法(自由联想、移情、释梦和解释),即在觉醒状态下让患者毫无保留地倾诉压抑在心中的意念或联想,以便进行分析与治疗。

弗洛伊德于1896年正式提出"精神分析"的概念,于1900年出版了《释梦》一书,这一举动多被视为精神分析正式形成的标志。1910年,国际精神分析学会成立,标志精神分析学派的正式成立。精神分析最初是一种神经症心理治疗的方法、理论和一种潜意识心理学体系,约至20世纪20年代,精神分析思想已扩展到社会科学的各个领域,成为无所不有的人生哲学,即弗洛伊德主义。

弗洛伊德的主要理论内涵:①以潜意识为基础的人格结构学说。弗洛伊德在早期提出了心理地形学,即主张人的心理由潜意识(深层)、前意识(中层)、意识(表层)构成;晚期他又提出三部人格结构说,即认为人格由本我、自我和超我组成。②以本能论为人格理论的动力学基础。弗洛伊德最初主张人格理论的动力基础是自我本能和性本能,随后又将其改称为生的本能与死的本能。③性欲论是其学说的重要理论支柱。弗洛伊德将性欲理解为寻求广义上的快感,由力比多所驱动,是人类行为的真正动机。按力比多能量投注中心的变化,将人格发展分为五个时期,即口腔期、肛门期、性器期、潜伏期和生殖期。④将梦作为了解潜意识活动的最重要途径。弗洛伊德很重视对梦的研究,他认为梦是被压抑的愿望经过伪装后的一种展示,个体通过做梦的方式使得被压抑的愿望得到满足。

弗洛伊德虽然是一名医生,但后世更倾向于称他为伟大的心理学家,任何一本讨论近现代心理学发展的教科书一定都会提到弗洛伊德。1982年,在由美国心理学史史学家评选的"1600年后世界影响最大的已故1 040名心理学家"排名中,弗洛伊德排名第一。其著作《释梦》《日常生活心理病理学》《精神分析引论》《群众心理学与自我分析》等至今仍有一定的影响力。

6. 认知心理学

认知心理学(cognitive psychology)思潮兴起于二十世纪五六十年代的美国,泛指研究人类认识过程的心理学流派。

认知心理学的出现绝非偶然,广义的认知心理学在冯特时代就已经产生了,随后包括格式塔在内的其他心理学流派中也有关于认知的探讨,当下我们所说的认知心理学,主要是指信息加工理论和联结主义。1967年,奈塞尔出版了《认知心理学》一书,它标志着该理论思潮的形成,有人将其定义为信息加工认知心理学发展过程中的里程碑,标志着信息加工的认知心理学成为一个独立的学术流派在心理学界立足。

信息加工认知心理学的理论和实践研究几乎都采用了计算机类比的方法,将人的大脑比作电脑,即信息加工系统,可以对表征信息的物理符号进行输入、编码、存储、提取、传递等操作,强调人的大脑对信息加工具有系统性、层次性、有限性、信息的符号化等特征。

20世纪80年代,联结主义的认知心理学在第二次认知革命中迅速崛起并对信息加工认知心理学的发展产生了重大挑战。联结主义理论是在神经生理学、神经心理学等学科研究领域取得一定成果的基础上提出来了一套新的认知心理学的研究取向和理论,将"心理活动像大脑"作为其隐喻基础,对大脑的模拟更接近真实脑活动,对于心理活动的解释也更有说服力,解决了传统认知心理学在解决不确定、不完善问题时遇到的困境,并对传统的符号系统理论进行了补充与修订。

联结主义的认知心理学从出现之初便吸纳了多学科的理论和应用成果,发展至今,认知科学更是汇集了包括心理学、神经生物学、物理学、人类文化学、逻辑学等自然学科与人文学科的大批科研工作人员,为新时代人工智能攻关研究提供了强有力的支持与保障。

7. 人本主义心理学

人本主义心理学(humanistic psychology)流派兴起于20世纪50年代的美国,20世纪60年代正式形成,20世纪70年代进入迅速发展期,被称为西方"心理学第三势力",主要代表人物为马斯洛、罗杰斯、罗洛·梅和布根塔尔等。

人本主义心理学不仅反对行为主义流派用机械的环境决定论揭示人类行为的本质,还反对精神分析学派过分关注生物本能的还原论思想,他们主张心理学的研究对象应该是健康的人、整体的人,人的本质是向善的,每个人都有自我成长和实现的倾向,而且在需要和动机的推动下,主张要关注人本身而非其他的非人的因素。

该思想流派对行为主义和精神分析主义的思想理论做了深刻的理论批判,把人类的需要问题看成是理解人心理意识和人格的核心问题,对人类的需要与潜能等问题进行了深层次的挖掘。同时,人本主义心理学的发展对于心理学学科建设的方法论改革问题也有着积极意义。当下,人本主义心理学思想在现实情境中已被广泛应用于组织管理、教育改革、心理治疗等领域,尤其是人本主义倾向的心理治疗方法在当代临床心理学领域中占有着支配地位。

至此,我们已经对近代西方心理学发展历史中出现的几个重要思想流派进行了粗略的介绍,该如何评价这些学派呢?它们精彩纷呈,有些学派至今还在影响心理学的发展方向,有些学派虽已淡出历史舞台,但其对心理学的发展有着不可磨灭的重要作用。或许,在此处引用伍德沃斯的观点更为恰当:每一个流派都是好的,但没有一个流派是足够好的,每个流派都是其他流派的补充。

(二)中国心理学思想

中国是一个有着悠久历史和文化传统的国家,与西方不同,中国古代并没有成体系的心理学专著,但中国文化中却有着十分丰富的心理学思想,这些思想多散见于哲学与各类思想专著中。

1. 中国古代的哲学心理学思想

从广义的角度讲,中国古代关于心理的最早探讨开始于先秦时期,先贤们认为人是天地万物中最宝贵的存在,这种"宝贵"体现在人具有智慧及丰富的社会心理素质,"人贵论"是中国古代心理学研究的基本指导思想和理论逻辑起点。

中国古代也有很多关于身心关系的探讨,认为"形"与"神"是不可分割的,应该结合起来探讨。早期道家思想带有明显的"轻形重神"倾向,比如老子《道德经》第十三章有云"吾所以有大患者,为吾有身。及吾无身,吾有何患",本章内容讨论的是荣辱得失,本句阐述的核心要义便是"神为形累","形"对"神"存在诸多限制。后世不少哲学家、思想家、理学家也提出了自己的观点,有人支持早期的道教观点,有人认为先有形、后人神,也有人持"形神相即"的唯物观。总体来看,我国古代的身心观虽在不断发展变化,但总体都认同身与心要相结合的基本观点。

中国古代关于心理行为现象及心理发展特点也有不少探讨。有关于人本性的探讨,如《孟子·公孙丑上》中提到"恻隐之心,仁之端也;羞恶之心,义之端也;辞让之心,礼之端也;是非之心,智之端也。人之有是四端也,犹其有四体也",对人的心理本性进行了分析,并体现了孟子"性本善"的基本人性观。有关于心理与行为关系的讨论,如《论语·阳货》中有言"性相近也,习相远也",认为虽然人的天生秉性差别不大,但人与人之间的个性差别很大,这与其后天所处的环境和接受的教育密切相关,同时看到了遗传和环境对个体心理发展的重要影响;有关于心理与行为关系的思考,如《传习录·答顾东桥书》中道"知之真切笃实处即是行;行之明觉精察处即是知;知行工夫本不可离",道出了王阳明"知行合一"的观点,强调"知"可以指导"行",是"行"的起点,同时,"行"又是对"知"的体现,是"知"的结果,二者密不可分。

我国古代也有关于"欲"(与"需要"相似)的探讨,该类探讨主要集中可见于宋明理学家的各类论著中,涉及对"欲"的本质、"欲"与"理"的关系、"欲"的功能和作用等内容的论述。

2. 中国近现代心理学的发展

正如前面所讲,中国古代有着丰富的心理学思想,但并没有系统的、独立的心理学研究。心理学作为一门独立的学科产生于西方欧美国家,在中国的传播最早可以追溯到明末,利玛窦等耶稣会传教士论著和传播了部分心理学专门著作。鸦片战争爆发后,留美学者颜永京首次在上海圣约翰书院开设了心理学课程,并于1889年翻译出版了《心灵学》一书,他被视为将西方心理学介绍到中国的第一人。在随后的一段时间内,留美和留日的中国学者对传播西方心理学起了重要作用,涌现出了大量的心理学专业译著。

1917年,北京大学建立起了中国第一个心理学实验室,标志着中国科学形态的心理学开始进入创建期。1918年,陈大齐著述的《心理学大纲》一书由商务印书馆出版,这是我国第一本大学心理学教科书。1920年,中国第一个心理学系在南京高等师范学校(现东南大学)成立。1921年中华心理学会在南京正式成立。至此,中国有了自己的心理学组织,现代西方心理学的许多理论流派也开始逐渐被介绍到中国,中国的心理学工作者开始投入心理学的专业研究与人才培养当中,并在实验心理学、发展心理学、教育心理学等领域取得了一定的成绩。但因历史原因,20世纪30年代后直至中华人民共和国成立,中国心理学的发展进入了停滞期。

中华人民共和国成立初期,中国心理学主要以介绍和引进苏联的心理学为主,为了更好地适应社会变革,心理学家们面临着在辩证唯物主义和巴甫洛夫学说的基础上改造心理学的任务。总体来看,受历史原因的影响,该时期我国心理学的发展道路是艰难和曲折的,这种情况一直持续到"文化大革命"结束。

中国心理学开始进入正常发展的道路开始于改革开放以后,心理学工作者本着为社会主义现代化建设服务的出发点,在教育心理学、工程心理学、认知心理学、社会心理学等多个心理学研究领域都取得了令人瞩目的成绩。

1999年,心理学被我国确定增加为需要优先发展的18个基础学科之一。伴随着新世纪的到来,心理学开始进入了快速发展阶段。2000年国务院学位委员会将心理学确定为一级学科,同时北京大学心理学院成立,这是我国高校内第一个由学校直接领导和管理的心理学专业教学机构。2002年中国科学院心理研究所被纳入国家知识创新试点工作的基础性研究所,中国科学院持续加大对心理研究所的研究和基础建设投入。从研究成果上来看,中国心理学工作者在基础领域和应用领域都取得了重大的进展,有些学术成果已达到了世界领先水平。从学术组织的发展来看,中国心理学会自1921年创建以后,已成为我国现有的全国学会中最早成立的学术组织之一,并于1980年和1984年分别加入国际心理科学联合会与国际应用心理学会,截至目前,中国心理学会按心理学分支学科共设立有36个专业委员会,另有2个筹委会,设12个工作委员会,以及2个期刊编辑委员会。

回顾历史,我国心理学在近40年来取得了令人瞩目的成绩,我国心理学工作者在国际上的影响力也不断在提升(如,我国著名心理学家张厚粲教授,于2016年被国际心理科学联合会授予"卓越成就奖"),心理学的研究也对我国的经济与社会发展发挥出日趋明显的重要作用。

第二节　心理学的研究对象

心理学是研究心理现象及其发生发展规律的科学。具体来讲,它既研究人的心理,也研究动物的心理,但是以人的心理为主要研究对象。

一、心理现象

人的心理现象主要包括心理过程和个性心理两大类。

(一)心理过程

1.认知

认知(cognition)是指人获得知识或应用知识的过程,认知心理学将认知理解为信息加工(information processing)的过程,即包括信息的输入、存储、编码、解释、提取与运用在内的一系列有序加工操作阶段,主要包括感觉(sensation)、知觉(perception)、思维(thinking)与想象(imagination)等。

(1)感觉:是认知活动的第一步,是指个体直接反映作用于其感觉器官的客观事物个别属性的过程。根据适宜刺激的来源不同,感觉可以分为内部感觉和外部感觉。内部感觉的刺激来自体内,可以反映机体自身的状态;外部感觉的刺激来源为机体以外的客观事物,可以反映出刺激物的部分客观属性,比如味觉、听觉、视觉、嗅觉等。当客观物体作用于感官以后,便会引起相应的神经生理活动,进而产生一定的感觉体验。感觉为更深层次的认知活动产生提供了原始材料,是其他心理活动的基础。

(2)知觉:是个体通过各种感官觉知环境中客观事物的存在、特征及其彼此关系的过程,是个体对感觉信息的选择、组织、解释的过程。传统知觉理论倾向于认为知觉的产生发生在感官通过接受适宜刺激、并在大脑中产生初步感觉经验之后,面对这些感觉经验个体会进一步选择加工,进而对客观事物形成更为全面的认知。可见,知觉的形成不仅有赖于感觉经验的产生,还与个体的主观态度、知识、经验有关。在认知事物的过程中,感觉只能提供个别属性信息,知觉可以形成更为全面的认知,且二者之间的关系十分密切,因此,也经常被统称为感知觉。

(3)思维:是指人脑借助言语、表象或动作实现对客观现实的概括和间接的反映,不同于感觉和知觉,它并不反映直接的感觉经验,而是以个体已有知识经验为基础,间接地反映事物的本质特征和事物之间的内在联系。思维过程建立在对大量感性材料的分析、综合、抽象、概括的基础上,并通过概念、判断、推理等形式把握客观事物的本质特征与内部联系。

(4)想象:是一种特殊的思维形式,是人脑对原有表象进行加工与改造,进而形成新形象(新表象)的过程。根据想象是否具有预设目标,可分为有意想象和无意想象,想象可以突破时间、空间的限制,具有补充认知、满足自身需求、预见活动结果等功能。任何新表象都不是凭空产生的,想象需要建立在原有表象的基础之上,充分的知识经验积累是丰富想象产生的沃土。

2. 情绪

情绪(emotion)是指个体对外界刺激所产生的心理反应和附带的生理反应,是个体的主观体验。根据情绪的强度、持续时长等不同可以将其分为心境、激情和应激三种状态。

(1)心境:是一种微弱而持续的情绪状态,具有较强的弥漫性,是个体一段时间内主要的心理背景,对个体看待周围生活的态度产生影响,可以被称为"心情的底色"。如有诗云"感时花溅泪,恨别鸟惊心",并非花和鸟本身有了落泪、恨别的体验,而是诗人本身的心境使其产生了如此感受。

(2)激情:是一种强烈的、为时短暂的、具有明显爆发性的情绪体验。当个体处于激情状态时可能会出现"意识狭窄"的情况,其表现主要有认识活动范围缩小,理智力、分析力、判断力受到抑制,自我控制能力降低,个体会表现为难以自制,出现鲁莽、冲动行为。如人在极端情况下表现出的狂喜、暴怒就是常见的激情状态。

(3)应激:是指个体对意外出现的环境刺激所做出的适应性反应。应激状态可以调动身心力量更好地应对环境刺激,但若一个人长期地处于高强度的应激状态则会对身心健康造成伤害。

3. 意志

意志(will)是指个体自觉地确定目的,并据此支配和调节自己的行动、克服种种困难、实现预定目的的心理过程,是人类特有的心理现象。意志对行动的调节作用体现在发动和抑制两方面:前者主要表现为催动个体从事某些带有目的性的必要行为;后者表现为抑制或制止与目的不相符的心理或行为。

意志过程包括采取决定和执行决定两个密切相关的阶段。采取决定阶段主要包括动机斗争、确定目标、选择行动方式、制订行动方案等环节,如 A 同学经过激烈的斗争决定参加研究生考试,A 同学选定了目标院校,并制订了细致的复习计划以帮助自己实现目标。这是一个将个体心理观念转化为具体外在行为的过程。执行决定阶段是意志行动的关键,需要个体主观上做出巨大努力,并发动智力因素、非智力因素积极参与,努力排除各种障碍以达到最终目标。A 同学在按照原计划进行复习的过程中会遇到很多诱惑和困难,他需要坚定信念,对自己的行为进行监督,并不断调整,以使自己的行为不断向预期目标靠近。

不难发现,意志过程有目的性、克服困难和随意运动的特征。目的是意志行动的前提,克服困难是意志行动的核心,随意运动是意志行动的基础。

意志过程与认识过程、情感过程密切联系、相互影响。意志行动一开始就以一定的认识和情感为依据;认识为意志确定目的、调节行动,情感则激励其行动;反过来,意志又推动认识,并控制情感。在改造现实的行动中,三者总是彼此渗透,构成统一的心理活动。

(二)个性心理

所谓个性心理是指个体心理发展过程中表现出来的比较稳定的心理倾向和心理特点,是那些将一个人与其他人区别开来的特征的综合,包括个性倾向性和个性心理特征。

个性倾向性(personality trend),即人积极活动的指向性,是个性的重要属性和最高水平。个性是一个多层次、多水平、多维度的结构系统,由相互联系的多种心理成分构成。其中的倾向亚结构(又称个性的动力结构)层次最高,决定一个人态度的选择性与积极性,是推动个性发展的内在动力。人与人不同,主要在于个性倾向性的区别。个性的倾向性亚结构主要包括需要、动机、兴趣、理想、信念和世界观等心理成分。其中世界观是最高表现形式,是最高调节器,集中表现个性的社会实质。因此,个性倾向是个性的核心,决定个性发展的趋向与稳定性,影响认识的正确性与深度,制约情感的性质与情绪的变化,对人的行为习惯起最高的调节作用。

个性心理特征(mental characteristic of individual)指人的多种心理特点的一种独特的结合,个体经常、稳定地表现出来的心理特点。比较集中地反映了人的心理面貌的独特性、个别性。主要包括能力、气质、性格。其中,能力标志着人在完成某种活动时的潜在可能性的特征;气质标志着人在进行心理活动时,在强度、速度、稳定性、灵活性等动态性质方面的独特结合的个体差异性;而性格则更为鲜明地显示着人对待现实的态度和与之相适应的行为方式方面的个人特征。个性心理特征的差异除了受不同环境的影响外,个体先天素质也起到一定的作用。

以上便是心理学研究的主要内容,事实上,各类心理现象之间都是密切相关的,个性心理是在心理过程的基础上逐渐形成和发展起来的,同时,个性心理又通过各种心理过程得以体现,使个体的心理过程带有鲜明的个人色彩。心理学除了将各类心理现象作为研究对象,还要探索其内在联系与发展规律。

二、心理的神经生理机制

人的心理活动是怎样产生的? 人类在很早以前就对这个问题产生了好奇,最初人们在宗教思想和对梦的观察影响下,将心理和灵魂产生了联系,而心脏在个体产生情绪体验时往往会有相应的反应,且心脏与生命的存在密切相关,故人们认为是心脏产生了心理活动。再后来,随着科学技术的不断进步,人们对大脑的关注和研究越来越多,发现大脑总是和某些特定的认知功能相关联,随着研究的不断深入,我们最终得到一个结论:心理是神经系统的功能,特别是脑的功能,脑是心理活动产生的主要场所。

神经系统主要由两部分组成:中枢神经系统和周围神经系统。中枢神经系统(central nervous system)由脑和脊髓组成,颅腔里的脑可分为大脑、间脑、中脑、脑桥、延脑和小脑 6 个脑区。中枢神经系统在动物进化过程中产生,并不断发展和完善。中枢神经系统在人类身上高度发达,能对外界的信息进行分析、加工和储存,并能调节学习记忆、注意和思维等高级心理功能及一切重要的生命活动。周围神经系统(peripheral nervous system)是指除中枢神经外的其他神经成分,主要包含 12 对脑神经(主要分布于头部)和 31 对脊神经(主要分布于躯干和四肢),它们分别传递头部、面部和躯干的感觉与运动信息。在脑、脊神经中都有支配内脏运动的纤维,分布于内脏、心血管和腺体中,被称为自主神经或植物神经,对维持机体生命过程有重要意义。根据自主神经中枢部位与形态的特点,又可以被分为交感神经与副交感神经。前者主要负责机体应激情况下的反应,后者则主要维持正常情况下的常规活动。

神经元(neuron)亦称"神经细胞",是神经系统的基本结构和功能单位,可分为细胞体和突起两部分。细胞体也由细胞膜、细胞质和细胞核组成。其中典型的细胞体,直径一般小于 100 μm,其结构只有在显微镜下才能看清楚。突起分为树突和轴突两种,是细胞质的线状延伸物,存在于中枢神经系统和神经节内,通过细胞突起,与其他神经元或效应器官相接触。每一个神经元都有其特殊功能,不但能接收信息,还能储存和传递信息,能把信息传递到其他神经元或肌肉和腺体等效应器官。其形态很多:按突起,习惯上常分为单极神经元、双极神经元和多极神经元;按功能,可分为感觉神经元、中间神经元和运动神经元。神经元通过突触可建立联系,构成复杂的信息传递与加工回路,即脑内信息处理的基本单位——神经回路。

人类的脑大约有 140 亿个脑细胞构成,现代成年人的脑重大约为 1 400 g。脑是中枢神经系统的主要成分,是人类神经控制的中枢。每个脑区都有特定的重要功能,以大脑为例:大脑覆盖在其他脑区之上,人类大脑分为左右两个半球,两半球之间由胼胝体连接,可实现两半球信息的交换。大脑半球背外侧面的皮层可以分为 4 个叶,它们分别是:具有高级认知活动调节和控制运动功能的额叶,负责躯体各种感觉的顶叶,躯体的视觉中枢枕叶,以及听觉中枢颞叶。同时,在大脑半球的内侧面,呈环形包绕上位脑干的结构被称为边缘叶。边缘叶和皮下的脑组织共同组成了边缘系统,边缘系统被称为"内脏脑",是内脏功能和机体内环境的高级调节中枢,同时也是情绪情感的调节中枢。

脑干(brain stem)自下而上,依次由延脑、脑桥和中脑三部分组成。其内部结构与脊髓相似,也由白质和灰质组成。脑干内有许多重要的神经核和神经传导束以及纵横贯穿的神经纤维。这些神经纤维交织成网状,构成脑干网状结构。延脑支配着有机体的呼吸、排泄、吞咽等功能,是维持生命最重要的调节中枢,因此又被称为"生命中枢";脑桥对人的睡眠与警觉具有调节和控制作用;中脑则在人的视觉、听觉、运动觉调节中具有重要作用。

间脑(diencephalon)位于大脑与中脑之间,是由前脑演化而来的,包括丘脑和下丘脑。丘脑是个重要的整合中枢,除嗅觉以外的所有外界感官传入信息都要经过丘脑以后再传向大脑皮质,进而再产生相应的感觉。丘脑中的网状结构对控制睡眠和觉醒也有重要作用。下丘脑是神经内分泌和内脏功能的调节中枢,是神经系统控制内分泌器官和内分泌器官与内外感受器之间相互联系的枢纽。

小脑(cerebellum)位于脑桥和延脑的背侧,其主要功能是调节和校正肌肉的紧张度,以便维持姿势和平衡,保证随意运动顺利完成。小脑在胎儿出生前 3 个月左右才开始发育,出生后 1 年左右才能完成发育。有研究表明,小脑在程序性学习、感觉分辨等高级认知功能中有重要作用。小脑受伤或存在功能性缺陷,除了会表现出精细运动功能失调外,还会表现出口吃、阅读困难等症状。

★知识链接

盖奇已经不是原来的盖奇了

1848 年 9 月的某天,铁路工头菲尼亚斯·盖奇正在带领着他的工人清理佛蒙特州卡文迪许市附近的硬质黑岩,他们需要先将火药装入爆破孔中,然后用铁棒将其压实,再盖上沙子和其他材料,用铁棒压实以后,再实施爆破。这项工作盖奇已经很熟悉,可是这一天意外发生了,盖奇正在夯实火药的时候,不知为什么空中出现了一点火星引爆了炸药,顿时漫天烟尘。盖奇手中的铁棒被炸飞,并从他的左脸颊穿入,经过左眼后方从他的头顶穿出,在空中飞了十几米后最终落地。令人吃惊的是,这件事情并没有导致盖奇的死亡,他甚至没有长时间的晕厥,他在眩晕了几秒以后,随即从地上爬起来,开始努力寻找医生的帮助。当医生赶到的时候,盖奇的血液已经凝固,神志很清醒。医生撬开他的头盖骨,从中取出了几块头骨的碎片,在整个操作过程中,医生甚至可以清楚地看到盖奇颤动的大脑。

处理完伤口以后,除了觉得疼,盖奇并没有其他的不适感,他于第二天回到了他的工作岗位,但接下来盖奇的伤口发生了感染,进行手术以后,他的病情稳定了下来,左眼却永久性地失明了。康复以后,盖奇表面看起来和原来相比并没有什么不同,但其实他的生活发生了巨大改变,首先盖奇已经不能适应原来的工作了,他从一个谦逊有礼、有一定领导才能的人,变成了一个粗暴蛮横、反复无常的人,他最终因为无法胜任工作而被铁路公司辞退。

在失去工作以后,因为缺乏金钱概念,公司给的赔偿金很快被盖奇花完了。为了生活他不得不开始四处打零工,甚至靠展示自己的伤口来挣钱。颠沛流离的他,最终在智利找到了一份拉四轮马车的稳定工作,他成为一名马车夫,并持续从事该工作7年。1860年盖奇开始频繁出现癫痫发作,身体状况每况愈下,于1860年5月21日离开了人世。

1867年,在征得其家人的同意后,曾为盖奇治疗的医生与其他人一起打开了盖奇的坟墓,取出了他的头颅。盖奇的故事开始真正受到神经学界的重视,被更多的人熟知。目前,盖奇的头颅存放在哈佛大学的博物馆里。

从受伤位置来看,盖奇被铁棒戳穿的是左侧大脑的额叶,而他的右脑并没有受到损害。额叶的功能是控制情绪,继而控制人的行为。盖奇粗暴无礼和缺乏理智的行为正是由于前额叶受损所致,他晚年时期的癫痫发作应该也与此有关。近年来科学家模拟出来的盖奇脑模型显示,除了前额叶之外,盖奇受损伤的部位可能还有连接左右脑的胼胝体,以及边缘系统中的其他组织。由于盖奇的脑伤无法被丝毫不差地还原,而脑内组织的功能又十分精妙,一点点的误差就会导致结果天壤之别,所以我们可能永远都无法知道盖奇受伤的精确部位。但可以肯定的是,盖奇虽然又看似"健康"地活了多年,而实际上他的脑损伤程度要远比我们看到的严重。

第三节　心理学的研究内容

心理学的主要研究内容为个体心理现象及各种心理规律,结合学科的发展,目前心理学主要有以下研究领域。

一、普通心理学

普通心理学(general psychology)是心理学的分支学科与基础学科,主要研究心理现象发生和发展的一般规律、心理学研究的一般理论问题以及其他分支学科的一般基础知识等。普通心理学的任务在于从其他分支学科的研究结果中概括出各种心理现象的一般规律和特点,并将其理论化以用于指导其他分支学科的研究和应用。普通心理学早期比较侧重以心理物理学方法为主的实验室研究,但随着科学技术的进步,特别是在信息论、系统论和控制论思潮的影响下,其重点研究转向了人类认知过程中信息的接收、编码、存储、提取和输出等方面。主要研究领域包括感觉与知觉,学习与记忆,思维与语言,情感与意志,个性心理特征与个性心理倾向等。

通常来讲,心理学的专业学习应该从普通心理学入手,它被视为是心理学学习的入门学科。

二、生理心理学

生理心理学(physiological psychology)属于基础心理学的范畴,以身心关系为基本命题,以脑的形态和功能参数为自变量,观察分析不同生理状态下行为与心理活动的生理机制,力图阐明各种心理活动的生理机制。为实现研究心理活动生理机制的目标,生理心理学首先会选定行为模式作为考察某一心理过程的模型,观察和测量这一模型的行为变量和生理变量,或干预脑的功能,观察这一行为模式。可以说,建立行为模式、干预或考察脑的功能变化是生理心理学研究方法的核心。

三、发展心理学

发展心理学(developmental psychology)狭义上来讲,发展心理学主要研究个体从受精卵开始到出生再到发展成熟,并直至衰老的整个生命全程的心理发生、发展的特点与规律,即研究毕生心理发展特点与规律。发展心理学是研究各种心理活动年龄特征的一个心理学分支,包括儿童心理学、青年心理学、成年心理学和老年心理学等。从广义上来讲,个体心理发展离不开种系发展与社会条件的制约,发展心理学是研究种系和个体心理发生与发展的科学。

四、教育心理学

教育心理学(educational psychology)是教育学与心理学相结合的一个分支学科,主要研究教育过程中所包含的各种心理现象,并揭示教育与心理发展的相互关系。教育心理学作为一门学科,兴起于19世纪初,最早尝试将教育学与心理学相结合,并做出重大贡献的先驱是德国著名的教育学家、心理学家赫尔巴特。美国著名心理学家桑代克提出了教育心理学的第一个完整学科体系。在研究实践中,教育心理学的研究与学校心理学密不可分,主要关注儿童青少年及各阶段学生与教学过程有关的心理问题,特别是学生的各种认知障碍和情绪障碍,对学生进行鉴别并提供干预。

五、社会心理学

社会心理学(social psychology)主要研究社会心理与社会行为的产生、发展和变化规律。社会心理学既关注群体心理现象与行为,如社会情绪、民族心理、社交与人际关系等;也关注个人在其所属群体影响下产生的心理现象与心理行为及各种自我调节行为,如服从、从众等。

六、医学心理学

医学心理学(medical psychology)研究心理因素在疾病的发生、诊断、治疗及预防中的作用。医学心理学的研究不仅关注心理因素与疾病之间的关系,还关注医学实践中的心理因素,如运用心理学知识指导建立良好的医患关系,同时还主张运用心理学知识研究维护人的心理健康的各种手段,以达到预防疾病的目的。

七、工业心理学

工业心理学(industrial psychology)主要研究工业劳动过程中人的心理特点和行为方式,根据研究问题又可以细分为管理心理学、工程心理学、消费心理学、人事心理学、劳动心理学等具体门类。工业心理学的研究有利于改善从业者的劳动条件,实现人、机器、环境系统的最佳匹配,保障生产安全,发挥人在生产过程中的积极作用,提高劳动生产率,对改善企业的管理工作有重要意义。

第四节　心理学的研究方法

自 1879 年科学心理学诞生以来,对心理现象进行科学量化的研究已成为心理学研究的重点之一。由于心理活动本身的复杂性和多变性,使得心理学的研究与其他学科的研究相比展现出了明显的不同。但与其他学科相似,心理学也面临着如何解决研究结果的可重复性和一致性问题,这个问题为心理学成为科学带来了巨大的挑战。心理学研究对象的独特性和特殊性,使我们不得不认真考虑心理学的研究方法问题。那么,在心理学研究中主要有哪些具体的研究方法呢?

考虑到研究对象的特殊性,心理学研究需要遵循客观性、实践性、系统性、伦理性等基本原则。在具体研究中,常用以下几种研究方法。

一、观察法

观察法(observational method)是一种通过在自然情景中收集资料的方式了解被观察者心理和行为特点的方法。通常在无法对研究者进行控制、由于道德等原因不能对某种被观察者进行控制、人为控制会影响观察目标的出现等情况下可以使用观察法。观察法最大的优点是观察在自然状态下进行,较少或不会受到外界其他因素的影响,可以观测到被观察对象在自然状态下的真实状况。其缺点在于:自然状态下,目标事件是否以同样的方式出现存在着不确定性,使得重复观察和结果验证存在较大的困难;在不加控制的条件下,影响事件发生的因素是很多的,难以通过观察得到精确的结果;同时,因被观察对象的不可控性,有时甚至无法观察到预期的目标行为,观察结果的质量及解读也会受到观察者自身素质、心理预期等多种因素的影响。

二、测验法

测验法(test method)是指使用一套预先经过标准化的问题,如量表,对某种心理品质进行测量的方法。

测验法的优势主要有:使用的工具是经过严格编制的标准化量表,结果更为可靠;在使用时可以根据自己的研究需要直接选择认可度高的已有量表,不用自己重新编制,省时省力;施测过程对主试的要求不高,测验结果可直接与常模进行对比研究,大大提高了研究的效率。

测验法的缺点在于得到的数据结果以描述和解释现象为主,难以对问题进行更深的定性分析,也不能揭示变量之间的因果关系;同时,测验法使用的灵活性较差,研究者不能根据研究目的对量表进行增减,若想取得理想的研究效果,需要研究者具有较高的专业素养。

三、问卷法

问卷法(questionnaire)是指研究者使用统一、严格设计的问卷来收集与研究对象有关的心理特征与行为数据资料的一种研究方法,其目的性很强,经常与访谈法配合使用,以达到更加完整、科学收集资料的目的。问卷法最大的优势在于该方法的开展不受时间和空间的严格限制,可以短时间高效地获取大量数据样本,且问卷的编制和结果处理过程都要遵守一定的原则,在一定程度上避免了研究的盲目性和主观性。但由于部分研究者在使用问卷法的过程中不够严谨,问卷的设计与题目的编制随意性大,造成问卷法的误用和滥用。问卷调查结果的质量除了会受问卷本身质量影响之外,还会受到被调查者的答题态度和配合程度的影响。

四、实验研究法

实验研究法(experimental research)即在控制条件下有计划地操纵某种变量的变化,以研究该变量的变化对其他变量产生的影响。与观察法不同,实验法可以通过创造条件的方式使研究目标出现并可进行重复研究。

根据实验环境的不同,实验法可以被分为实验室实验法和自然实验法两种。实验室实验法是在实验室环境下,借助一定的实验设备、按照严格的实验程序开展的实验;自然实验法是在正常生活、学习、工作环境中,通过一定的条件控制开展的实验研究,克服了实验室实验中实验情境人为干预度过高的缺点。

在使用实验法进行研究之前首先要明确自变量和因变量。所谓自变量是指能够引起心理或行为变化的主客观条件,也被称为独立变量;自变量条件改变引起的心理或行为的变化称为因变量或依从变量。需要注意的是自变量和因变量只是假设意义上的区分,即假设某一因变量会受到某些自变量的影响。在设计和开展实验研究的过程中,还要考虑其他因素可能产生的影响。

实验法的优点在于实验者可以系统地改变实验条件,通过观察这些条件的变化引起的心理现象上的变化,推论实验条件的变化与心理现象的变化之间的因果关系,整个实验过程可以较好地操作自变量、控制无关变量,实验结果可以被重复验证;其缺点在于实验研究多是孤立地研究某种行为,难以将这些片段行为加以整合,研究结论的生态效度较低。

参考文献

[1]朱滢.实验心理学[M].5版.北京:北京大学出版社,2022.

[2]彭聃龄.普通心理学[M].5版.北京:北京师范大学出版社,2019.

[3]叶浩生.心理学史[M].北京:高等教育出版社,2011.

[4]西格蒙德·弗洛伊德.梦的解析[M].殷世钫,译.南昌:江西人民出版社,2014.

[5]姚本先.心理学[M].3版.北京:高等教育出版社,2018.

[6]董奇.心理与教育研究方法[M].2版.北京:北京师范大学出版社,2019.

[7]沈政,林庶芝.生理心理学[M].3版.北京:北京大学出版社,2014.

[8]郑雪.人格心理学[M].3版.广州:暨南大学出版社,2022.

[9]阿弗雷德·阿德勒.自卑与超越[M].陶碧岑,译.哈尔滨:黑龙江美术出版社,2019.

[10]林崇德.发展心理学[M].2版.北京:人民教育出版社,2009.

练习题

一、单项选择题

1.持"人类的主要任务是使自身的潜能得到不断发展"主张的心理学流派是(　　)

 A.机能主义   B.人本主义

 C.行为主义   D.构造主义

2.近年来认知心理学与神经科学相结合产生的新学科是(　　)

 A.认知科学   B.神经心理学

 C.认知神经心理学   D.生理心理学

3.研究人与机器相互作用问题的心理学分支学科是(　　)

 A.管理心理学   B.社会心理学

 C.工程心理学   D.实验心理学

4.行为主义理论流派的创始人是( )

    A.班杜拉   B.斯金纳

    C.华生   D.桑代克

二、简答题

1.简述心理学各个理论流派的代表人物及主要观点。

2.心理学常用的研究方法有哪些? 这些方法适宜的研究场景是什么?

3.请结合实际生活,谈谈学习和研究心理学的作用与意义。

4.在学习本章之前,你对心理学有怎样的认识? 学了本章之后,你对心理学有哪些新的认识呢?

5.脑洞大开:假如各位心理学大师使用微信,你觉得他们会发一条什么样的朋友圈呢?

练习题答案

第三章 情绪、压力与健康

日常生活中的我们每时每刻都处于一定的情绪状态下,情绪广泛地渗透到人类的一切活动中,并明显地影响人们的生活、学习、人际交往和健康。个体情绪的变化是伴随着个体心理活动的过程产生的,心理学认为,情绪是人脑的高级功能,是人类适应的心理手段,与个体的认知活动有关。那么,情绪对身体健康有什么影响呢? 情绪和健康密不可分。当人出现情绪反应的时候,不但影响情绪,也会影响身体健康,正如我国传统中医所讲的"天人合一""心身一体"。良好的情绪状态能促使人类健康地发展,不良的情绪,尤其是过度的消极情绪会伤害我们的身体、影响人们的身心健康,甚至会产生心理障碍,进而带来身心疾病。因此,良好情绪的培养与情绪情感的调节管控是增进健康的有效途径之一。

在漫漫人生路上,形形色色的压力如影随形,当代快节奏的社会生活与工作学习又经常使人感到"压力山大"。那么,何谓压力? 压力与健康之间存在何种关系? 我们应该如何应对压力,促进身心健康发展? 这也是本章要探讨的内容。

第一节　情绪与健康

人们在认识世界和改造世界的实践活动中,不但认识了客观事物,而且表现出不同的好恶态度。例如,我们看见一朵花,除了观赏它的色彩、姿态,悠然闻着香气,还表现出喜欢、愉快的心情;听了一个故事可能引起你的赞叹,也可能引起你的愤怒。像这种对事物的态度体验就是情绪。

一、情绪的概念及组成

情绪(emotion)是人对客观事物是否符合主观愿望和需要而产生的心理体验,是伴随着特定生理反应与外部表现的一种心理活动过程。情绪是人对客观事物的态度体验及相应的行为反应,是人的需要得到满足与否的反映,它并不直接反映客观事物本身,而是以个体的愿望和需要为中介。一般来说,情绪这一心理现象包含了情绪的认知过程、情绪的主观感受、情绪的生理唤醒和情绪的外在表现等复杂成分,这些是对个体觉知到的独特处境的反应。

情绪和情感都是与人的特定愿望和需要相联系的,通常所说的感情既包括情感,也包括情绪。情绪和情感紧密相连,有时两个词常可通用,在某些场合它们所表达的内容也有不同,但这种区别是相对的。人们常把短暂而强烈的具有情境性的感情反应看作是情绪,如愤怒、恐惧、狂喜等;而把稳定而持久的、具有深沉体验的感情反应看作是情感,如自尊心、责任感、热情、亲人之间的爱等。情绪往往随着情境的变化和需要的满足而变化,具有较大的情境性、冲动性和暂时性,是人和动物共同具有的。情感常用来描述具有稳定的、深刻的社会意义的感情。作为一种感受,情感具有较强的稳定性、深刻性和持久性,不易为情境所左右,是人类特有的,通常与人的社会性需要相联系,是具有深刻社会意义的心理体验,以内涵的形式存在,虽然不轻易表露,但对人的行为具有重要的调节作用,它包括道德感和价值感,具体表现为亲情、幸福、仇恨、厌恶、美感等。实际上,强烈的情绪反应中有主观体验;而情感又会在情绪反应中表现出来。

情绪具有不同的性质,当客观事物或情境符合个体的愿望或需要时,就能引起积极、肯定的情绪体验。生活中交到了知心朋友我们会感到欣喜与慰藉;学习中顺利通过考试、职场中求职成功会使我们感到满意与自信。当客观事物或情境不符合个体的需要或违背人的愿望、观点时,就会使人产生烦闷、厌恶等消极、否定的情绪体验。比如,工作失误我们会感到内疚和苦恼;失去亲人我们会感到悲痛;受到不公正待遇我们会感到愤怒。情绪所引起的生理变化与行为变化,大多并不为自身所控制,故其对个体生活和健康起着重大的影响作用。人们在活动与认识过程中,既表现出对事物的态度,同时也表现出不同的情绪。比如,我们在听一支优美、舒缓的乐曲,我们是平静的,会感到宁静与温暖,会呼吸均匀、心跳正常、表情平和、全身都处于一种舒适的放松状态;如果此时正在等待应聘面试,会表现出急切、紧张与不安、呼吸急促、心跳加快,肌肉也会处于紧张状态。设想一下,如果我们可以思考和活动,但是却没有感觉,生活将会怎样。你是否愿意不再有恐惧的感觉,但同时也不得不失去感受快乐的能力? 如果没有了情绪,我们的生活将会怎样?

跨文化研究表明,全世界的人们,不管文化、种族、性别或教育有何差异,都会以相同的方式表达基本情绪。同时,可以根据他人的面部表情来推断他们正在体验的情绪。虽然全世界的人们对于特定范围内的情绪表达方式具有共同的基因遗传机制,不同的文化对情绪的掌控仍存在不同的标准,文化为情绪应该怎样及何时加以表达树立了一个常规。例如东西方文化在某些习俗上的表现差异,以及个人主义与集体主义文化中对负性情绪的表达控制程度上存在差异。情绪是由以下四种成分组成。

（一)情绪的认知过程

人的心理过程通常包括认知过程、情绪情感过程和意志过程三个方面。认知过程是人在认识客观世界的活动中所表现的各种心理现象,认知过程是以感觉、知觉、记忆、思维、想象等形式反映客观事物的性质和联系的过程。情绪情感过程是人对客观事物的态度体验,是认识客观事物时产生的各种心理体验过程。意志过程是人有意识地努力克服困难,实现奋斗目标,完成任务的过程。这三者有各自发生、发展的过程,但并非完全独立,而是统一心理过程中的不同方面,它们是互相关联的一个统一的整体,它们相互联系、相互制约、相互渗透。情绪认知理论（cognitive theory of emotion)是心理学中主张情绪产生于对刺激情境或对事物的评价的理论。认为情绪的产生受到环境事件、生理状况和认知过程三种因素的影响,其中认知过程是决定情绪性质的关键因素。

（二)情绪的主观感受

情绪的主观感受是人的一种自我觉察,即大脑的一种感受状态。人有许多主观感受,如喜、怒、哀、乐、爱、惧、恨等。人们对不同事物的态度会产生不同的感受。人对自己、对他人、对事物都会产生一定的态度,如对朋友遭遇的同情,对敌人凶暴的仇恨,对事业成功的欢乐,对考试失败的悲伤。这些主观体验只有个人内心才能真正感到或意识到,如我知道"我很高兴",我意识到"我很痛苦",我感受到"我很内疚"等。

（三)情绪的生理唤醒

人在情绪反应时,常常会伴随着一定的生理唤醒。如激动时血压升高、愤怒时浑身发抖、紧张时心跳加快、害羞时满脸通红。脉搏加快、肌肉紧张、血压升高及血流加快等是机体内部的生理反应过程,常常伴随不同情绪产生。

（四)情绪的外在表现

在情绪产生时,人们还会出现一些外部反应过程,这一过程也是情绪的表达过程。如人悲伤时会痛哭流涕,激动时会手舞足蹈,高兴时会开怀大笑。情绪所伴随出现的这些相应的身体姿态和面部表情,就是情绪的外在表现。

二、情绪的功能

情绪在我们的生活中扮演着重要的角色。不同的情绪让我们的生活更加多彩多姿,如果没有情绪,生活将变得灰暗无色,没有生气。无论是喜怒哀乐,还是更复杂的情绪,都扮演着重要的功能。

(一)生存功能

有机体在生存和发展的过程中,有多种适应方式。情绪是有机体适应生存和发展的一种重要方式。每一种情绪都是有其功能的,即使像生气、痛苦等负性情绪也有其重要作用。比如,当人处于危险的情境,恐惧的情绪反应能促使人在行为上更快地脱离险境;当人在工作或学习中承担的负荷超出了自身的承受能力时,疲惫的情绪状态会使人不得不放弃一些工作,而获得休息。人类情绪随着大脑的发展在不断分化,有利于人类适应自然与社会环境。情绪是人类早期赖以生存的手段。基本情绪具有先天遗传性。婴儿时期尚不具备独立的生存能力与言语交际能力,这时主要依赖情绪来传递信息,与成人进行交流。这些先天形成的情绪信息形式用于呼唤和影响人们对他们的哺育和照料,建立母子之间的感情联系。研究发现,5~12个月大的婴儿存在一些与生俱来的情绪反应,如婴儿对于重复出现的表情(如惊奇、害怕和愤怒)的兴趣有所降低,当婴儿随之看到一张不同情绪的照片时,他们又重新表现出兴趣;婴儿还会对快乐的表情做出更多的积极动作(比如靠近和微笑),对生气的表情做出更多的消极动作(比如躲避和皱眉)。成人正是通过婴儿的情绪反应,及时为婴儿提供各种生活条件。成人时期,情绪与人的基本适应行为有关,情感反应成为最敏感的指示器,在社会群体生活中起着调节人际关系的作用。

健全的情感功能对早期智力开发、健全人格功能、促进心理成熟都有着明显的影响。情绪直接反映着人们的生存状况,是人的心理活动的晴雨计,如通过愉快可以表示处境良好,通过痛苦可以表示面临困难。人还通过情绪进行社会适应,如用微笑表示友好,通过察言观色了解对方的情绪状态,进而采取相应的措施或对策等。总之,人通过情绪了解自身或他人的处境,适应社会的需求,得到更好的生存和发展。当然,情绪也会有负面作用,如极端的暴怒会引起攻击与破坏行为,甚至造成人身伤害。因为情绪和个体的生理反应有相当密切的关系,当个体处于危险状况时,会随即产生紧张害怕的感觉,伴随着心跳加快、呼吸急促、肾上腺素分泌增加,从而产生"对抗"或"逃跑"的反应,以保护自己,回避危险。可见,情绪可以让我们正确觉知情境的危险,帮助我们适应环境,有利于我们的生存与发展。

(二)动机功能

情绪是动机的源泉之一,是人类动机系统的一个基本成分。它能激发人的活动,导向活动,提高人的活动效率。情绪对于生理内驱力也具有放大信号的作用,成为驱使人行为的强大动力。如在缺氧的情况下,人的恐慌感和急迫感就会放大和增强内驱力,使之成为搜寻氧气和吸入氧气行为的强大动力。情绪的动机作用不仅体现为对生理需要的放大,而且它在人类高级的目的行为和意志行为中也有着重要影响。适度的情绪兴奋,可以使身心处于活动的最佳状态,推动人们有效地完成任务。研究表明,适度的紧张和焦虑能促使人积极地思考和解决问题。当然,情绪可以促进我们对某种情况采取行动,产生的行动可能有建设性,也可能有破坏性。比如,下个星期就要考试了,因为担心考试不过关,小张有些紧张,赶紧来到教室看书学习;而小华非常渴望考出优秀的成绩,但由于过度焦虑,看书时总是无法静下心来,总是担心考得不好。

情绪还能起到信息传递的功能。例如,上课时,同学们若面带微笑地听课,传达的信息可能是喜欢老师或对这部分内容感兴趣;紧皱眉头则可能表达没听懂、有不同看法、讨厌老师等。可见,通过表情流露出的各种情绪往往传达了某种信息。

（三）社会功能

人与人之间最重要的是情感的交流，情绪的表达可以增进人际的沟通。情绪的社会功能是指情绪在人际间具有传递信息、沟通思想的作用。这种功能是通过情绪的外在表现，即面部表情、语气语调、动作等来实现的。表情是思想的信号，如用微笑表示赞赏，用点头表示认同等。表情也是言语交流的重要补充，如手势、语调等能使言语信息表达得更加明显或确定。

情绪在人与人之间的社交活动中具有广泛的功能。它可以作为社会交往的黏合剂，使人们接近某些人，也可以作为一种社会交往的阻隔剂，使人远离某些人。如人们常说的"确认过眼神""在同一频道"，会让我们和对方有亲近感。如果有朋友告诉你，当他看到你闷闷不乐时心里很为你担心，你内心有何感受？当你的好友因失恋而痛苦不堪时，你会如何告诉他？如果你们班在学校足球比赛中失败了，你会如何对那些队员表达你的感受？人际沟通中最重要的是情感交流，表达情感可以增进人们相互之间的了解和理解。当我们有各种情绪时，才能够体会在交往中的真实情感；当我们向他人表达自己真实的情感时，可以让他人对我们有所了解，以增加彼此的友情。情绪对于亲社会行为也有影响，当个体处于最佳健康状态时，他们更愿意做出各种助人行为。由此可见，人们所体验到的情绪，对其社会行为有重大影响，在人际沟通中起着非常重要的调节作用。

当我们有情绪时，我们才知道自己内心真正的感受，也才有机会向他人表达，以维护自己的权益，或者增进彼此的情谊。如微笑、轻松、热情、喜悦、宽容和善意的情绪表达，会促进人际的沟通和理解，而冷漠、猜疑、排斥、偏执、嫉妒、轻视的情绪反应，则会构成人际交往中的障碍。

（四）组织功能

人的认知、行为、动机等都是以一定的情绪为背景和基础的。人类通过感知觉和记忆进行信息的选择和组织加工，但是信息的选择加工会受到情绪的影响。情绪的组织功能是指情绪对其他心理过程的影响。情绪心理学家认为，情绪作为脑内的一个检测系统，对其他心理活动具有组织的作用。这种作用表现在积极情绪的协调作用和消极情绪的破坏、瓦解作用。

情绪状态可以影响学习、记忆、社会判断和创造力。可以说，情绪是一种回忆线索，人在加工和提取信息时，那些和当前情绪一致的内容表现出情绪的敏感化，这些材料容易受到注意，得到深入加工，并建立更为细致的联系。当我们体验到某种特定情绪时，就会使我们回忆起与之相联的事件。也就是说，与特定情绪体验同时出现在大脑中的记忆事件是与这种情绪联结在一起。由此也间接地和其他与这种情绪相一致的记忆事件相联结。例如，在心情抑郁的时候，个体会倾向选择那些灰色的信息，回忆过往的失意、挫折、不幸。这也就是为什么在我们痛苦的时候，脑海里会浮现出已经淡忘的种种不愉快的经历。反之，当某种刺激激发了我们良好的情绪时，这种情绪就成了我们行动的动力。良好的情绪对人的身心健康起着促进的作用。当人处在积极、乐观的情绪状态时，易注意事物美好的一方面，其行为比较开放，愿意接纳外界的事物；当人处在消极的情绪状态时，容易失望、悲观，放弃自己的愿望，或者产生攻击性行为。

三、情绪的特点

情绪有其生理基础。在不同的情绪状态下，人的心率、血压、呼吸乃至内分泌、消化系统等，都会发生相应的变化。例如，人在焦虑状态下，会感到呼吸急促、心跳加快；而在愤怒状态下，则会面红耳赤等。一般而言，易发脾气的人、情绪易波动的人，心脏功能会受影响。情绪也会直接反映到人的表情、语态和行为动作中。情绪的表现形式分为面部表情、声音、动作。通过个体的表情，我们可以判断人的情绪状态。情绪的特点如下。

（一）情绪是由刺激引起的

情绪不是自发的，是由客观现实的刺激引发的，而不是固有的。引起情绪的刺激，有时是外在的,有时是内在的;有时是具体看见的,有时是内隐不外显的。引起情绪的刺激很多,如听一首优美悦耳的乐曲,看到心旷神怡的景色,可引起愉悦的情绪,反之,嘈杂肮脏的环境则会引起不愉快的情绪。至于引起情绪的内在刺激,有生理性的,如腺体分泌、身体器官功能失常引发的各类疾病;有心理性的,如想象、记忆、联想等心理活动,想到悲伤之事,会不觉间潸然泪下。这些生理性和心理性的内在刺激都会使人产生不同的情绪。

（二）情绪与需要密切相关

需要是个体和社会的客观需求在人脑中的反映,这种要求可能来自有机体的内部,也可能来自个体的周围环境。比如,人饿了要吃饭,这种需要是由有机体的内部要求引起;父母"望子成龙"是由外部要求引起的。需要是个体力求获得满足的心理状态,是个体活动的基本动力。需要是情绪产生的基础,个体所体验到的情绪性质具有主观性。

客观事物是否满足人的需要,决定个体产生什么样的情绪体验。当客观事物符合并满足人的需要时,个体就会采取肯定的态度,产生积极的情绪体验,表现出满意、愉快、爱慕、尊敬、喜悦、振奋等;当客观事物不符合、不满足人的需要时,个体就会采取否定的态度,产生消极的情绪体验,就表现出憎恨、厌恶、悲哀、忧虑、愤怒等。有机体的需要复杂多样,既有合理的需要,也有不合理的需要。即使是合理的需要,由于受到各种各样条件的限制,有时候也不可能满足,这就造成了情绪的广泛性、复杂性和多样性。所以,个体的态度体验反映着客观事物与人的需要之间的关系。

（三）情绪与认识活动密切相关

同样的外在刺激未必引起同样的情绪状态,与个人的知识经验有关。比如,有的人看见灾难会心生悲悯,伸出救援之手,但也有人会幸灾乐祸,暗自庆幸,避之不及,这种情绪差异与动机有关。如塞翁失马,焉知非福;医院检查,化验单上的数字对于具备专业医疗知识的医生和无医疗知识的患者而言,他们产生的情绪反应是不同的,这种情绪差异与个人的认知方式、知识经验紧密相关。

（四）情绪状态不易自我控制

在情绪状态下会伴随产生生理变化与行为反应,通常情况下,当事人难以控制。比如,狂喜、暴怒、伤心欲绝。司法心理学上使用的测谎器,就是根据情绪状态下个人不宜控制其身心变化的原理设计的。实验研究表明,当人说谎时,呼吸记录、心率记录、皮肤电流反应记录等都会有显著的变化。这说明,个体在一定的情绪状态下产生的生理变化和行为反应,当事人是不易控制的。

（五）情绪具有两极性

情绪的维度是指情绪所固有的某些特征,如情绪的动力性、激动性、强度和紧张度等。这些特征的变化幅度具有两极性,即存在两种对立的状态。

1.情绪的动力性有增力和减力两极

需要得到满足时产生的积极情绪是增力的,可提高人的活动能力;需要得不到满足时产生的消极情绪是减力的,会降低人的活动能力。如日常生活中,孩子被表扬之后动力十足,干什么都特别有干劲,这是情绪的动力性在起作用,甚至我们高兴的时候痛的感觉都会减弱。

2.情绪的激动性有激动与平静两极

激动是一种强烈的、外显的情绪状态,如激怒、狂喜、极度恐惧等,是由一些重要的事件引起的,如突如其来的地震会引起人们极度的恐惧。平静是指一种平稳安静的情绪状态,是人们正常生活、学习和工作时的基本情绪状态,也是基本的工作条件。

3.情绪的强度有强与弱两极

情绪有高兴、愉快,也会有愤怒和悲伤。情绪的强弱,如从愉快到狂喜,从微愠到狂怒。在情绪的强弱之间还有各种不同的强度,如在微愠到狂怒之间还有愤怒、大怒和暴怒等。情绪强度的大小取决于情绪事件对于个体意义的大小。

4.情绪有紧张与轻松两极

情绪的紧张程度取决于面对情境的紧迫性,个体心理的准备状态以及应变能力。如果情境比较复杂,个体心理准备不足,而且应变能力比较差,人往往容易紧张,甚至不知所措。如果情境不太紧急,个体心理准备比较充分,应变能力比较强,人不紧张,因而会觉得比较轻松自如。

四、情绪的种类、状态及相关理论

(一)情绪的种类

情绪分类的标准多种多样。按发展分类,可分为基本情绪与社会情绪;按表现形式分类,现代心理学则把情绪分为喜悦、愤怒、悲哀、恐惧四种基本表现形式。我国的传统医学通常依照情绪的性质分为喜、怒、忧、思、悲、恐、惊,称之为七情。

1.按发展分类

(1)基本情绪:基本情绪是人与动物所共有的,在其发生方面有着共同的原型或模式,它们是先天的,生而有之。复合情绪则是由基本情绪的不同组合派生出来的,是由两种以上的基本情绪组合形成的情绪复合体,是与生理需要相联系的内心体验。例如,人的基本情绪在人的幼年时期就已经形成了,更带有先天遗传的因素。

(2)社会情绪:社会情绪是与社会需要相联系的情绪反应,表现为一种较为复杂而又稳定的态度体验。例如,人的善恶感、责任感、羞耻感、内疚感、荣誉感、美感、幸福感等,都是人的社会情绪。社会情绪是在基础情绪上随着人的成长而逐步发展起来的,同时又通过基础情绪所表现出来。

2.按表现形式分类

情绪是人对客观事物所持态度的主观体验,是人对客观事物的一种好恶倾向。现代心理学上,把喜悦、愤怒、恐惧和悲哀视为情绪中最基本的表现,因为这四种情绪的目的性强、复杂程度低、强度大、紧张性高,且与人的健康和疾病关系密切。

(1)喜悦:喜悦是在盼望的目的达到后,紧张状态随之解除时的情绪体验,拥有希望、舒适和欢乐。其实现的程度从满意、愉快、欢乐到狂喜等,有着许多不同层次的状态。笑是喜悦心情的面部表现,由于笑可以增加心脏每搏输出量,促进血液循环,因而使面色红润、呼吸加强,使人精神面貌焕然一新。中国俗话"笑一笑,十年少"是很有道理的。过度的喜悦却能致病,狂喜可导致脑血管意外。所以,笑不可过度,那些老年高血压病、心脏病、脑动脉硬化患者,尤其要控制自己,避免"乐极生悲"。

(2)愤怒:愤怒是由于目的和愿望不能达到,特别是一再受到妨碍因而逐渐积累了紧张,而最终产生愤怒。一个人如果经常处于愤怒的情绪状态,将会影响身体的某些生理指标,进而引起心身疾病。因此,控制愤怒的情绪不仅对患者,而且对每个健康人都很必要。

(3)悲哀:悲哀是失去所盼望的、所追求的目标或有价值的东西而引起的情绪体验,从遗憾、失望到难过、伤心、悲痛、哀恸,渐次增强。悲哀造成紧张情绪的外部释放常常是哭泣。一般认为,该哭就哭可释放积压的痛苦,而强忍眼泪则不符合心理卫生的保健要求。

(4)恐惧:恐惧是企图摆脱、逃避某种情境的情绪体验,是由于缺乏处理或摆脱可怕情境的能力造成的。奇怪、陌生、反常、不协调也可引起恐惧。强度极大、猝不及防的恐怖,可造成人的精神失常甚至死亡。

在上面四种基本情绪的基础上,还可以出现不胜枚举的复合形式,因而产生出各种各样的复合情绪,并且还可以赋予各种社会内容。

（二）情绪的状态

根据情绪体验的强度、时间的持续性、紧张度，心理学上把情绪的状态划分为心境、激情与应激三种。

1. 心境

心境也称心情，是指比较微弱、持久地影响人整个精神活动的情绪状态，具有弥散性的特点。心境虽然强度较小，但持续时间较长，喜、怒、哀、惧都可能以心境的形式表现。心境对人的生活、学习和工作有较大影响，愉快的心境可以提高人的积极性，提高健康水平，提高工作效率；而抑郁的心境则降低人的积极性，降低工作效率，甚至影响身体健康。"忧者见之则忧，喜者见之则喜"，就是心境的表现。心境有消极和积极之分。大学生的积极心境有助于学习，有助于克服困难、发挥主动性和创造性。大学生的消极心境容易使其意志衰退、颓废，妨碍学习和生活。因此，我们要做自己心境的主人，不因挫折而垂头丧气，也不因胜利而骄傲自满、沾沾自喜，经常保持舒畅、愉快的心境。

2. 激情

激情是一种强烈的、短暂的、有爆发性的情绪状态。其情绪状态强度大、持续时间短、有明显外部的表现。如强烈的爱国热情、狂喜、愤怒、绝望等，都属于这种情绪状态。当人处在激情状态下，生理会发生剧烈变化，包括呼吸频率、心率、汗腺分泌等变化，同时人的理智也会下降，自我控制能力减弱，并可能有冲动行为，剧烈的生理变化也可能导致人的身体健康受损等。激情有积极和消极之分。积极的激情能增强人的敢为性和魄力，激励人们克服艰险、攻克难关。消极的激情则会导致理智的暂时丧失，情绪和行为的失控。当个体处于消极激情状态下时，头脑往往很不冷静，行动失去控制，不能约束自己的行为，不能正确评价自己的行为和后果。因而，往往会出现不顾一切的激烈行为。激情也并非完全无法控制，有研究认为，在过分激动的情况下，人们会完全失去理智是不正确的。激情发生时，人们的自制力有所下降，但不等于完全不能控制自己的言行。要控制消极的激情，还需要有高度的思想觉悟、良好的道德修养和坚强的意志力。

3. 应激

应激是指意外的紧张情况所引起的紧张情绪状态。这通常是负性的能量，而不是利好，应激持续时间则因人而异。如果一个人经常处于应激状态，或应激状态持续过长，对人的身心健康是不利的。应激是在出乎意料的紧迫情况下所引起的高度紧张的情绪状态，在人们遇到突如其来的紧急事故时就会出现应激状态。如飞机在飞行中，发动机突然发生故障，驾驶员紧急与地面联系着陆；正常行驶的汽车意外地遇到故障时，司机紧急刹车。在这些情况下人们所产生的一种特殊紧张的情绪体验，就是应激状态。

在应激状态下，会使人心率、血压、呼吸和肌肉紧张度等发生显著的变化，从而增加身体的应变能力。在应激状态下，人们往往能做出平时难以做到的事，使人尽快地转危为安。但是，人在紧急情境中的应激状态下，也会导致知觉狭窄、行动刻板、注意力局限，如母亲因孩子突然患病而惊慌失措时，为了请医生，可能会连续不停地拨打电话，但一个也打不通，原因在于她反复拨动的电话号码都是自己的。过于强烈的应激情绪，会导致人的临时性休克甚至死亡，还会导致心理创伤。一个人长期或频繁地处于应激状态中，会导致身心疾病和心理障碍。

（三）有关情绪的理论

如前所述，情绪和情感是人对客观事物的态度体验及相应的行为反应。人的情绪、情感并不是无缘无故凭空产生的，而是由一定的刺激情景引起的。但是，刺激情景本身并不能直接引发人类的情绪和情感，重要的是人们根据自己的需要对环境事件进行解释或评估，当环境符合人们的需要时，就会产生愉快的情绪、情感体验，反之，当环境不符合人们的需要时，则会产生消极的情绪、情感体验。

1. 早期的情绪理论

(1)詹姆士-兰格的情绪外周理论:美国心理学家詹姆士和丹麦生理学家兰格分别于1884年和1885年提出。詹姆士认为,情绪是内脏器官和骨骼肌等活动在脑内引起的感觉,情绪则是对这些身体变化的知觉。他认为悲伤由哭泣引起,而愤怒由打斗而致。兰格则特别强调情绪与血管变化的关系,血管运动的混乱、血管宽度的改变以及与此同时各个器官中血液量的改变,乃是激情的真正的最初的原因。他们认为,情绪产生的方式是刺激情境—机体反应—情绪。该理论提出了情绪与机体的生理变化及情绪发生的直接联系,强调了自主神经系统在情绪产生中的作用。

(2)坎农-巴德的丘脑理论:坎农对詹姆士-兰格理论提出了三点质疑。①机体生理变化的速度相对缓慢,不能够说明情绪迅速发生、瞬息变化的事实;②各种情绪状态下的生理变化并没有很大的差异,因此通过机体变化难以分辨感觉到不同的情绪;③机体的某些生理变化可以通过药物引起,但是药物只能激活某种生理状态,而不能造成某种情绪。他认为情绪产生的中心不在外周系统,而在于中枢神经系统的丘脑,提出了情绪的丘脑学说,并通过巴德的实验得到证实。丘脑理论认为,外界刺激会引起个体感觉器官的神经冲动,并通过感觉神经系统传至丘脑,再由丘脑同时向上和向下发出神经冲动,向上传到大脑使个体产生情绪的主观体验,向下传至交感神经引起个体的生理变化。

2. 情绪的认知理论

(1)阿诺德的"评定-兴奋"说:美国心理学家阿诺德在20世纪50年代提出了情绪的评定-兴奋学说。这种理论认为,刺激情景并不直接决定情绪的性质,从刺激出现到情绪的产生,要经过对刺激的估量和评价,情绪产生的基本过程是刺激情景—评估—情绪。同一刺激情景,由于对它的评估不同,就会产生不同的情绪反应。评估的结果可能会被认为对个体"有利""有害"或"无关"。如果是"有利",就会引起肯定的情绪体验,并企图接近刺激物;如果是"有害",就会引起否定的情绪体验,并企图躲避刺激物;如果是"无关",人们就予以忽视。阿诺德认为,情绪的产生是大脑皮质和皮下组织协同活动的结果,大脑皮质的兴奋是情绪行为的最重要的条件。她提出情绪产生的理论模式是作为引起情绪的外界刺激作用于感受器,产生神经冲动,通过感觉神经上传至丘脑,在更换神经元后,再送到大脑皮质,在大脑皮质上刺激情景得到评估,形成一种特殊的态度(如恐惧及逃避、愤怒及攻击等)。这种态度通过运动神经将皮层的冲动传至丘脑的交感神经,将兴奋发送到血管和内脏,所产生的变化使其获得感觉。这种从外周来的反馈信息,在大脑皮质中被估价,使纯粹的认识经验转化为被感受到的情绪。"评定-兴奋"说强调情绪的来源是大脑皮质对刺激情境的评估。

(2)拉扎勒斯的认知评价理论:拉扎勒斯认为情绪是个体对环境事件知觉到于己有害或有益的反应。在情绪活动中,人们不仅接受环境中的刺激事件对自己的影响,同时要调节自己对于刺激的反应。即在情绪活动中有认知活动的监控和指导,只有这样,人们才可以了解环境中刺激事件的意义,才可能选择适当的、有价值的动作组合和动作反应。在情绪活动中,个体需要不断评价刺激与自己的关系,这种评价有初评价、次评价和再评价三个层次。初评价是指个体确认刺激与自己是否有利害关系及其程度,即对个人所处情境进行评价;次评价是指个体对于由刺激引起的自身反应行为的调节和控制,即对可能采取什么措施进行评价;再评价是个体对自己所采取措施的有效性和适宜性的评价,实际上是一种反馈性行为,是对结果的评价。拉扎勒斯的认知评价情绪理论,既承认情绪的生物性、具有进化适应价值,又承认情绪受社会文化情境的制约、受个体经验和人格特征的制约,而这一切又随时发生在对事物的认知评价中。

(3)沙赫特-辛格双因素理论:沙赫特和辛格提出情绪的双因素理论,该理论认为,情绪来自生理唤醒和认知标签两个因素,因此,该理论又称作情绪归因理论。沙赫特认为大脑可能以几种方式解释同一生理反馈模式,并给予不同的标签。生理唤醒本身是未分化的模式,正是认知过程才将它标记为一种特定的情绪。标记过程取决于归因即对事件原因的鉴别。人们对同一生理唤醒可以做出不同的归因,产生不同的情绪,这取决于可能得到的有关情境的信息。

(4)情绪的动机分化理论:20世纪70年代,以汤姆金斯和伊扎德为代表,建立了情绪的动机分化理论。伊扎德认为情绪是人格系统的组成部分,而人格由体内平衡系统、内驱力系统、情绪系统、知觉系统、认知系统和动作系统等六个子系统组成。人格系统的发展是这些子系统的自身发展与系统差异间联结不断形成和发展的过程。该理论认为,情绪特征主要来源于个体的生理结构,遗传是某种情绪的阈限特征和强度水平的决定因素。

(5)情绪的ABC理论:ABC理论由美国心理学家埃利斯创建,他认为激发事件A(activating event的第一个英文字母)只是引发情绪和行为后果C(consequence的第一个英文字母)的间接原因,而引起C的直接原因则是个体对激发事件A的认知和评价而产生的信念B(belief的第一个英文字母)。如人的消极情绪和行为障碍结果(C),不是由于某一激发事件(A)直接引发的,而是由于经受这一事件的个体对它不正确的认知和评价所产生的错误信念(B)所直接引起。错误信念也称为非理性信念。埃利斯认为,事情发生的一切根源缘于我们的信念、评价与解释。正是由于我们常有的一些不合理的信念才使我们产生情绪困扰。久而久之,这些不合理的信念,还会引起情绪障碍。

五、情绪对身心健康的影响

当个体的情绪发生变化时,身体也会相应地产生一系列的生理变化。长期处于心情低落或过度紧张的情绪状态,人的身体就会受到很大的影响,有些情绪可能连自己都不知道,但是身体却早已发出了警告。不同的情绪会相应引发不同的疾病,下面介绍情绪和疾病之间的联系。

临床上,有很多疾病都与情绪有关,例如,胃肠道是最能表达情绪的器官,心理上的任何波动都会通过胃肠道有所表现。在很多疾病当中,胃肠道疾病也是排名第一的,例如胃溃疡或十二指肠溃疡。据了解,这类疾病患者发病之前都会有紧张、焦虑的情绪,从而引起胃疼和腹泻,如自身压力过大就不想吃东西。

此外,情绪和内分泌系统有密切联系。例如女性会因不良的心理情绪而影响内分泌的调节,导致卵巢和乳腺疾病的发生,男性则会有前列腺方面的疾病。临床证实,小到感冒、大到冠心病或癌症都和情绪有关,当心理压抑或不安时,就会造成免疫力的低下,会导致头痛或血压上升,容易诱发心脑血管疾病;经常忍气吞声的人,得癌症的概率是一般人的3倍;焦虑或恐惧会导致腹部疼痛;长期内疚或受到批评会导致关节炎;过度压抑会引起哮喘;经常愤怒会造成口臭或脓肿;恐惧会导致晕车或痛经;人在紧张时头皮会发痒;烦躁时头皮屑增加;睡不好会掉头发,反复出现荨麻疹、痤疮、湿疹等。

由上可见,情绪与人的身心健康是密切关联的,情绪和疾病之间关系密切。如果一个人的情绪能合理地被调节,自然就不会影响身体的健康,但是长期处于不良的心理情绪,则会引起疾病的发生,也会给个人和家庭带来沉重的负担。心理状态(比如强烈的情绪)会对生理健康的状态施加影响。每个人都需要调节好自己的情绪,使愉快、积极的情绪多于抑郁、消极的情绪,并在情绪体验的强度上和时间上保持在适度范围,这样才有利于个体身心的健康。为了防止不良情绪的发生,我们还要学会排解压力,转移自身的注意力,投入兴趣和爱好当中。要学会控制负面情绪和消极情绪,如有意识的认知训练和情绪调节培训可有效去除有害的极端性情绪,每个人可以根据自己的具体情况,努力消除那些导致不良情绪产生、可以改变的生活事件;或对那些非个人力量所能改变的现实,尽量给予理智的接纳。同时,利用各种调节情绪的技术来管理情绪,使自己保持良好的情绪状态,以达到身心健康的目标。

六、常见的情绪困扰与调适

（一）焦虑

焦虑是十分常见的现象，是一种类似担忧的反应或是自尊心受到潜在威胁时产生担忧的反应倾向，是个体主观上预料将会有某种不良后果产生的不安感，是紧张、害怕、担忧混合的情绪体验。人们在面临威胁或预料到某种不良后果时，都有可能产生这种体验。

焦虑不仅存在于大多数人的生活中，它同时也是其他心理障碍共有的因素，如抑郁症与恐惧。焦虑作为一种情绪感受，可以通过身体特征体现出来，如肌肉紧张、出汗、嘴唇干裂、眩晕等。焦虑也伴随着个体的认知成分，由多种因素构成，主要是认为将来会发生不愉快的事情。由于焦虑与恐惧、担心、惊慌等相关，也有人将担心看作焦虑的认知成分。

焦虑是当前社会常见的情绪状态，尤其是年轻的学生群体。当人们在学习、工作、生活各方面遭遇挫折或担心需要付出巨大努力的事情来临时，便会产生这种体验。焦虑对个体的影响是复杂的，既可能成为年轻人成才的内驱动力，起发奋努力的促进作用；又可能逐渐发展，起担心过度的阻碍作用，甚至会逐步累积造成身心疾病。实验证明，中等焦虑能使个体维持适度的紧张状态，注意力高度集中，促进学习与工作效率。但过度焦虑则会对人们带来不良的影响。如有的大学生在临考前夜的失眠或考试时怯场，在竞赛中不能发挥正常水平等，多是高度焦虑所致。被过高的焦虑困扰的大学生，常常会感到内心极度紧张不安，惶恐害怕，心神不定，思维混乱，注意力不能集中，甚至记忆力下降，同时还容易产生头痛、失眠、食欲缺乏、胃肠不适等不良生理反应。焦虑的大学生在内心深处有一种无法解脱、不愿正视的心理问题，焦虑只是矛盾冲突的外显，借此作为防御机制以避免某些更深层次的困扰。

常见的焦虑有，自我形象焦虑、学习焦虑与情感焦虑。自我形象焦虑是担心自己不够漂亮、没有吸引力，体貌过胖或矮小等，也有的是因为粉刺、雀斑等影响自我形象而引起焦虑，这类焦虑主要与自我认知有关，需要通过调整自我认知重新接纳自我，建立新的自我形象。与学习有关的焦虑，如学习焦虑、考试焦虑在学生情绪反应中最为强烈，需要引起重视。情感焦虑多数由于恋爱受挫而引发的自我否定，认为自己不具备爱人与被爱的能力，因而过度担心引起焦虑。必要的情况下可以寻求专业人士的心理辅导予以缓解。

（二）抑郁

抑郁症状不单指各种感觉，还指情绪、认知与行为特征。抑郁最明显的症状是压抑的心情，表现为仿佛掉入了一个无底洞或黑洞之中，正被淹没或窒息。其他感觉包括容易发火，感到愤怒或负罪感。抑郁常常伴随着焦虑，对所有活动失去信心情趣，渴望一个人独居，抑郁也伴随着个体思维方式的转变，这些认知改变可以是一般性的，比如注意力不集中、记忆力衰退，或者很难做出决定，在思考中可能有更多的心境转变。抑郁患者消极地看待世界、自我和未来。因此，抑郁的人很难回忆起美好的记忆，不适当地责备自己，认为他人更消极地看待自己，对未来感到悲观；与此同时，还伴随身体症状，如常常乏力，起床变得困难，更严重时睡眠方式都将改变，睡得太多或者早晨醒得太早，并且不能再次入睡；也可能出现饮食紊乱，吃得过多或过少，随之而来的体重激增或剧减。抑郁是一种持续时间较长的低落、消沉的情绪体验，它常常与苦闷、不满、烦恼、困惑等情绪交织在一起。

抑郁症的主要症状表现：压抑的心情兴趣或快乐减退；消极的自我观念、自我抱怨与负罪感，体重激增或剧减；睡眠困扰，很难入睡或早醒来，易激动或行动迟缓；注意力不集中，有想死或自杀的意念。一般来说，这种情绪多发生于性格内向、好孤僻、敏感多疑、依赖性强、不爱交际、生活遭遇挫折、长期努力得不到报偿的个体。那些不喜欢所从事的工作或专业，或面临人际关系处理不当、失恋、家庭解体、经济困难等问题的个体或群体也会产生抑郁情绪。

（三）愤怒

愤怒是由于客观事物与人的主观愿望相违背或因愿望无法实现时，人们内心产生的一种激烈的情绪反应。心理学研究表明，当愤怒发生时可能导致人体心跳加快、心律失常、高血压等躯体性疾病，同时还会使人的自制力减弱甚至丧失，思维受阻、行为冲动，甚至干出一些事后后悔不迭的蠢事或造成不可挽回的损失。愤怒是个体常见的一种消极情绪，尤其是处在血气方刚人生阶段的年轻人精力充沛，在情绪情感发展上往往容易产生好激动、易动怒的特点。如有人因一句刺耳的话或一件不顺心的小事就会暴跳如雷；有的会因人际协调受阻而怒不可遏、恶语伤人；有的会因别人的观点或意见与自己相左而恼羞成怒；有时会因暂时的挫折或失败而悲观失望、痛不欲生，诸如此类。遇事冲动，缺乏冷静的分析与思考，图一时之快、逞一时之勇，好激动、易动怒的不良情绪特点在一些个体身上时有体现。这种情绪对个体的影响是极其有害的，经常会令人在事情过去以后后悔不已。

（四）嫉妒

嫉妒是指他人在某些方面胜过自己引起的不快甚至是痛苦的情绪体验。嫉妒是个体维护自尊心的一种表现，在当今社会普遍存在。比如，当看到他人学识能力、品行荣誉，甚至穿着打扮超过自己时，内心产生的不平、痛苦、愤怒等感觉；当别人身陷不幸或处于困境时则幸灾乐祸，甚至落井下石；在人后恶语中伤、诽谤。过分嫉妒是一种情绪障碍，它会扭曲人的心灵，妨碍人与人之间的正常真诚交往。

黑格尔认为，嫉妒是"平庸的情调对于卓越才能的反感"。在日常生活中，嫉妒的存在是很普遍的。英国科学家培根说，在人类的一切情欲中，嫉妒之情恐怕要算作最顽强、最持久的。当看到别人比自己强时，心里就酸溜溜的不是滋味，于是就产生一种包含着憎恶与羡慕、愤怒与怨恨、猜嫌与失望、屈辱与虚荣，以及伤心与悲痛的复杂情感，这种情感就是嫉妒。嫉妒者不能容忍别人超过自己，害怕别人得到自己无法得到的名誉、地位等。在这些人看来，自己办不到的事别人也不要办成，自己得不到的东西别人也不要得到。嫉妒是人的本性，但是嫉妒心强的人容易得心身疾病。长期处于不良的情绪状态中，产生压抑感，容易引起忧愁、消沉、怀疑、痛苦、自卑等消极情绪，会严重损害身心健康。嫉妒心强还会影响个体的自我发展。嫉妒引起的不良情绪会大大降低工作学习的效率。另外，嫉妒心强可能使我们结交不到知心朋友。嫉妒心强的人往往好胜心极强，以致事事争强，常想方设法阻止别人的发展，总想压倒别人，这会使其他人想躲开、不愿与之交往，从而给自己造成一个不良的人际关系氛围，继而会带来孤独、寂寞。嫉妒对人的心理健康不利，表现为以下内容。

一是破坏人际关系的和谐。当一个人嫉妒另一个人的时候，就不会对那个人友善、热情，两个人的关系必然冷淡。嫉妒的对象越多，关系冷淡的对象越多，这就给人际交往带来极大的妨害，甚至还会破坏所处集体团结和谐的心理氛围。

二是造成个人的内心痛苦。一个嫉妒心强的人，常常陷入苦恼之中不能自拔，时间长了会产生自卑，甚至可能采取不正当的手段去伤害别人，造成两败俱伤，使自己陷入更恶劣的处境。法国文学家巴尔扎克曾经说过"嫉妒者比任何不幸的人更为痛苦，因为别人的幸福和他自己的不幸都将使他痛苦万分。"克服嫉妒首先要开阔视野，开阔心胸，懂得"天外有天，人外有人""强中自有强中手"的客观规律。真正做到豁达开朗并非易事，如果正处在愤怒、兴奋或消极的情况下，能尽量保持较平静、客观地面对现实，有助于控制管理过分敌意的嫉妒心理。其次，要学会转移注意力，需要积极进取，使生活充实起来以期取得自己的成功。培根说"埋头沉入自己事业的人是没有工夫去嫉妒别人。"因此，积极参与各种有益身心的活动，使自己的生活真正充实起来，嫉妒的毒素就不会无边地滋生、蔓延。

为了缓解自己的失败带来的心理上的不平衡感,可以分析现实,找一些理由,使自己不再嫉妒别人。一要学习并欣赏别人的长处,化嫉妒为前进的助动力。一般而言,一个人在嫉妒别人时,总是关注别人的优点,忽视自己的优点,嫉妒心理较多地产生于与周围熟悉、年龄相仿、生活背景大致相同的人群的比较中,因此,采取正确的比较方法,比如将以己之长比人之短,有意识地想一想自己比对方强的地方,这样就会使自己失衡的心理天秤重新恢复到平衡的状态。二要建立正确的自我意识,提高自我意识水平,正确地评价自己和别人。嫉妒是一种突出自我的表现,在这种心理支配下,待人处事常常以我为中心,无论什么事,首先考虑到的是自身的利弊得失,因而引起一系列不良身心反应的后果。若出现过分的嫉妒苗头时,即行自我约束,摆正自身位置,抱着你行我也要努力奋进,尽力驱除憎恨、厌恶的嫉妒心理,加强自身心性修养,就会体验到"心底无私天地宽"的人生境界。

（五）冷漠

冷漠是指人对外界刺激缺乏相应的情感反应,对生活中的悲欢离合无动于衷。具体表现为凡事漠不关心,表情冷淡,退让的消极情绪体验。如有的人对周围的人和事漠不关心,对集体和同事、同学态度冷淡,对自己的前途命运、国家大事等都态度漠然,似乎自己已看破红尘、超凡脱俗,把自己游离于社会群体之外,独来独往,对各种刺激也无动于衷。这种冷漠的情绪状态,多是内心情绪情感过分压抑的一种消极逃避反应。具有这种情绪的人,从表面上看虽表现为平静、冷漠,但内心却往往有强烈的痛苦、孤寂和压抑感。如果有机体长时间地处于这种情绪状态下,巨大的心理能量郁结无处释放,超过了一定的容忍限度时,就会以排山倒海的形式爆发出来,致使心理平衡遭到破坏,影响身心健康。

冷漠与退缩一样,是一种消极情绪的内化而非外显的行为。事实上,冷漠比攻击更可怕。冷漠会带来责任感的下降、生活意义的缺失与自我价值的放弃,可以说是有百害而无一利的消极情绪体验。冷漠的形成多数与人生重大生活事件有关,也与个体的生活经历有关。克服冷漠最根本的方法是改变认知,发现生活的意义,发现自我的价值,改变长期以来形成的对人生消极的看法:行为上,积极投身各种有意义的活动中,融入集体中,进行积极的自我暗示与自我提升;思想上,正确认识自我与他人、个体与社会,并不断矫正自己的非理性观念。

七、情绪的优化管理

（一）情绪的生理反应

现代心理学对情绪的研究表明,在情绪的生理反应中,自主神经系统、边缘系统和大脑皮质的一些区域都参与其中。自主神经系统通过它的交感和副交感系统的活动同时为躯体的情绪反应做好准备。对于轻微的、不愉快的刺激,交感系统更加活跃;而对于轻微的、愉快的刺激,副交感系统则更加活跃。当两种刺激的强度都增强时,会导致两种系统活动的增强。生理上,诸如恐惧、愤怒等会激活躯体的紧急反应系统。交感神经系统负责引导肾上腺释放激素,进而导致内部组织释放血糖,升高血压,增加汗液和唾液分泌;副交感神经系统会抑制这些活性激素的释放。荷尔蒙和神经方面的唤醒全部归由下丘脑和边缘系统的控制,它们是情绪的进攻、防御和战斗等模式的控制系统。在神经系统的解剖与研究中,作为边缘系统一部分的杏仁核的作用特别重要。如一位患者在对他进行的控制癫痫手术中,左右两侧的杏仁核受到了损伤。这次手术结果是,患者很易知觉到气愤或恐惧的情绪。大脑皮质也因为它的内部神经网络和它与躯体其他部分的联系而被牵扯到情绪体验中来。皮层提供联系、记忆和意义,将心理体验和生理反应整合起来。

关于情绪的生理唤醒和个体的情绪体验之间的关系,坎农-巴德的中枢神经过程理论认为,唤醒情绪的刺激同时产生两种效应:通过交感神经系统导致躯体上的唤起;通过皮层得到情绪的主观感受。当代理论还认为认知成分在一种评价的形式，参与到对情绪体验的解释中来。即情绪体验是一种生理唤醒和认知评价（cognitive appraisal）相结合的状态，两者对于情绪的发生同样重要。有研究认为，情绪的唤醒水平和工作绩效间存在着倒 U 型曲线的关系。这一曲线预测太低或太高的唤醒都会损害绩效。决定唤醒水平的关键是工作难度。当难度较低，工作变得简单时，最佳水平也会提高；对于困难或复杂的工作，成功完成它的唤醒水平位于连续体较低的一端。这一关系被称为耶基斯-多德森定律。

（二）情绪的管理

情绪管理是指通过研究个体和群体对自身情绪和他人情绪的认识、协调、引导、互动和控制，充分挖掘和培植个体和群体的情绪智商，培养驾驭情绪的能力，提高对情绪的自我觉知，从而确保个体和群体保持良好的情绪状态，并由此产生良好的管理效果。简单地说，情绪管理是对个体和群体的情绪感知、控制、调节的过程。

控制情绪低潮，保持乐观心态，不断进行自我激励、自我完善。情绪的管理不是要去除或压制情绪，而是在觉察情绪后调整情绪的表达方式。有心理学家认为，情绪调节是个体管理和改变自己或他人情绪的过程。在这个过程中，通过一定的策略和机制，使情绪在生理活动、主观体验、表情行为等方面发生一定的变化。这样说，情绪固然有正面有负面，但真正的关键不在于情绪本身，而是情绪的表达方式。以适当的方式在适当的情境表达适当的情绪，就是健康的情绪管理之道。学会体察自己的情绪是情绪管理的第一步。情绪的自我觉察能力是指了解自己内心的一些想法和心理倾向，以及自己所具有的直觉能力。自我觉察，即当自己某种情绪刚一出现时便能够察觉，它是情绪智力的核心能力。一个人所具备的能够监控自己的情绪以及对经常变化的情绪状态的直觉，是自我理解和心理领悟力的基础。如果一个人不具有这种对情绪的自我觉察能力，或者说不认识自己的真实的情绪感受的话，就容易听凭自己的情绪任意摆布，以至于做出许多很遗憾的事情来。

接纳自己的情绪。在许多情境下，一个人应该泰然接受自己的情绪，并视它为正常。例如，我们不必为了想家而感到羞耻，不必因为害怕某物而感到不安，对触怒你的人生气也没有什么不对。这些感觉与情绪都是自然的，应该允许他们适时适地存在，并缓解出来。这远比压抑、否认有益多了，接纳自己内心感受的存在，才能谈及有效管理情绪，适当表达自己的情绪。如何适当表达情绪是一门艺术，需要用心地体会、揣摩，更重要的是，要以合宜的方式纾解情绪。纾解情绪的目的在于给自己一个理清想法的机会，让自己好过一点，也让自己更有能量去面对未来。如果纾解情绪的方式只是暂时逃避痛苦，而后需承受更多的痛苦，这便不是一个合宜的方式。有了不舒服的感觉，要勇敢地面对，仔细想想，为什么这么难过、生气？我可以怎么做将来才不会重蹈覆辙？怎么做可以降低我的不愉快？这么做会不会带来更大的伤害？根据这几个角度去选择适合自己且能有效纾解情绪的方式，你就能够管理控制情绪，而不是让情绪来控制你。情绪管理通俗而言即是以最恰当的方式来表达情绪。任何人都会有负面情绪，如生气、愤怒，但难在要能适时适所，以适当方式对适当的对象恰如其分地表达。

总之，控制情绪要"先做好自己的主人，然后才能做别人的主人"，每个自我都存在着感情与理智的斗争，我们要克己自律，尤其要克制愤怒，愤怒是最难摆脱的负性情绪之一。我们的情感表达要适度，适时适所，为了消除不良情绪，无论什么遭遇，都坦然处之，因为"悲哀则心动，心动则五脏六腑皆摇"。

（三）情绪的调节方法

情绪的调控不仅与身心健康密切相关，而且与一个人能否适应社会、获得人生成就和生活质量的好坏有着紧密的联系。能否把握与控制自己的情绪往往决定一个人事业的得失成败甚至人生命运。那么，情绪能被控制吗？回答是又能又不能。一方面，人是具有主观意识的主体，情绪应该是可以被控制的;另一方面,情绪却经常得不到有效的控制,或者说,情绪难以绝对地被控制。这是因为在一定的情境刺激作用下,情绪是自动地和不随意地发生的。所以,只有了解情绪的这些特性,才能有的放矢地调节和控制情绪,以达到保持身心健康的目的。情绪的产生、情绪的特性以及情绪的强烈程度都与个体的认知因素直接相关,所以,我们要学会对情绪进行自我调控。培养健康的情绪,我们要学会保持愉悦的情绪、维护良好的心境;要学会克制、约束某些不良情绪的表达。以下是几种情绪的调节方法。

1.调整认知,正确认识自己和他人

如前文所述,美国心理学家艾利斯认为,人的情绪困扰并不是诱发事件本身所引起的,而是由对诱发事件的非理性的解释与评价所引起的。正是我们常常有一些不合理的认知才使我们产生情绪困扰。依据 ABC 理论,分析日常生活中的一些具体情况,我们不难发现,人的不合理观念常常具有以下三个特征。

(1)绝对化要求:绝对化要求是指以自己的意愿为出发点,认为某事物必定会发生或不会发生的信念。它常常表现为将"希望""想要"等绝对化为"必须""应该"或"一定要"等。例如,"我必须成功""失败应该就是我无能""别人必须对我好"等。这种绝对化的要求之所以不合理,是因为每一客观事物都有其自身的发展规律,不可能以个人的意志为转移。对于某个人来说,他不可能在每一件事上都获得成功,他周围的人或事物的表现及发展也不会以他的意愿来改变。因此,当某些事物的发展与其对事物的绝对化要求相悖时,他就会感到难以接受和适应,从而极易陷入情绪困扰之中。

(2)过分概括化:过分概括化是一种以偏概全、以一概十的不合理思维方式的表现,其内容是人们对其自身的不合理评价。它常常把"有时""某些"等偶然、局部的事物过分概括化为"总是""所有"等。用艾利斯的话来说,这就好像凭一本书的封面来判定它的好坏一样。它具体体现在人们对自己或他人的不合理评价上,典型特征是以某一件或某几件事来评价自身或他人的整体价值。当面对自身利益受损或对己不利的结果出现时,往往会极度悲观,认为自己"一无是处"。以自己做的某一件事或几件事的结果来评价自己整个人的价值,这种片面的自我否定往往导致自卑自弃、自罪自责等不良情绪。而这种评价一旦指向他人,就会一味地指责别人,产生怨恨、敌意等消极情绪。我们应该认识到"金无足赤,人无完人",每个人都有犯错误的可能性。

(3)糟糕至极:这种观念认为如果一件不好的事情发生,那将是非常可怕、非常糟糕,甚至是一场灾难的想法。例如,"我没考上大学,一切都完了。""这次我没当上科长,以后再也不会有前途了。"这种想法是非理性的,因为对任何一件事情来说,都会有比之更坏的情况发生,所以没有一件事情可被定义为糟糕至极。但如果一个人坚持这种"糟糕"观时,那么当他遇到他所谓的百分之百糟糕的事时,他就会陷入不良的情绪体验之中,一蹶不振。

如果改变了非理性观念、调整了对诱发事件的认知,消极情绪就会改变,就会达到"退一步海阔天空"的效果。对事物的不同认识可以导致情绪的极大不同。通过改变对事物的认知,可以达到调节情绪的目的。任何事物都有正反两面,没有绝对的好事,也没有绝对的坏事,即使是人人都痛恨的、不愿意接受的失败和挫折,也会有好的一面。

例子:过去,有两个秀才去赶考,刚一出家门就遇到了送葬的队伍,其中一个秀才就想,怎么今天一出门就遇到了倒霉的棺材,看来今天我去考试凶多吉少啊,于是,就心烦意乱起来;另一个秀才则想,哎呀,又有官又有财,今天我去赶考肯定是个好兆头,于是,兴高采烈去赶考。结果,后者考上,而前者没考上。我们思考以下几个问题:赶考之前两个秀才同样都是看到送葬队伍,他们的情绪反应一样吗? 一个兴高采烈、一个心烦意乱,同样的事件,为什么引发的情绪不一样? 正是由于他们"看法不同",这个看法就是我们对事件的认知。由此可见,有时我们生气、烦恼的情绪不是诱发事件本身引起的,而是由我们对它的看法引起的。

正确地认识自我和他人，是心理健康的重要条件。我们应学会正确评价自我，对自己进行客观、公正、全面的分析。每个人的能力都有一定的限度，都具有优势和劣势两个方面。正确看待自己要树立牢固的自信心，对自己所拥有的长处和不足，既不要骄傲自大，也不要妄自菲薄、产生轻视自己的看法，可以通过与别人的比较、与自己过去的比较来认清自己，以他人之长补己之短，不断地修正、调整和提高自己。除了正确认识自己之外，对他人也应持豁达宽容的态度。在现实生活中，人们在学习和工作中都需要相互关心、相互帮助。但是，一个人也不能凡事都期望于他人，尤其不能有不切实际的过高期望。在做各类事情时，首先应当立足自身，主要依靠自己的力量努力把事情办好，以免失落感和不良情绪的产生。因此，在日常生活和工作中，当遭遇各种失败和挫折，要想避免情绪失调，就应多检查一下自己的大脑，看是否存在一些"绝对化要求""过分概括化"和"糟糕至极"等不合理想法，如有，就要有意识地用合理观念取而代之。

2. 合理宣泄

心理学认为，每个人都会经常遭受不同的矛盾冲突和挫折，可能因忧郁、焦虑、苦闷烦恼、不安、不满乃至愤怒等处于心理不平衡状态，应尽早进行调整或达到宣泄，使压抑的心境得到缓解。否则，长期消极地压抑不良情绪，会在心理上累积侵犯性能量，这种累积往往处于"潜意识层"，成为隐藏于内心深处的暗流，不会自然消失，轻则会影响正常的工作学习生活，重则会产生不良后果。因此，遇有烦恼或不愉快的事情引发的不良情绪时，最简单的办法就是及时宣泄，以排解消极情绪，恢复正常的情绪状态。千万别憋在心里，要把它表达出来，我们可以向自己信赖的亲朋好友述说，或自己写一写日记、涂鸦、用笔抒情等。有的时候还可以找个地方大哭一场，或者可以找个没人的地方，大声喊一喊，把闷气喊出去，这也是一种较好的宣泄方法。

在采取宣泄法来调节自己的不良情绪时，必须增强自制力，不要随便发泄不满或者不愉快的情绪。宣泄一定要合理，不能无视一切地胡乱发泄，比如找人打一架、动刀子之类，那就属于触犯法律了；不能在办公室、自习室大喊大叫、咆哮癫狂，人家会以为你病得不轻；不能在晚上人家都睡觉时，在房间里倾诉得没完没了，人家会认为你没修养、很自我，可能会导致产生新的人际交往问题，引来新的烦恼。

3. 劳逸结合，转移不良情绪

建立合理的生活秩序。首先，心理负担要适量，当今社会在市场大潮之下，竞争激烈，工作学习任务繁重，但要适可而止，不能过分给自己加重负担，要适当减负。其次，生活节奏要合理，有张弛。积极参加多样的文体活动。保持积极的状态，能使自己能充分发挥潜在的能量，增强自信，使自己的生活有节奏感，劳逸结合，提高工作学习效率。最后，要注意保护大脑。大脑是心理活动最重要的物质基础。过度疲劳、紧张，或长时间高度兴奋、强烈刺激，都会引起脑力衰竭。不要图一时之快、逞一时之强，忽视用脑卫生。

要有意识地把注意力从引起不良情绪反应的刺激情境转移到其他事物或使自己感兴趣的事物上。在活动中寻找新的快乐，从而使不良情绪可以经常性地得到减轻或排解。注意培养和发展自己的业余爱好，积极开展愉快的娱乐活动，做到积极地放松和休整，会使自己得到真正的心身保健，并使自己更有效地从事工作和学习。我们每个人都要依据自己的性格特点和条件，注意培养和发展一些兴趣和业余爱好，学会自我娱乐，这对维护自身的心理健康是十分有益的。

例子：一位男生失恋了，他深深爱着的女友离他而去，有很长一段时间他都缓不过劲来，以前认为很有意义的事情，他现在也没有兴趣去做了。看着以前的阳光男孩一天天颓废下去，他的好友心中十分不忍，于是，趁着放暑假的机会，拉着他去了一趟内蒙古大草原。身处于"天苍苍，野茫茫，风吹草低见牛羊"的广阔大草原，他的心情开朗了许多，思绪逐渐好转，慢慢地从失恋的打击中走出来了。

心情不好时，就去做点别的事情，积极有意地转移注意力有助于缓解不良情绪，如抑郁时，可积极进行户外活动,打球、散步、听音乐……焦虑时,可观看一部自己喜欢的文学作品或影视剧,有条件的,最好定期外出旅游,因为从心理学角度来说,一个人一旦离开原来的生活环境,面对新事物,内在的心理环境往往会逐渐改变,有利于改善情绪。只要是无害的、能做下去、能够转移注意力的事情,都可以去做。

(四)积极暗示法

可以运用内部语言或书面语言对自身进行积极的心理暗示,以自我暗示的方法来稳定情绪、排除紧张。实践证明,这种暗示对人的不良情绪和行为有奇妙的影响和调控作用,既可放松过分紧张的情绪,又可激励自己。

自我暗示的作用对个体的情绪影响相当大,国外有人以就要执行的死刑犯做被试,告知被试在特殊的装置下,将他们以大量抽血的方式结束生命。被试不能看到却能听到抽出血液的嘀嗒声,结果到一定的时间被试者竟然真的生命终结了。其实这是虚拟的,真实情况是根本就没有给被试者抽血,但是消极的自我暗示产生了被试预期的结果。同样,积极的自我暗示也会产生巨大的力量,从而创造奇迹。有一个人到医院就诊,诉说身体如何难受,而且身体日渐消瘦,百药无效。医生检查发现此人患的是疑病症。后来,一位心理医生接受了他的求治,医生对他说"你患的是一种综合征,碰巧了,刚刚试验成功一种特效药,专治你这种病症,注射一支,保证 3 d 康复"。打针 3 d 后,求治者果然病愈出院了。其实,所谓特效药,不过是极普通的葡萄糖,真正治好病的,是医生语言的积极暗示,以及患者被激发的积极的自我暗示作用。有些患者就是靠积极的自我暗示恢复健康的。

暗示法在调节情绪方面有明显的作用,我们可以运用内部语言和书面语言来调整情绪。当因为别人或自己的错误而烦恼时,可用这段话自我暗示:"不要拿别人的错误惩罚自己,不要拿自己的错误惩罚别人,也不要拿自己的错误惩罚自己"。当竞选和大赛在即,心情特别紧张、焦虑,可以用内部语言这样暗示自己:"我是最棒的,我会成功,大家的水平相当,成败的关键在于心态的把握,而我恰恰是心理素质极好的一个人"。

(五)自我放松法

自我放松法,即自我调整疗法,可通过松弛反应训练,通过自主调节身心,使身心主动放松来增强自我调控能力的有效方法。只要有一个相对安静的环境,按要求完成一系列动作,通过反复练习,对缓解紧张、焦虑情绪有很好的效果。

渐进性放松法:通过有节奏地控制肌肉收缩、放松,并反复交替,使自己体验从紧张到松弛的过程,了解自己的紧张状态,从而达到全身心放松的目的。让身心处于舒适状态,从头到脚一点一点通过放松暗示舒缓身心。

呼吸放松法:双眼看一个固定目标,有意识地放慢呼吸,专注呼吸,做深且均匀的呼吸,慢慢忘记呼吸进入一种无我状态,从而使自己平静下来。呼吸调节、放松全身肌肉来消除杂念。先把注意力集中于躯体的一部分(例如左手),尽量使这部分肌肉放松,直至产生温暖感。然后转移注意力到躯体另一部分(例如右手)。如此反复训练,可使心情平静,心跳规则,呼吸均匀。

想象放松法:闭目想象一个幽静舒畅的情景,体验画面的色彩。静卧,自我意念想象一幅图画,如平静的湖面,清澈而安宁,蓝天之下一只美丽的白天鹅轻盈地浮过湖面;天上洁白的雪花轻盈地飘落着,静谧而安详;金光灿灿的太阳跳出地平线,刹那间光芒万丈,海平面上白色的浪花翻涌,美丽的波纹涟漪,山水一色;孩子们在草地上嬉戏,自由奔放;清澈的蓝天,团团白云飘浮,引人遐想无限。在这些诗情画意中,我们会感到心旷神怡,心情格外轻松、舒适和愉快,内心平静祥和。

在进行放松时,需要安静的环境,精神专注,顺其自然,不要在意自己在做什么;身体舒展,肌肉张力减到最小;逐渐放缓、深度地呼吸。

★知识链接

请打开正确的窗户

一个小女孩趴在窗台上,看窗外的人正埋葬她心爱的小狗,不禁泪流满面,悲伤不已。她的外祖父见状,连忙引她到另一个窗口,让她欣赏他的玫瑰花园。果然小女孩的心情顿时明朗。老人托起外孙女的下巴说:"孩子,你开错了窗户。"

第二节 压力健康

当今社会经济发展突飞猛进,科学技术日新月异,信息量快速递增,市场竞争机制的建立亦使各类激烈竞争日益白热化,工作、生活节奏相应加快,随之而来的时间观念、工作效率和生活内容也都发生变化。这些都容易使人产生紧迫感、压力感、焦虑感,并引起一系列心理应激反应。压力如影随形,比如,大家普遍诟病的由恶意竞争带来的"内卷",也是压力的表现形式之一,它渗透在各行各业,反恶性内卷就是给大家减压。适度的压力能挖掘人的潜能,产生更好的适应能力,是人生路上的垫脚石;过高的压力则会使人长期处于紧张状态,易导致身心疾病,危害身心健康。

一、压力

(一)压力的概念

物理学上的压力(pressure)是指物体间由于相互挤压而垂直作用在物体表面上的力。心理学的压力是指使人感到紧张的事件和环境刺激,它既是个体紧张的一种内部心理状态,也是个体的一种心身反应。压力是个体对环境、事件威胁做出的心理、生理反应的原因之一,压力越大,反应越严重。适度的心理压力可以提高个体的警觉水平,动员个体的内在潜能,以应对各类变化的情境和外部事件的挑战,它有利于个体适应变化的环境。但是如果压力过大、压力持续时间过长或个体反应的状态过于强烈,需要个体持续付出较大的努力才能适应,或者超出个体所能承受的应对能力,可能会引发一系列的心理应激反应,扰乱人的心理活动和生理功能的平衡,损害人的身心健康,比如免疫力下降、烦躁不安、精神萎靡等,部分人群还可能出现失眠、多梦等症状,严重时会出现四肢乏力、胸闷气短的表现,严重者甚至会造成身体及精神发生器质性的病变。

(二)对压力概念的理解

现代心理学对压力的研究揭示了对压力概念的理解存在着以下三种认识。

1. 压力是外部刺激引起的

压力指那些使人感到紧张的事件或环境刺激。从这个意义上来讲,压力对人是外部的。如"我刚找到一份压力很大的工作",个体把即将可能带来紧张的事物本身当作压力。

2. 压力是主观的反应

压力是指具有威胁性的刺激引起的主观反应。如"我要上台参加演讲比赛,我很紧张,觉得压力好大啊",个体用压力来说明他所处的紧张状态,压力就是他对演讲事件的反应。从这个意义上来讲,压力是紧张或唤醒的一种内部心理状态,它是人体内部出现的解释性的、情感性的、防御性的应对过程。面对同样的事件,个体经历到的压力状态程度会因人而异,有所不同。这是因为个人对事件的解释不同,应对方式也不同。

3.压力是外部刺激与内部主观反应之间的关系

压力是指外部刺激与内部主观反应之间的关系,个体对环境中具有威胁性的刺激,经过认知其性质之后所表现出来的反应。它既包括个人的行为、思维以及情绪等主观体验;也包括个体的生理反应,包括心跳加速、口干舌燥、胃部紧缩、手心出汗等身体反应。这些心身反应合起来即为压力状态。

目前,研究者对压力的概念还没有达到完全一致的理解和认同。众多的研究者试图总结和归纳出一条压力概念的定义来,但往往不能得心应手,结果总是不尽如人意。这是由于不同的研究者从各自不同的学科领域、不同的角度、不同的具体研究对象、不同的研究方法对千姿百态的压力问题进行探讨,结果往往差异很大。总的来说,对压力概念的理解存在上述三种认识。心理学上所研究的压力,多数指第三种解释,压力是个人在面对具有威胁性情境中,无法消除威胁,脱离困境时产生的一种被压迫的感受。如果这种感受经常因某些生活事件而持续存在,就会演变成个人的生活压力。如此看来,所谓压力,事实上是指压力感的意思,这是我国台湾著名心理学教授张春兴先生的界定,而中国台湾学者蓝采风也认为压力是指我们的身体在适应不断改变的环境时,对环境变迁所感受到的经验,包括肢体与情绪的反应,它能造成正面或负面的效应。正面的反应能激励我们采取行动,也能带来新的认知、新的观念与对事物的新看法。当压力带来负面的经验时,我们则会对别人不信赖、拒绝、愤怒及忧郁,这些情绪上的负面反应很容易引起健康问题,如头痛、肠胃不舒服、皮肤发炎、失眠、溃疡、高血压、心脏病及脑卒中等。

(三)对压力的认识

现代对压力研究所形成的共识是:压力就是压力源、压力反应和压力感三者形成的综合性心理状态。即压力应该包含三个部分:压力源,指现实存在的具有威胁性的刺激;压力反应,指人对压力事件的反应;压力感,指由威胁性刺激带来的一种被压迫的主观感受。这三个部分是相互联系、互相影响的,表现为认知、情绪、行为的有机结合,是个体的一种综合性心理状态。由于压力源的存在,使得个体意识到压力,伴随着对压力的认知,同时又会有持续紧张的情绪、情感体验。压力必然引发行为反应,积极应对,化解压力就会减少压力反应;而逃避压力情境,消极应对,则会形成心理障碍,加强压力反应,形成恶性循环。

二、压力对身心健康的影响

压力对个体身心健康的影响大概有三种类型:第一种是心身反应,就是压力引起的负性情绪。比如很重要的一个考试,或者会见重要的人物,这时候人除了紧张、担心以外,还会心慌、憋气、吃不下东西,有的人会出虚汗和血压暂时性升高。如果这种压力消除了,反应就消失了。一旦压力持续出现,可能出现第二种情况就是心身障碍,出现紧张性的血压升高,还会出现失眠等症状。这些紧张性的血压升高,内科医生也经常遇到,就是情绪性高血压。不过这是可逆性的,如果压力得到缓解,这些反应会减轻。如果压力长期持续下去,就会出现第三种情况,就是心身疾病。在压力的发生、发展、转换过程当中,心理因素会引起特别重要作用的疾病,例如高血压、冠心病、十二指肠溃疡、糖尿病、肿瘤等。

比如,大学生面对着一个五彩缤纷又错综复杂的社会。一方面是科学技术的日新月异,手机、电脑、网络和信息高速公路正以迅雷不及掩耳之势进入寻常百姓的生活,它们的出现和普及拓宽了新一代的视野,他们长出了第三只手、第三只耳,在他们眼中,世界变小了、地球变小了,人与人之间、国与国之间从来没有如此接近过。另一方面,高技术带来了快节奏、强竞争,高速度带来了高风险、高压力。这种压力通过成人社会用各种方式传递到大学生的日常生活之中,就业压力、考研压力、学习压力时刻包围着尚处于发展定型阶段的大学生。对他们而言,压力既熟悉又陌生。熟悉,是因为学校中、社会上几乎每个人都能感觉到压力。随着年龄的不断增大,扮演的社会角色日益增多,这种压力越来越多;陌生,是因为大部分大学生还没有把应对压力看作一个问题,或者凭借个人少之又少的经验,或者简单将其成因归咎于社会,听之任之,责怪社会不采取措施,最后不仅影响自身,还成为潜在的不安定因素。如果在大学阶段不能正确学会处理压力的方法,势必会影响到个体今后一生的轨迹,所以,了解大学生的压力状态及其缓解办法,有利于及时疏导大学生的压力,引导他们健康地成长与发展。

三、压力的特点

(一)压力具有情绪性

个体有压力时的情绪体验总带有明显紧张的特性。紧张是人在某种压力环境的作用下所产生的一种适应环境的情绪反应。如果个体认为压力事件能满足自己某方面的需要便可能产生积极的情绪,如探险者本身就乐于冒险,否则就会产生消极的情绪。压力之下的情绪反应往往是消极的,因为压力事件往往是不符合我们需要的。此外,这种情绪性的紧张度和负面性还受两个因素的制约:一是受压力的大小制约,二是受个体心理承受力大小的制约。所谓心理承受力,一般是指个体对挫折、苦难、威胁等非自我表现性环境信息处理的理性程度。更简明地说,心理承受力就是应对心理压力的理性程度。当心理承受力一定,压力越大,形成的负面情绪越强烈,心理越紧张,易出现忧郁、痛苦、惊慌、愤怒等情绪;反之,若压力小时,只会出现短暂的、微弱的负面情绪,如不悦、冷淡等,心理紧张度低。当压力一定,若心理承受力越小,则心理越紧张,负面情绪越大;反之,心理承受力大时,负面情绪也小,心里不紧张。当压力和心理承受力相当,或略大于心理承受力时,这种压力也称为适度压力,或轻度压力。适度压力下个体情绪虽有些紧张,在良好的教育和积极的引导下,往往能精神振奋、产生热情,有利于意志的锻炼和能力的提高。总之,心理压力的情绪性是显而易见的。

(二)压力具有动力性

动力性是压力的另一个重要特性。压力对个体行为的调节作用就是压力的动力性。在日常生活中,人们常说要变压力为动力,之所以能变压力为动力,是由于个体有压力时,不会无动于衷,而会采取一定的行为处理所处的具有威胁性的刺激情境。压力的动力性表现为对适应行为的积极增力作用以及对不适应行为消极减力作用两个方面。当个体心理压力过大时,人的理智一般难以控制,个体常表现出两种极端的行为反应,要么呆若木鸡,完全停止行动,要么攻击;中度心理压力一般会使人的行为能力降低,产生重复和刻板动作;心理压力较小时,情况就较复杂化,一般适应性行为增多。在适度压力或轻度压力状况下,个体可能在理智的控制下,充分发挥主观能动作用,能够较妥善地处理压力事件,从而也使自己心理承受力得到增强,使个体生物性行为和正向的适应性行为增多,动力性随之增大。但在适度压力或轻度压力状况下,个体若不能理智控制或失去理智,则不能发挥主观能动作用,而对压力事件漠然置之,不及时妥善处理,只会使自己心理承受力得不到增强,动力性将随之降低。没有一定的心理压力,人难以增长心理承受力,人的正向适应性行为也得不到学习提高。

一旦面临较大压力,将不知所措,容易造成心理障碍,在无法承受的压力面前,还会导致个体情绪的困惑、身心疾病甚至死亡。如果只看到心理压力的情绪性,并夸大其负面影响,忽视心理压力的动力性,或者只看到其消极减力作用方面,这是不切实际的,也是错误的。

四、压力的分类及影响

按照压力源的性质可将压力分为三大类:一是生物性压力源,比如疾病、饥饿、睡眠剥夺、噪声、气温变化等;二是精神性压力源,如错误的认知结构、个体不良经验、道德冲突,以及长期生活经历造成的不良个性心理特点,如易受暗示、多疑、嫉妒、自责、悔恨、怨恨等;三是社会环境性压力源,如重大社会变革、重要人际关系破裂、失恋、离婚、家庭长期冲突、战争、被监禁等,还有由于自身状况,如个人心理障碍、传染病等,造成的人际适应问题等。

(一)压力的消极影响

当人们遇到压力时,在心理方面可能出现焦虑、紧张、担心、悲痛、绝望和急躁、气愤、性情暴躁、沮丧、冷漠、消沉、做噩梦、失眠、退缩和忧郁、孤独感和疏远感、注意力分散、情绪过敏和反应过敏、交流的效果降低等。在生理方面,由于长期处于压力的情况下,人们将会出现不同程度的病变,如胃肠溃疡、高血压和心脏病等,甚至造成免疫功能低下而出现感染性疾病。表现如下:心血管系统,若人们长期处在高压力的环境下,尤其处在工作要求很高,而自身对工作的控制程度又很有限的情况下,很容易罹患心血管疾病。一项研究表明,对99位中年男女进行了9年跟踪随访,根据人们的职业以及他们在工作中的自身感受进行调查发现,过高的工作要求与对工作的过低控制的人群,患心血管疾病的概率是其他人的8倍,原因是压力可促进动脉粥样硬化的形成,加速血液凝固,以及促进冠状动脉病变而造成心肌缺血。对免疫系统的影响,许多研究显示,当人们处于特殊的压力状态下,如学业的压力、工作的压力、人际关系的压力等,他们的免疫功能将明显降低,血液中抗感染的抗体减少,使人容易患感染性疾病,即压力增加了人类患感染性疾病的危险,抗体浓度在人们情绪低沉时较低,而在情绪饱满时较高。消化系统在人生气时会改变唾液腺和消化过程,在压力状态下,机体会将胃部的血液转运去支持肌肉紧张,从而引起消化不良,增加溃疡的可能。

(二)压力的积极作用

1.能够急中生智

较低水平的压力可以刺激大脑产生神经营养因子,并加强大脑神经元之间的连接。事实上,相关专家甚至认为,有些物理压力源能够帮助提高人体效率,提高注意力背后的操作效率。此外,一些在动物身上进行的实验研究也表明人体对于压力的快速反应能够短暂地激发人的记忆和学习能力。

2.提高人体免疫力

短期的压力会让人体开启防御模式,人体会产生额外的调节免疫系统的白介素,从而短暂提高免疫水平。此外,斯坦福大学的研究人员通过动物实验也佐证了这一点,专家们为小白鼠创造了轻微压力环境,随后这些小白鼠体内的多种免疫细胞数目都发生了大幅变化。

3.增强环境适应力

尽管大家都追求一帆风顺,但是现在学会处理一些紧急突发的压力,将来再碰到类似状况就可以应对自如。反复碰到压力较大的情形,可以锻炼身体和心理的掌控能力,从而不至于遇到危机就如临大敌、慌了阵脚。加州大学旧金山分校的一项研究发现,慢性压力促进氧化损伤及血压和心率的变化,但是中等水平的日常压力似乎会抑制氧化损伤、加强细胞的精神生物学适应性。

4.促使人追求卓越

正面的压力,在科学界也被称为积极压力,可能正是大家完成一项工作所必需的。想象一下,最后期限近在咫尺,这样就不得不快速高效地完成工作了。关键的一点是,我们要把压力之下的任务看作一种能承受住的挑战,而不是无法逾越的高山。

五、压力的应对——与压力同行

压力的自我调整。压力每天都围绕在生活中,有压力才有动力,此话不假,但面临的压力超出了心理承受能力,就会导致心理失衡,引起抑郁、焦虑等心理疾病。无论是哪种类型的心理压力,都有可能使人出现以下症状:心跳过速、手心冰冷或出汗、呼吸短促、头痛胃痛、恶心呕吐、腹胀腹泻、肌肉刺痛、健忘失眠、自卑、多疑、嫉妒、消沉、思维混乱、脾气暴躁、过度亢奋、喜怒无常等。

（一）心理疗法

1. 补偿

实现目标的愿望受挫后,可以利用别的途径达到目标,或者确立新的目标。在实施过程中,发现目标不切实际、前进受阻,应及时调整目标,以便继续前进,获得新的胜利,即"失之东隅,收之桑榆"。这是一种心理防御机制。

2. 升华

人在落难受挫之后,奋发向上,将自己的感情和精力转移到其他的活动中去。如大学生在感情上受挫之后,将感情和精力转移到学习中去,为事业而奋斗,这也是大学生在受挫之后一种很好的调节方法。

3. 转变认知

人生在世,遇到挫折与压力是正常的,出现压力并不可怕,适当的压力可以让我们更加积极与进步,所以我们要学会运用压力,化压力为动力。

4. 保持良好心境

我们要学会管理自己的情绪,当我们愤怒时,可以脱离开当时的环境和现场,转移注意力,当苦恼不堪或烦恼不安时,可以欣赏音乐,用优美的乐曲来排解烦恼和苦闷;当我们悲伤时,干脆就痛哭一场,让泪水尽情地流出来;当受了委屈,一时想不通时,千万不要一个人生闷气,最好找亲人或朋友倾诉苦衷;当怒火中烧时,变换角度,进行有意识的控制,增强个人修养;当思虑过度时,应立即去户外散步、消遣、呼吸大自然新鲜的空气,或者做自己喜欢的事情。

5. 转移注意力

当我们遭受挫折时,我们会出现心理压力,一般人都会感觉度日如年,这时,要适当安排一些健康的娱乐活动,走到户外去。丰富多彩的闲暇活动可以使挫折感转移方向,扩展思路,使内心产生一种向上的激情,从而增强自信心。不要把痛苦闷在心里,应当主动向朋友、同学倾诉,争取别人的帮助。这样可以减轻挫折感,改变内心的压抑状态,获得身心轻松,从而让目光面向未来,增强克服挫折的信心。

（二）行为疗法

面对压力,我们不能只是一味地沉溺于恶劣情绪之中、消极沮丧,而是要让自己动起来,通过安排一些行为活动来管控压力,把自己的精神状态调整好。当然,我们管控压力、降压减负,不是为了逃避压力,而是为了在更好的状态下去面对压力,以达到最终解决问题的目的。我们可以采取给压力找出口,方法如下。

一是"说出"压力,通过找一位知心好友或心理咨询师来排解内心的烦恼,调整压力心态。

二是"写出"压力,通过写作,如日记、散文、诗歌等来调整压力心态,积极生活。

三是"动出"压力,通过参加某项体育运动,如跑步、打球、打太极拳等来调整压力心态。

四是"唱出"压力,通过唱歌,如卡拉OK、参加合唱团等来排解内心的烦恼,以调整压力心态。

五是"笑出"压力,通过讲笑话、调侃、聊天等来排解内心的烦恼,以调整压力心态。

六是"泡出"压力,通过伴随舒缓音乐的香熏泡澡等来放松身心,排解烦恼,调整压力心态。

七是"养出"压力,通过养小宠物、养花养草来排解烦恼,调整压力心态。

八是"帮出"压力,通过帮助他人,如从事某项公益活动来排解烦恼,调整压力心态。

九是"坐出"压力,通过坐禅、内观、静思、冥想等活动来排解烦恼,调整压力心态。

十是"游出"压力,通过旅游来排解压力烦恼,调整身心状态,积极面对,热爱生活。

参考文献

[1]付正大.心理健康教育[M].北京:北京师范大学出版社,2010.

[2]邱鸿钟.临床心理学[M].2版.广州:广东高等教育出版社,2012.

[3]姚丹,杨丽.健康伴你行:大学生心理健康教育读本[M].北京:中国石化出版社,2015.

[4]梁丹阳,吕智慧.大学生心理健康教育[M].上海:上海交通大学出版社,2016.

[5]方平.自助与成长:大学生心理健康教育[M].北京:教育科学出版社,2010.

练习题

一、多项选择题

1.情绪的组成成分包括(　　)

　　A.情绪的认知过程　　　　　　　　B.情绪的主观感受

　　C.情绪的客观表现　　　　　　　　D.情绪的生理唤醒

2.常见的情绪困扰有(　　)

　　A.焦虑　　　　　　　　　　　　　B.抑郁

　　C.愤怒　　　　　　　　　　　　　D.嫉妒

3.压力每天都围绕在生活中,有压力才有动力,此话不假,但面临的压力超出了心理承受能力,就会导致心理失衡。以下属于压力的心理疗法是(　　)

　　A.补偿　　　　　　　　　　　　　B.升华

　　C.转变认知　　　　　　　　　　　D.转移注意力

二、简答题

1.情绪的状态有哪几种?

2.压力的特点是什么?

三、案例分析题

刘同学是一名大学二年级的本科生,即将面临的国家英语四六级考试使他感觉压力很大,并产生了一些负性情绪。

请思考:

(1)请详细介绍一下负性情绪。

(2)大学生负性情绪的主要来源是什么?刘同学属于哪一种?

(3)如果刘同学向你求助,你会为他缓解情绪压力提供哪些具体的建议?

练习题答案

第四章 | 应激与健康

第一节 应激概述

一、刺激与反应

在人类生活的地球生物链条上,从最简单的单细胞生物到最复杂的人类,都有接受刺激和做出反应的能力。出于生存的需要,不同种类的动物根据用进废退的原理,分化出功能各异的感觉细胞、感觉器官和感觉神经系统,分别感受不同的刺激并做出不同的反应。长期生活在海中的鱼类,由于缺乏光线刺激,视觉器官退化;先天性耳聋、自幼与野兽共栖的兽孩,由于生物性与社会性的原因,使其语言听觉器官与理解语言的神经系统没有得到及时的发育,因此,存在对人类的语言刺激活动无反应的现象。

对人类而言,物理化学刺激和语言刺激都可以引起生理和心理反应。当然,某些具体的刺激是人和动物共有的,而抽象的刺激如书面语言文字等则只有人类能感受其意义,人类感受刺激内容的广泛性和反应性形式的多样性是动物所无法比拟的。

使有机体对刺激感受到压力并处于紧张状态的反应就是应激。应激是生物对环境出现新刺激常见的反应,身体的应激常常以症状为表现形式,心理的应激则表现为情绪反应。随着科技的进步和生活节奏的加快,当今人类承受着越来越复杂、越来越强烈的生理应激和心理应激。应激已经被确认是人类多种重大疾病的重要病因或诱因,在许多疾病的发生发展上都起着重要的作用。

二、应激的概念

(一)应激

应激(stress)一词由加拿大生理学家汉斯·塞里(Hans Selye)提出,在物理学上,"stress"有压力与应力的相反理解,在生物学上有刺激与反应的相反理解,由于极易混淆,后来他另创新词应激源(stressor)以有别于"stress",此时"stressor"意为刺激,而"stress"意为反应。塞里当时定义应激源是足以引起有机体内稳态变化的较强烈的刺激。塞里于1946年将之应用于医学领域,他通过多次临床和实验研究,提出了应激和一般适应综合征的理论,受到了医学界的重视,并被广泛用于医学理论和临床实践。

随着现代社会立体健康模式的提出,健康由单一的生物健康模式向生物-心理-社会健康模式进行转换,应激与健康的关系正日益突显出其重要性。那么,我们如何理解健康心理学关于应激的概念?

车文博主编的《当代西方心理学新词典》中认为,应激亦称压力紧张,指个体身心感受到威胁时的一种紧张状态,是由于应激源刺激引起的反应。应激的结构包括三个成分。

应激源,即造成机体应激或紧张的刺激物。

应激本身,即机体特殊的身心紧张状态。

应激反应,即机体对应激源的生理和心理反应,亦称生理应激与心理应激。

个体对应激的反应有两种表现:一种是活动抑制或完全紊乱,甚至发生感知记忆的错误,表现出不适应的反应,如目瞪口呆,手忙脚乱,陷入窘境;另一种是调动各种力量,活动积极,以应对紧急情况,如急中生智、行动敏捷、摆脱困境。在应激状态下,生化系统发生激烈变化,肾上腺素以及各腺体分泌增加,身体活力增强,整个身体处于充分动员状态,以应对意外的突变。长期处于应激状态,对人的健康不利,甚至会有危险。故要尽量减少和避免不必要的应激状态,并学会科学地对待应激状态。这一解释强调了压力对身心两方面的作用。

由上可见,所谓应激是机体在各种内外环境因素及社会、心理因素刺激时所出现的全身性非特异性适应反应,又称为应激反应。

(二) 应激源

在了解应激之后,我们来看看引发应激的因素——应激源。广义上,所谓的"应激源"(stressor)是指那些能够唤起机体适应性反应并导致其内稳态失调的一切事件与情境。应激源是指造成机体应激或紧张的刺激物,是能引起一般适应综合征或局限适应综合征的各种因素的总称。根据应激的来源不同,可将其分为三类。

1. 外部物质环境

外部物质环境包括自然的和人为的两类因素。属于自然环境变化的有寒冷、酷热、潮湿、强光、雷电、气压等,可以引起冻伤、中暑等反应。属于人为因素的有大气、水、食物、射线及噪声等方面的污染等,严重时可引起疾病甚至残废。

2. 个体的内环境

个体的内、外环境的区分是人为的。内环境的许多问题常来自于外环境,如营养缺乏、感觉剥夺、刺激过量等。机体内部各种必要物质的产生和平衡失调,如内分泌激素增加,酶和血液成分的改变,既可以是应激源,也可以是应激反应的一部分。

3. 心理社会环境

现有大量证据表明,心理社会因素可以引起一般适应综合征,具有应激性,是生活在当代社会个体的重要应激源之一。尤其,亲人的病故或意外事故常常是重大的应激源,因为在应对突发事件的悲伤过程中个体处于强烈的内在紧张状态并往往会伴有明显的躯体症状。有研究表明,在配偶死亡的这一年中,丧偶者的死亡率比同年龄其他人要高出很多。

应激会带来生理反应,使躯体为行动做好准备。短暂的唤醒状态,伴随着典型的战斗或逃跑模式,称为急性应激(acute stress);慢性应激(chronic stress)是一种长期的唤醒状态,会持续很长时间,使人感到即使内在资源和外在资源加在一起,也不再能满足压力事件的要求。

另外,根据影响程度又可分为良性应激(生理性应激)和劣性应激(病理性应激)。但过强的应激(不论是良性应激还是劣性应激),使得有机体适应机制失效时,会导致机体的功能障碍。

三、应激反应的构成——一般适应综合征

应激是由应激源带来的,要求机体做出某种反应的刺激。应激是一种反应模式,当刺激事件打破了有机体的平衡和负荷能力,或者超过了个体的能力所及,就会体现为压力。

应激源带来的反应被应激学说的奠基人塞里称为一般适应综合征(general adaptation syndrome,GAS),也叫全身适应综合征,在当初提出时,他认为应激是机体自稳态受威胁、扰乱后出现的一系列生理和行为的适应性反应。当应激源持续作用于机体时,表现为动态的过程,非特异的应激反应会导致各种各样的机体损害和疾病,一般适应综合征是对应激反应所导致的各种各样的机体损害和疾病的总称。塞里的研究表明,应激状态的持续能击溃一个人的生物化学保护机制,使

人的抵抗力降低，容易患心身疾病，甚至可致死亡。一般适应综合征的应用被证明有助于解释心身失调——一种不能完全用生理原因解释的疾病。它包括三个阶段：惊觉阶段、阻抗阶段和衰竭阶段。

（一）惊觉阶段

惊觉阶段是一个短暂的生理唤醒期，它使得躯体能够为有利行动而做好准备，属于机体防御机制快速动员期，当反应过度时，免疫系统可能会受到损害，导致身心疾病。例如当躯体处于慢性应激时，"应激激素"分泌的增加将会损害免疫系统的完整性。如果应激源保持下去，躯体则会进入阻抗阶段——一个适度的唤醒状态。惊觉阶段以交感-肾上腺髓质系统兴奋为主，并伴有肾上腺皮质激素分泌增加、心率加快、体温和肌肉弹性降低、贫血以及血糖水平和胃酸度暂时性增加，严重可导致休克。惊觉反应使机体处于最佳动员状态，有利于机体增强抵抗或逃避损伤的能力。比如，一想到要比赛或面试，个体首先会感到的是心跳加速、肌肉紧张等。

（二）阻抗阶段

阻抗阶段表现出惊觉阶段症状的消失，身体动员许多保护系统去抵抗导致危急的原因，此时全身代谢水平升高，肝大量释放血糖，炎症、免疫反应减弱。此期间人体出现各种防御手段，使机体能适应已经改变了的环境，以避免受到损害。机体表现出适应，抵抗能力的增强，但有防御储备能力的消耗。在阻抗阶段，机体必须调动和不断消耗全身的防御资源，机体可以忍耐并抵抗长时间的应激源带来的衰弱效应。如果应激源持续的时间足够长或强度足够大，可使体内糖的储存大量消耗，以及下丘脑、脑垂体和肾上腺系统活动过度，会给内脏带来物理性损伤，出现胃溃疡、胸腺退化等症状，躯体的资源将会耗尽，机体将会进入衰竭阶段。比如，在应激状态下，个体可能会变得易怒、烦躁不安、注意力难以集中等。

（三）衰竭阶段

衰竭阶段持续强烈的有害刺激将会耗竭机体的抵抗能力，惊觉阶段的症状可再次出现，肾上腺皮质激素持续升高，但糖皮质激素受体的数量和亲和力下降，机体内环境明显失衡，应激反应的负效应陆续出现，应激相关的疾病，器官功能衰退甚至休克、死亡。此期间是在应激因素严重或应激持久存在时才会出现。它表示机体"能源"的耗竭，防御手段已不起作用。在一般的情况下，应激只引起第一阶段、第二阶段的变化，只有严重应激反应才进入第三阶段，表现为体内的各种储存几乎耗竭，机体处于危机状态，可导致重病或死亡，比如，当事人感到疲惫、倦怠，甚至出现抑郁、焦虑等情绪问题。因此，要尽量减少和避免不必要的过度应激状态，并学会科学地对待应激状态。如果长期、频繁地出现情绪应激，人们难以继续抵抗，不仅会降低生活质量，还会导致身心失衡，给身心健康带来严重影响，甚至会引发身心疾病。

现有的研究显示，导致衰竭的生理原因主要是钾离子的缺失，肾上腺皮质激素耗竭和器官功能的衰竭，如钾离子是细胞内的主要阳离子，当细胞内钾离子降低时，会导致细胞功能失调终至死亡。大多数情况下，应激只引起第一、第二阶段的反应变化，并且变化是可逆的。应激本身是一种防御反应，但过度的反应却损害自身。因此，应激可以分为良性应激和非良性应激两类。在后一种情况下，机体先对应激刺激产生适应性变化，若适应调节失效，机体组织可由功能性变化发展到器质性病理变化，从而产生适应性疾病或身心性疾病。

第二节 心理应激

一、常见的心理应激源

应激源是指能引起全身性适应综合征或局限性适应综合征的各种因素的总称。20世纪60年代之后,关于应激的研究,进一步强调社会文化因素和个体心理因素在应激反应过程中的重要作用。大量证据表明,心理社会因素可以引起全身性适应综合征,具有应激性。作为精神刺激的心理社会因素,根据个体的生活环境、参加社会活动的范围、经常发生的人际关系,可将应激的来源分为四类。

(一)自然因素

自然因素包括自然灾害与人为灾害、意外事件等个体不能预料和控制的不可抗力因素,如地震、洪水、疾病、死亡、空难、车祸、传染病大规模传播等,均可引起强烈的急性应激反应,或导致精神压抑、情绪郁结长期无法排解,或演化成慢性创伤后应激障碍。属于自然环境变化的有寒冷、酷热、潮湿、强光、雷电、气压等,可以引起冻伤、中暑等各类反应。属于人为因素的有大气、水、食物及射线、噪声等方面的污染,严重时亦可引起疾病。

(二)社会因素

社会因素指个体在社会生活中遭遇到的各种人为因素的限制与阻碍,包括个体生活社会历史环境的政治制度、法律法规、道德伦理、经济状况、风俗习惯、文化宗教等方面。西蒙认为,人类祖先面对的毒蛇猛兽和自然灾害是一种现实的躯体性威胁,而现代社会中这种现实的躯体威胁已经大大减弱,让位于大量的"象征性威胁"应激源的作用,但人类的大脑在目前还没有进化到能够区别躯体性威胁和象征性威胁,人的大脑仍然保持对所有威胁做出同样的非特异的适应性应激反应。因此,文明的社会虽然减少了人的物质躯体的伤害,但并没有因此使应激反应减少,相反,"文明病""发展性疾病"正在与日俱增。

当前,随着社会科学技术的创新与飞速发展,生活节奏日益加快,生存竞争日趋激烈,人们的心理应激愈发频繁,心理压力不断增加。我们任何人都生活在一定的社会历史条件下,具有时代的局限性,宏观社会的生活及其发展变化渗透在个体的生活中,对个体的影响和限制是无处不在的,如社会生活变迁、经济萧条、种族地域歧视、难民迁移、工作学习竞争激烈等。

(三)家庭因素

温馨和谐的家庭是个体休憩的幸福港湾。不幸家庭的各类冲突与变故是应激源的一个重要来源。此类重大精神刺激包括父母离异、求偶失败、失恋、夫妻矛盾、自己或配偶有外遇被发现、感情破裂等。尤其,亲人的病故或意外事故常常是重大的应激源,在悲伤过程中往往会伴有强烈、明显的躯体症状。而且,某一次严重的事故或灾难可以同时给很多人带来急剧的紧张与应激反应,并极易造成创伤后应激障碍。有研究显示,配偶死亡带来的心理应激会提高丧偶者的死亡概率。家庭内部矛盾还包括不同代际成员的代沟、家庭成员关系不和,如子女教育分歧、学习成绩差、读研分不够、求职失败、空巢家庭、婆媳不和等,使家庭成为长期慢性应激的来源,导致个体处于持续的紧张状态,从而损害身心健康。

(四)个体因素

个体因素包括个体的生理方面与心理方面的问题使个体产生的应激反应。如个体有先天和后天的不足与缺陷造成的应激来源,如发现自己有某些遗传病、精神病、难治性疾病、身体残疾,被虐待、被遗弃、被强暴,身高、相貌、体型、健康状况等方面出问题,或者身高不够不能加入篮球队、突患重病不能参加重要的考试或面试,或者自己能力较低但期望较高,认知水平社会阅历受限、性格缺陷等造成个人事业失败、经济破产、陷入法律纠纷等,都是个体应激的重要来源。

二、需要受挫与应激

作为高级生物的人类,既有物质生活也有精神生活,兼有生理(物质)需要与心理(精神)需要,随着社会的发展,人类生理与精神的需要(欲望)日益增长,如果生理和/或精神的需要得不到满足就会引起精神紧张,也是造成心身疾病的重要原因。

人本主义心理学家亚伯拉罕·哈罗德·马斯洛(Abraham Harold Maslow)认为,人类所有的行为都是由需要所驱使的,他提出的需要层次理论将人类的需要分为五个层次,即生理需要、安全需要、爱与归属需要、尊重需要、自我实现需要。这五种需要是最基本的、与生俱来的,构成不同的等级或水平,并成为激励和指引个体行为的力量。马斯洛认为需要层次越低,力量越大,潜力越大。生理需要(physiological need)是一切需要中最基本、最重要、最有力量的,包括空气、食物、水分、睡眠等。安全需要(safety need)也是基本需要之一,人们需要稳定、安全、受到保护、有秩序、能免除恐惧和焦虑等,生活在缺乏起码的安全保障的环境中的人和动物,其食欲、性欲都会受到明显的抑制。爱与归属需要(love and belongingness need)是指个体不能脱离社会,人类需要有所交流,有所归属,有所凝聚,需要与其他人建立感情的联系或关系,如结交朋友、追求爱情,有亲情、友情和性爱的需要。尊重需要(self-esteem need)包括尊重自己的尊严、成就、掌控、独立和尊重他人。自我实现需要(self-actualization need)指人们追求实现自己的能力或者潜能,并使之最大化、完善化。

马斯洛认为,基本的需求属于缺失性需要(deficiency needs),如人类因饥饿而求饮食,因恐惧而求安全,因孤独而求归属,因免于自卑而求自尊,为人类维持生活所必需,一旦它们得以满足,其强度就会降低,缺失性目的物是有限的。而高级的精神需求是个体成长性的需要,其特点是永不满足,自我实现需要的强度会因获得满足而增强,成长性目的物是无限的、永无止境。

因为人类有不断追求新的生理需要与精神需要的欲求,这就成为推动人类去从事某种有目标的活动的内部刺激,即细微的动机。而动机就是唤起、推动与维持行为去达到一定目标的内部动力。动机的产生源于个体需要与主观愿望,但动机的实现还要受到许多客观环境的限制。个人利益与集体利益、主观愿望与客观条件等的冲突常常会导致动机冲突或欲求受挫。需要不能满足,动机行为在实行过程中受挫,就会出现应激反应,如果处在长时间的应激状态则会导致疾病的产生。如个体在有目的的活动中,遇到了无法克服的障碍或干扰,其需要不能得到满足时,所产生的紧张状态和情绪反应(考试不及格、恋爱失败),无法拥有自己认为非常重要的东西(物质、能力、生理条件缺乏),或失去了原来拥有的重要东西(名誉、地位、财产、家庭解体、恋人分手),在需要和目标之间出现障碍,如想读研分数不够等。需要和紧张的心理系统理论认为,需要的满足是避免受挫的重要条件,自我控制、自我教育能减少挫折应激体验。

三、心理应激的认知与评估

有机体面对外界的各种刺激时,首先要对其性质进行辨认,然后对它与有机体的关系进行评估,并据此做出相应的情绪与行为反应,有利的出现正面情绪与趋同行为,有害的则出现负面情绪与回避行为,趋利避害是人和动物共同的生物行为准则。一般情况下,有机体对应激潜在的、威胁性的评价可分为三个步骤:第一步,原发性评价,即首先判断应激源是否具有威胁性;第二步,继发性评价,即评价自己是否有能力应对当前面对的威胁;第三步,认知再评价,即对原发性、继发性评价的信息进行综合性再评价,以便确定一个潜在的威胁是否成为一种现实的应激源。

通过对应激情境中人们对情境需求的认知评估,人们可以采用解决问题指向的应对策略,通过直接的行动或问题解决行为改变应激源或任何与它有关的问题,如选择战斗或逃跑;或采用情绪指向的应对策略,即通过行动来改变自己可以有所助益,但不去改变应激源,如使用抗焦虑药物、放松方法、分心、幻想等来对付威胁。他们也可以对应激源进行再评价或对自己进行应激策略的认知进行重组。当人们感到可以对局面加以控制时,他们就能够更好地应对压力。如应激思想灌输训练在应对疼痛时的应用,该研究邀请60名男性运动员,他们都在田径中受了伤,为此接受了膝部的外科手术。一半的运动员被安排除了接受常规的康复计划外,还要接受应激思想灌输训练,即治疗组。训练关注的是他们可能在康复过程中体验到各种焦虑和疼痛,并鼓励他们运用认知重组技术。另外30名运动员只接受标准的康复疗程,即控制组。在开始的最初一个疗程里,治疗组和控制组没有什么不同,但在剩下的9个疗程里,治疗组成员报告的疼痛要明显少于控制组。

决定个体对刺激做出反应的因素除刺激的性质(是否符合个体需要)、强度、个体的身体功能状况外,另一个重要的因素是个体对刺激的认知和理解,而这种认知和理解则受到个体人格特质的影响,包括个体的性格特征、价值观、知识储备、既往经历、社会支持等多种因素。换言之,由于每一个人的认知评价不一样,所以不存在对每一个人都可以作为应激源的生活事件。同一个生活事件有人高兴,有人忧愁,不同的反应源于对刺激不同的认知评估。一种刺激如果没有经过个体的认知评价,被察觉为是一种威胁或可以引起伤害或丧失的情况下,就不会引起应激反应。常言道"萝卜青菜各有所爱",此人至爱,可能并非彼人所需,由于个人感受不同,对同一事件不同的个体会有不同的反应。但是,如果具有相同的社会文化背景,相似的年龄、性别、社会地位和价值观的人可能对同一事件会有相同或相近的评估结果。

四、心理应激状态的主要表现

由前所述,适度的刺激对维持个体身心健康是有利的,适度刺激可以提高人的注意、记忆力,增强思维灵活性、行为敏捷性,有利于调动自我潜能,增强应付能力。而处于应激状态下的个体,常常表现为以下某些症状。

1. 意识状态

表现为警觉性增高,对刺激敏感,普通声光刺激极易致惊跳反应。

2. 注意力

注意力比较分散,难以集中,极易出一些差错。

3. 思维活动

表现为单一刻板,缺乏灵活性,轻率做出决定或者是思维杂乱,茫无头绪。

4. 情感活动

表现为情绪不稳,易激惹、易哭泣,或者是表情茫然,或者激情发作、号啕大哭,或者是焦虑不安,紧张恐慌,亦可能出现悲观抑郁或者是欣喜若狂。

5. 行为动作

表现为坐立不安、震颤、小动作多、刻板、转换动作等。

6. 自主神经功能症状

表现为食欲减退,睡眠障碍,口干,尿意频繁,性功能障碍或者是性功能减退,月经不调,头昏脑涨,倦怠乏力,慢性躯体疼痛等。

7. 其他症状

镇静剂、烟、酒的用量增加,甚至出现物质滥用的情况。

第三节　应激对身心的影响

一、心理应激反应

应激状态是在出乎意料的紧迫与危险情况下引起的高速而高度紧张的情绪状态,可能的引发因素包括亲友生死离别、意外事故、严重疾病、考试或事业失败的预兆等。应激的最直接表现即精神紧张,指各种过强的不良刺激,以及对它们的生理、心理反应的总和。应激反应,即对应激源的生理和心理反应,亦称生理应激与心理应激。心理应激是危险的或出乎意料的外界环境情况的变化等所引起的一种情绪状态,是心理决策活动中可能产生的一种心理因素。应激心理反应大致分为情绪反应、自我防御反应、应对反应等。通过神经解剖学和大量观察证据证明,应激反应中的生理反应和心理反应是同时发生的。丘脑下部有时被视为应激中心,原因在于它在紧急事件中的双重功能:一是它对于自主神经系统(ANS)的控制。二是它对于垂体的控制。垂体接收到来自下丘脑的信号,分泌出两种对应激反应起重要作用的激素,促甲状腺激素(TSH)会刺激甲状腺,使机体获得更多可利用的能量;促肾上腺皮质激素(ACTH)被称作“应激激素”,会刺激肾上腺的外部,即肾上腺皮质,使其释放控制新陈代谢的激素,并且使肝释放更多的糖进入血液。

应激的心理反应中的情绪反应、自我心理防御反应及行为反应互相之间具有密切的联系。情绪反应中最常见的是焦虑,还有愤怒、内疚、恐惧、抑郁、习得性无助等。自我心理防御反应有合理化、压抑、投身、倒退、升华、否认、补偿、抵消等,心理防御机制仅仅是一种自我欺骗,但它起到了暂时解除痛苦和不安的作用。行为反应主要表现有攻击、退缩等,按应对方式可分为问题应对和情绪应对两类。问题应对多见于当事人自认为能改变个人所面临的处境或挑战;情绪应对多见于当事人自认为无力改变具有威胁性的环境,从而承受巨大的心理压力。大多数人在不同时机兼用问题应对和情绪应对两种不同的应对方式。应激期间产生何种心理反应,受应激源、环境因素、本身人格因素的影响。即使是同一个人,同样的应激源,不同时期往往也会有不同的应激反应。

应激的心理反应就对身心健康不同影响可分为应激阻抗者和应激障碍两种。应激阻抗者对一定的紧张性刺激或情境特别有耐受力,这类人的人格特点可概括为一是能积极参与投入相应的工作与生活;二是自认为有能力控制生活变故及紧张的状况,能采取行动解决问题;三是能把生活、工作的变化作为对自己的挑战。应激障碍表现为因反应过度而表现出的相应的身心疾病。应激障碍的治疗策略,应着重于帮助患者正确理解自己与应激事件的关系,消除现存的心理障碍,增强应激能力。

二、应激过程与中介机制

应激(stress)通常指紧张、压力。当机体处于应激状态时,通过一系列神经系统、神经生化、神经内分泌及免疫系统等变化影响机体内环境平衡,出现器质功能障碍,进而产生结构上的改变。

已有的研究认为,中枢神经系统、免疫系统、心血管系统、消化系统、泌尿系统、生殖系统之间存在着复杂的反馈调节关系,它们互相作用,形成一个调节的反馈网络,共同维持机体的平衡。一般认为,应激源主要通过对机体的以下几个主要系统而产生影响。

(一)中枢神经系统

大脑是形成心理应激的源头,是应激反应的调控中心,同时,也是应激激素作用的靶器官。应激进入大脑,激活神经细胞,引起不同形式的、与刺激相关而各具特殊性的神经活动,而神经活动的传递则由神经突触间的神经递质(包括肾上腺素、去甲肾上腺素、多巴胺、5-羟色胺、乙酰胆碱等)来完成。此外,促磷酸化过程也参与应激的调控。心理应激过程中产生并循环与体液中的某些激素,可以作用于脑神经细胞,改变基因表达,甚至会引起脑损伤。应激时有机体会出现紧张、专注程度升高、焦虑、害怕、抑郁、厌食等情绪行为反应。

另一方面,应激状态时产生的情绪变化又会反过来通过中枢神经系统影响各系统、各器官的功能状态。大量的研究表明,引起愤怒、恐惧与焦虑抑郁的场合,体内交感神经系统活动增强。紧张的情绪可导致神经功能失调,交感神经系统功能亢进,出现心率加快、血压升高、肝糖原转换为葡萄糖而使血糖升高、胃肠功能紊乱、头痛、腰背痛、唾液分泌减少、呼吸加深、尿频等现象。视丘下部和垂体在应激时功能的变化,直接影响神经内分泌、中枢神经递质及免疫系统的变化。

(二)免疫系统

实验研究证实,应激对有机体的免疫功能确有影响。在不良应激环境喂养的动物,会出现原发与继发性的抗体反应抑制。如小白鼠在实验性应激状态下,会对囊状口腔病毒的敏感性增高,对急性过敏性反应的易患性增高,说明其免疫功能下降。对人类丧偶者、车祸身亡者家属、高考应试者、慢性患者照料者等的免疫功能研究,一致性地发现他们生活中发生的应激性事件会对免疫功能产生影响。适度应激时机体的免疫功能增强,但是持久过强的应激会造成机体免疫功能的紊乱。

(三)神经内分泌

中枢效应与应激时的兴奋、警觉、紧张、焦虑的情绪反应有关,而应激可引起广泛的神经内分泌变动。应激状态时下丘脑分泌的促肾上腺皮质激素释放激素(CRH),引起垂体前叶的 ACTH 分泌增加。进而造成肾上腺皮质分泌增加。垂体除释放 ACTH 外,还有生长激素、促甲状腺激素、内啡肽等,一些代谢性内分泌,如胰岛素、胰高糖素、儿茶酚胺也参与应激过程。应激时体内内分泌激素分泌的增多,会影响水、电解质、糖、蛋白质和脂肪的代谢,并且出现内分泌紊乱,长期应激反应可导致性欲降低、甲状腺功能减退,以及月经紊乱、生殖功能降低、儿童生长发育迟缓等。

(四)心血管与血液系统

儿茶酚胺分泌增加,引起一系列的心血管反应,胰岛素分泌减少,胰高血糖素分泌增加。交感-肾上腺髓质系统兴奋会使心率加快、收缩力增强、外周总阻力升高、血液重新分布,有利于提高心排血量、提高血压、保证心脑骨骼肌的血液供应,但也会使皮肤、内脏缺血缺氧。急性应激时外周血中白细胞数目增多、核左移,血小板数增多、黏附力增强、部分凝血因子浓度升高等,表现出抗感染能力和凝血能力增强。慢性应激时,患者可出现贫血,血清铁降低。可能出现心跳加快、血压增高,长期应激反应可以引起高血压病、冠心病、心律失常等。

(五)消化系统

应激可引起消化道功能紊乱,严重时可导致应激性溃疡。应激时交感-肾上腺髓质系统兴奋,胃肠缺血,是胃肠黏膜糜烂、溃疡、出血的基本原因。如胃和十二指肠应激性溃疡,患者可能会伴随出现呕血、黑便等症状。

(六)泌尿生殖系统

应激时肾血管收缩,肾小球滤过率降低,ADH 分泌增加,出现尿少等。应激对生殖功能产生不利影响,催乳素是垂体前叶所产生的一种应激激素,催乳素生理作用是维持女性在哺乳期乳腺的分泌;生活中应激因素会导致催乳素增加,比如熬夜、劳累、受到惊吓、精神紧张等因素,部分药物也会导致催乳素增加。经历过强应激源作用后,妇女可能出现的月经紊乱、哺乳期妇女的泌乳停止等。

三、应激相关障碍

应激相关障碍(stress-related disorder),亦称为反应性精神障碍或心因性精神障碍,指一组主要由心理、社会(环境)因素引起异常心理反应而导致的精神障碍。一般认为,决定应激相关精神障碍的发生、临床表现与疾患程度的因素主要有生活事件、生活环境、社会文化特点、个体人格特点、受教育程度、智力水平、生活态度、信念以及当时的躯体功能状况等。

应激相关障碍是指人在心理、生理上不能有效应对自身由于各种突如其来的、并给人的心理或生理带来重大影响的事件,例如战争、火灾、水灾、地震、传染病流行、重大交通事故等灾难发生,所导致的各种心理、生理反应,主要包括急性应激障碍、创伤后应激障碍、适应障碍三大类。

(一)急性应激障碍

急性应激障碍又称为急性应激反应、急性心因性反应,是指以急剧、严重的精神刺激作为直接原因,个体常在受到强烈的精神刺激之后数分钟至数小时发病。大多历时短暂,一般在数天或一周内缓解,预后良好,缓解完全,最长不超过1个月。

在急性高水平应激情况下,机体全身心地投入警戒状态,供能增加,供氧增加,机体处于逃跑、搏斗或应对挑战的临界状况。紧急应激反应的直接后果是导致机体的疲劳。如经历了体育比赛和学业考试等应激之后,个体常常会感到短暂的疲惫不堪,但是经过休息和补充营养后,机体可以很快地恢复常态。一般而言,短暂的急性应激对身心的不良影响是可逆的。但是,如果机体经常处于急性高水平的应激状况,身心就会由于不堪重负而出现病态。

急性应激反应是在应激灾难事件发生之后最早出现的,其典型异常表现可分为意识障碍、行为障碍、情绪障碍三个方面。

1. 意识障碍

意识障碍出现得最早,包括意识清晰度下降、不真实感、分离性遗忘症、人格解体或现实解体等。主要表现为茫然,出现定向障碍,不知自己身在何处,注意狭窄,对时间和周围事物不能清晰感知,出现人格和现实解体,偶见冲动行为,事后遗忘。比如有些人听到亲人去世的消息后当场昏过去,醒后不知道发生了什么事情,不认识周围的亲人,不知道身在何处。这种神志不清有时候会持续几个小时,也有的能持续几天。

2. 行为障碍

行为上主要表现为精神运动性兴奋与抑制等多种症状,个体行为明显减少或增多并带有盲目性。行为减少表现为不主动与家人说话,家人跟其说话也不予理睬;日常生活不知料理,不知道洗脸梳头,不知道吃饭睡觉,需要家人提醒或再三督促,整个人的生活陷入混乱状态;行为增多者表现为动作杂乱、无目的,甚至冲动毁物;激越、喊叫、话多或自言自语,言语内容凌乱,没有逻辑性,内容常常涉及心因与个人经历。

3. 情绪障碍

情绪障碍主要表现为麻木、情感反应迟钝,如恐慌、震惊、茫然、愤怒、恐惧、悲伤、绝望、内疚,对于突如其来的灾难感到无所适从、无法应对。这些情绪常常表现得非常强烈,如被打之后出现强烈的愤怒和恐惧,丧失亲人之后出现极度的悲伤、绝望和内疚。在强烈的不良情绪的影响下,个体可能会伴有躯体不适,表现为心慌、气短、胸闷、消化道不适、头晕、头痛、入睡困难、做噩梦等。有时候会出现一些过激行为,比如在极度悲伤、绝望、内疚的情绪支配下,有些人会采取自杀的行为以解除难以接受的痛苦。

大部分个体会表现为上述症状的混杂,其核心症状是创伤性重现体验、回避与麻木、高度警觉状态。创伤性经历常因想象、考虑、梦境、闪回、触景生情等多种途径引发个体反复重新体验,而个体则对能勾起痛苦回忆的刺激尽量回避。患者常伴有失眠、易激惹、注意力集中困难、高度警觉和惊跳反应、运动不安等症状。有些患者在病情严重阶段可出现思维联想松弛、片段的幻觉、妄想、严重的焦虑抑郁,甚至达到精神病的程度。

例如,对于受灾人群而言,在灾难发生以后通过自己的力量将自己的心理状态很快地调整到正常几乎是很难的。人非草木,面对着尸横遍野,面对着已经突然倒塌而曾经温馨的家,面对着灾难给我们带来的生死离别,我们最正常的状态应该是什么? 不是节哀顺变,不是无动于衷,而应该是上述急性应激反应中所描述的状态。这种状态的出现只能说明我们的情感反应是正常的,而不能说明我们脆弱、不坚强,只要是一个正常的有血有肉的人,就不可能在这种灾难面前无动于衷。

(二)创伤后应激障碍

创伤后应激障碍(posttraumatic stress disorder,PTSD),也叫延迟性心因性反应。应激源往往具有异常惊恐或灾难性,如残酷的战争、被强暴、地震、凶杀等,常引起个体极度恐惧、害怕、无助之感。事件本身的严重程度,暴露于这种精神创伤性情境的时间,接触或接近生命威胁情境的密切程度,个体的人格特征、个人经历、社会支持、躯体心理素质等是影响病程迁延的因素。这种创伤后应激障碍是个体由于受到异乎寻常的威胁性、灾难性心理创伤,导致延迟出现和长期持续的精神障碍。创伤后应激障碍比急性应激障碍的发生要晚,而障碍的持续时间比急性应激反应要长得多,往往要持续 1 个月以上,甚至数年。大多数个体一年内可以恢复,少数个体则持续多年不愈而成为持久的精神病态。其主要表现为三种症状:反复重现创伤性体验、持续回避、持续性的警觉性增高。

1. 反复重现创伤性体验

各种应激源,比如生活改变、日常挫折和灾难性事件,会产生不同的心理影响。某一事件如果不仅是消极的,还是无法控制、无法预测或者暧昧不清,它就特别具有压力。PTSD 这种应激反应表现为难以控制地重新体验创伤性事件发生时的各种场景以及当时的情绪,个体不断地以某种形式重复体验到伤害性事件,比如闪回或噩梦。可表现为控制不住地回想受创伤的经历、反复出现创伤性内容的噩梦,反复发生错觉、幻觉或幻想形式的创伤性事件重演的生动体验,当面临类似情绪或目睹死者遗物,旧地重游,纪念日时,又会陷入触景生情、睹物思人的精神痛苦。

2. 持续回避

个体表现为回避或不愿意提及创伤性事件,不愿意提及更不愿意看到事件发生的场所,甚至泛化为不愿意去跟事发场所类似的地方,极力不去想有关创伤性经历的事,避免参加或去能引起痛苦回忆的活动或场所,对周围环境的普通刺激反应迟钝。对日常的生活事件情感麻木,并且感觉和他人疏远,不亲切,孤独,对亲人情感变得淡漠,社会性退缩,兴趣爱好变窄,对未来缺乏思考和计划,对创伤经历中的重要情节选择性遗忘,回避与创伤有关的任何刺激。从心理学意义上讲,这是一种情感隔离的状态,长期处于这种状态对健康是不利的,悲伤、内疚等负性的情感长时间没有一个合适的发泄渠道,往往会引起更多的心理障碍或心身疾病。

3. 持续性的警觉性增高

个体持续回避反应带来情绪上的伤痛将导致各种症状的出现,如睡眠问题、对于幸存的内疚感、注意力集中困难,以及极端的惊恐反应等。表现为难以入睡或易惊醒,注意力集中困难,过分的心惊肉跳,坐立不安,激惹性增高,每当遇到甚至听到与创伤事件有些相似的场合或事件时,会产生明显的生理反应,如胸闷、心跳加快、出汗、面色惨白等。

在实际生活中,遭受慢性的、长时间的较低水平的应激,这种应激反应对机体亦有损害作用。例如,人际关系恶劣、长时间的加班加点工作、夫妻不和等,机体长时间处于一种应激状况,也将导致生理器官的功能失调,慢性肌紧张和肌群疼痛(包括头痛、腰背痛、肌肉痉挛等),可使冠状动脉供血不足,心率加快,血压升高,加速血管粥样硬化,从而导致心脑血管疾病的发生和发展;慢性应激亦可引起唾液分泌减少,胃酸分泌过多,胃肠平滑肌紧张,从而导致消化道功能障碍,如腹泻、便秘、食管及结肠痉挛、肠易激综合征等;长期的、慢性的应激还将导致从神经性皮炎,到心力交瘁、抑郁症或自杀发生等一系列的身心疾病问题。

创伤后应激的情绪反应可以在灾难发生后立即发作,在数月后平息。这些反应也可能会一直持续,成为慢性综合征,学界称为残余应激模式(residual stress pattern)。比如,应对癌症诊断和治疗所造成的焦虑导致的慢性焦虑对健康造成的损害要远大于疾病本身。对许多人来说,慢性应激来自社会和环境条件,如人口过剩、犯罪、经济条件、污染、艾滋病和恐怖主义的威胁等。

(三)适应障碍

适应障碍是指在可以辨认的日常生活中的应激事件的影响下,由于易感个性,适应能力不良,个体对该应激源出现超出常态的反应性情绪障碍或适应不良行为,导致正常工作和人际交往受损。适应障碍是明显的生活改变或环境变化时产生的、短期的和轻度的烦恼状态和情绪失调,常有一定程度的行为变化等,但并不出现精神病性症状。适应障碍的主要表现是出现情绪障碍,伴有适应不良的行为或生理功能障碍,从而影响个体的社会适应能力,使学习、工作、生活及交际能力的减退或不正常。

适应障碍是人群中常见的一种心理障碍,是心理社会应激因素与个体素质共同作用的结果。心理社会因素或生活中某些不愉快的事件,如生活环境的变迁、职务变迁、家庭变迁、经济状况的恶化、人际关系恶化、工作学业受挫、亲朋至爱丧亡等作用于个体,如果个体存在性格缺陷,应付方式单调生硬,既往生活经历不足,个体遭受应激时处于生理功能相对虚弱时,更容易产生。这种障碍的程度一般较轻,持续时间不太长(不超过6个月),会随着应激事件的消除和应付能力的改善而恢复。

适应障碍主要表现为情绪障碍,也可出现一些适应不良行为和生理功能障碍。以焦虑为主症者表现为紧张不安,担心害怕,神经过敏,可伴有心慌、呼吸短促、窒息感,有的个体则表现为抑郁焦虑的混合状态。以抑郁心境为主症者表现为情绪不高,对日常生活丧失兴趣、自责、无望无助感,可伴随睡眠障碍、食欲减退、体重减轻。其程度较重度抑郁为轻,迟滞现象不明显,有激越性抑郁的特点。以品行障碍为主症者常见于青少年,表现为一些品行障碍与社会适应不良行为,如逃学、斗殴、偷盗、说谎、物质滥用、离家出走、过早性行为等。也有的表现为情绪和品行障碍共同存在,或仅表现为躯体不适、社会退缩、工作和学习能力受到抑制为主的形式。

四、应激的应对

应激对健康具有双重的作用。有利方面是可动员机体非特异性适应系统,产生对疾病的抵抗,增强体质和适应能力。不利方面是个体的适应机制失效会导致不同程度的心理、行为及身体障碍,使之产生焦虑、恐惧、抑郁等情绪,使情绪易波动、易激怒、易疲劳,进而注意力分散、记忆力下降、降低工作效率等,与某些精神疾病的发生密切相关,如神经症、心因性精神障碍、心身疾病,与文化密切相关的精神障碍等,因此,正确应对应激,减少或免除不良应激因素对健康的影响非常重要。那么,我们应怎样对待应激呢?

(一)调认知转观念,适应应激社会

当今宏观社会的科技发展及生活变化渗透在我们每一个人的日常生活中,对个体的影响和限制无处不在,我们要面对的心理应激源是当今社会客观存在、不可避免的,如常见的心理应激源:恋爱婚姻与家庭内部问题、职业(学业)问题、社会环境因素、家庭迁徙、社会生活的变化与个人成败及特殊境遇等,这些境况我们都可能遇到,都需要个体动员自身内部的心理生理资源或外部资源进行调节,重新加以适应生活境遇变化和环境的改变,人类正是在不断地克服应激,战胜应激中得到发展的。我们要争取为自己所用,化应激为机遇,在危机中找机遇。对应激处境应持积极的态度去主动适应与应对,尽快恢复正常的生活与工作,并在不断地挑战中全面提升自我。

(二)积极参加社会实践锻炼意志力

如前所述,认知评价等心理因素在应激反应的触动激发中具有十分重要的作用,所以不论应激源是现实的还是想象的,其关键在于个体对于这种应激源危险程度的大小和迫近程度的评价。例如,在工作场所,如果周围有人对某人的工作效果表达了一种不经意的评价,对于一个自信的人而言这可能完全不算什么,而对于一个自卑的人来说,非常注重外界的评价则可能具有很大的影响力,甚至是具有一定的杀伤力。我们要在参加社会实践中提升自己的思想与品德修养,锻炼自己顽强的意志力,树立正确的人生观、价值观,兼顾个人与社会,注重加强自我心理建设,不断提高自己适应应激的阈值水平,培养良好的心理素质来适应环境的变化。

(三)多维度、多途径主动自我调节

心理学有一个效应叫皮格马利翁效应,就是人们的期待会引导期待的实现。如果期待自己要平安、健康、幸福,我们就会积极自我暗示,当我们带着这样一种期待,无论对自己的生活和行为都会产生积极正面的影响。我们要注重自我修养,面对应激从容应对,培养个人兴趣爱好,合理安排生活节奏,工作与生活劳逸结合,适当给自己减轻负担,做到有张有弛、缓冲应激对健康的危害。

适当宣泄。一个人处在应激状态,容易产生紧张、焦虑等不良情绪,这种不良情绪必须通过某种方式宣泄出来,才能保持心理平衡,维护心理健康。如果这种不良情绪长期得不到宣泄并持续累积,就会破坏心理平衡,危害身心健康。在各种宣泄方式中,倾诉是最常见的,而且非常有效。痛哭也是一种有效的宣泄方式。适度的痛哭可以把不良情绪宣泄出来,同时,流出的眼泪还可以把体内某些有害的物质排出体外,对心理健康和身体健康都有好处。所以,如果处在难以化解的应激悲痛之中,不妨在适当的场合痛痛快快地大哭一场。

我们还可以采取放松法,让身体从紧张状态放松下来。其一,呼吸放松法:放慢自己的呼吸,把注意力关注在自己的呼吸上,有意识地采用腹部深呼吸,做深长呼吸,吸气的时候感觉腹部逐渐隆起,到不能隆起时停一秒,呼气的时候感觉腹部慢慢下落,直到腹部不能再落时,每天花几分钟时间重复做。其二,肌肉放松法:尝试全身的肌肉放松练习。比如手部放松练习,可以尝试在深吸气的时候逐渐握紧自己的双拳,尽量握紧,随着倒数五秒,双拳紧到不能紧,直到感到手部有颤抖的感觉,然后慢慢深呼气缓缓放松双拳到感觉手部肌肉完全放松,其他部位也可以照此做类似的练习。

(四)充分发挥家庭社会支持系统的调节作用

个体如何应对应激反应及其结果如何与个体拥有的社会网络和可感知、可察觉的社会支持资源状况有密切的关系。所谓社会支持包括智力支持、情感支持、经济援助、道义支持等,社会支持可以缓冲应激的破坏作用,对应激处境起到"减压"或缓冲调节作用,减少身体与精神上的应激反应,减少或阻止疾病的发生发展。一般来说,个体的社会支持网络状况随着年龄而变化,幼年时代多依赖父母等亲人,学龄儿童与青少年时期小伙伴和同学支持的重要性逐渐增长甚至取代长辈的地位,成年后则主要依赖配偶、同事和朋友的支持。

拥有良好的支持性社会关系的个体能够降低身心性疾病的发病率。当事人得到来自各方面的精神和物质上的支持,可作为一种保护性因素,缓解应激对个体的不良影响,有助于个体较好地应对应激问题。反之,缺乏社会支持会妨碍积极的心理应对,是导致有机体心理及躯体疾病的一个重要因素。研究证实,社会支持水平较低的被试自身免疫细胞(如 NK 细胞)的水平也较低;缺乏社会支持者中抑郁症和自杀的倾向性都较高;孤独者的死亡率约是有良好社会支持者的三倍,社会支持关系最少的一组对象死亡率也最高。研究者们认为,良好的社会支持网络有抗应激效应,或消除和分散应激源负性效应的作用,有助于降低总体应激水平,因为良好的人际交往有助于减弱处于应激中的个体的寂寞与孤独,从而具有保护个体少受或免受这种危险因素影响的作用。

(五)积极求医,进行心理咨询、心理治疗或药物治疗

治疗的目的是运用各种方法处理症状,增强个体的应对技能。由于不同的个体对应激源的反应存在差异,因此,很难确定一个固定的治疗模式。在实际应用过程中,治疗方案常需要个体化,要根据患者的认知偏差、情绪和行为类型选择合适的心理、药物治疗方法。应激因素与功能性精神疾病的发病关系密切,有些病是由应激因素直接引起,而有些病则是诱发了症状,加重病情或加速病程的发展。如反应性精神障碍、神经症、心身疾病等,其治疗方法为心理治疗、药物治疗及对症治疗。就应激反应性精神障碍为例,其治疗方法如下。

1.心理治疗

心理治疗的基本原则是:首先,要建立良好的医患关系,这基于患者能接受的情况下,同患者分析发病经过,对症状表现、疾病的性质进行适当的解释;其次,根据当事者具体情况可以选择相应的心理、行为治疗方法,如危机干预、认知行为治疗、冲击治疗、应对技能训练等;最后,调动患者的主观能动性,鼓励其发挥个人缓冲作用,避免过大的创伤,指导患者如何对待及应付有关刺激,纠正不正确的看法,消除疑虑,树立战胜疾病的信念,缓解其应激反应,以便消除症状,向康复方面进行转化。同时,强化个体的心理素质,尽快重新恢复其正常的社会生活。反应性精神障碍皆由明显而强烈的心理社会应激而引起,多为急性或亚急性起病,因而心理治疗有重要意义,一般以支持性心理治疗为主。

2.社会支持治疗

认知评价属于理性范畴,社会支持属于感性范畴,更易于接受。有力的社会支持有助于当事人尽快摆脱困境。如受过不良刺激的作用,要尽可能调整个体所处的环境氛围,对生活或工作中的实际问题,应设法予以解决,使其尽可能脱离沮丧悲哀、振奋情绪、消除创伤性体验,加速症状缓解,并对患者今后的生活和工作给予积极的指导和提供切实的帮助,重新安排患者的生活使其合理规律,进行有计划的社会康复治疗。社会支持(social support)是他人提供的一种资源力量,如告知某人有人爱护、关心、尊重他,使个体生活在一个彼此密切联系且相互帮助、相互关爱、有难大家帮的社会网络中,当提供的社会支持与个人需求相匹配时,效果最好。例如,对于患者来说,家人的陪伴、鼓励、关爱,以及医生给予的信息是非常重要的。反而强颜欢笑和试图减少他们疾病影响的做法是没有帮助,甚至起到反作用。

当所处环境和社会交互作用使人们觉得期望难以实现时,就会产生消极作用。例如,对慢性疾病的期望和适应,期望和痛苦程度之间存在着正相关。那些感受到家人或朋友的超过他们能力的期望的患者更容易报告抑郁和较低的生活质量。

3.饮食辅助治疗

神经系统的基本传导单位是神经元,神经元之间的传导是神经递质的化学传导,其中5-羟色胺是一种抑制性神经递质,广泛存在于哺乳动物组织中,特别在大脑皮质及神经突触内含量很高。在机体的外周组织,5-羟色胺是一种强血管收缩剂和平滑肌收缩刺激剂,可以有效调节个体的精神状态。在机体内,5-羟色胺可以经单胺氧化酶催化成5-羟色胺和5-羟吲哚乙酸,随尿液排出体外。

(1)香蕉:香蕉是色氨酸(色氨酸是一种人体必需氨基酸,也是天然安眠药)和维生素 B_6 的良好来源,可以帮助大脑制造5-羟色胺。香蕉所含的生物碱也可以调节情绪状态、提高自信心。

(2)葡萄柚:葡萄柚含有丰富的维生素 C,在制造多巴胺时,维生素 C 是重要成分之一。多巴胺是一种神经传导物质,用来帮助神经细胞传送脉冲讯息;多巴胺还会影响大脑的运作,传达开心的情绪,恋爱中男女的幸福感与大脑里产生大量多巴胺的作用有关。

（3）其他各类蔬果：叶酸存在于多种蔬果中，含量较丰富的有芦笋、菠菜、柑橘类、番茄、豆类等，当叶酸的摄取量不足时会导致脑中的5-羟色胺减少，易引起情绪问题，包括失眠、忧郁、焦虑、紧张等。叶酸还能促进骨髓中的幼细胞发育成熟，形成正常形态的红细胞，避免贫血，妇女怀孕期间缺乏叶酸，会影响胎儿神经系统的发育。

（4）粗粮或全麦馒头、面包：碳水化合物有助于增加5-羟色胺。在临睡前2小时吃点碳水化合物（其来源包括含有天然膳食纤维的食物，如蜂蜜、全麦面包）有类似安眠药的助眠效果，但没有像药物那样产生依赖性的副作用，不会上瘾。

（5）深海鱼类：根据哈佛大学的研究报告，鱼油中的ω-3脂肪酸与抗抑郁成分有类似作用，可以调节神经传导，增加5-羟色胺的分泌量。5-羟色胺是一种大脑神经传递物质，与情绪调节有关，如果5-羟色胺功能不足、分泌量不够或作用不良时会有抑郁的现象发生，因此，5-羟色胺是制造幸福感的重要来源之一。

4.药物治疗及其他治疗

根据当事人的病情、症状不同进行针对症状的治疗。急性应激反应采用药物治疗为对症治疗，在急性期是必须采用的措施之一，对症治疗对改善当事人的生活质量，缓解不适症状常常是有效的。如对于表现为失眠、心慌、烦躁不安等焦虑型症状群的患者，可适当试用安定类抗焦虑药物及某些抗抑郁药物等舒缓情绪，保证患者良好睡眠，减轻焦虑、烦躁不安；有严重抑郁情绪的患者应适当使用抗抑郁药；对表现激越、运动兴奋、吵闹、行为紊乱的精神运动性兴奋者可酌情适当应用抗精神病药物，因为应用适当的精神药物后，可使症状较快缓解，便于进行心理治疗；对不能主动进食或饮食量过少者，还要适当给予支持疗法。应注意，药物治疗要严格控制，选用何种药物要依据病情灵活掌握，药物的剂量不宜过大，以中小量为宜，疗程不必过长，病情恢复后不宜长期维持治疗。

随着当代社会科技发展的突飞猛进，国民生活节奏的加快，市场经济的激烈竞争，给现代人的心理状态带来了越来越多的复杂影响。现代立体健康观中的"健康"已不仅仅是身体没有疾病和缺陷，而是要有良好的心理状态和社会适应能力，因此，全社会应重视心理建设与心理卫生，培养积极向上、理性平和的健全人格，预防各类心理疾病，以全面提高国民的心理素质和身心健康水平，为中华民族的伟大复兴贡献力量。

参考文献

[1]蒋春雷,路长林.应激医学[M].上海:上海科学技术出版社,2006.

[2]郝伟.精神病学[M].6版.北京:人民卫生出版社,2012.

[3]马存根.大学生心理健康教育[M].北京:人民卫生出版社,2005.

[4]邱鸿钟.临床心理学[M].2版.广州:广东高等教育出版社,2012.

[5]张迪.大学生心理健康教育[M].上海:上海交通大学出版社,2019.

[6]戚昕.大学生心理健康教程[M].北京:人民邮电出版社,2010.

练习题

一、多项选择题

1.一般认为,应激源主要通过对机体产生影响的系统有（　　　　）

    A.中枢神经系统　　　　　　　　　　B.免疫系统

    C.神经内分泌　　　　　　　　　　　D.心血管与血液系统

2.应激心理反应中的情绪反应、自我心理防御反应及行为反应互相之间具有密切的联系。情绪反应中最常见的是（　　　　）

    A.焦虑　　　　　　　　　　　　　　B.愤怒

    C.内疚　　　　　　　　　　　　　　D.快乐

二、简答题

1. 个体在心理应激状态下有哪些表现?

2. 当处于应激状态时,我们可以采用的应对方法有哪些?

三、案例分析题

丽丽是一名初中女生,她在班级中表现优异,但她的父母工作繁忙,很少有时间陪伴她。在学校,她和一部分同学的关系不是很好,被排斥和孤立。一天,她在社交媒体上看到了一些同学的恶意评论,受到了极大的伤害和打击。她开始表现出不愉快的情绪,情绪波动较大,容易失眠,食欲也开始下降。她逐渐变得沉默寡言,在家庭和学校生活中的表现也开始受到影响。以上情况应该如何处理?

练习题答案

第五章 食养与健康

俗话说"民以食为天",食物是人类赖以生存的根本,是人类生产和生存过程中不可或缺的部分。随着现代社会的进一步发展,物质水平的逐渐提高,人们的饮食需求从解决吃饱问题上升到吃好的阶段,但是我国居民健康知识知晓率偏低,健康素养不高,吸烟、过量饮酒、缺乏锻炼、饮食不合理等不健康生活方式普遍存在,由此引起的疾病问题日益突出。《国务院关于实施健康中国行动的意见》中提到,随着工业化、城镇化、人口老龄化进程加快,我国居民生产生活方式和疾病不断发生变化。心脑血管疾病、癌症、慢性呼吸系统疾病、糖尿病等慢性非传染性疾病导致的死亡人数占总死亡人数的88%,导致的疾病负担占疾病总负担的70%以上。健康问题刻不容缓,而合理膳食、健康食养是实现健康生活的重要基础之一。食养是指人们在饮食过程中,结合营养学、免疫学、中医养生等科学的理论知识,通过对食物合理的搭配食用,从而增强机体各方面的功能,达到身体健康或预防疾病的一种养生方法。通过正确的食养方法,可以让我们由吃得"好"向吃得"对"转变,让大家吃出营养,吃出健康,进而维护人体身心健康,达到延年益寿的目的。

第一节 食养的理论基础

一、饮食文化

饮食文化是指人们在食物的开发、利用、制作和消费过程中的科学、技术、艺术以及饮食为基础的传统习俗和哲学思想等,即由人们饮食生产和饮食生活的方式、功能、过程等组合而成的全部饮食文化的总和。饮食文化是随着人类社会的出现而出现的,并随着人类物质文化和精神文化的发展而不断发展变化并形成丰富的文化内涵。

（一）中华饮食文化发展史

《礼记·礼运》中记载:"未有火化,食草木之实、鸟兽之肉,饮其血,茹其毛。"

最早的饮食文化可以追溯到旧石器时代的有巢氏。他发明了"捣"和"脍"的肉类食物处理方法。《礼记·大学》中记燧人氏钻木取火,炮生为熟,令人无腹疾,有异于禽兽。伏羲结网罟以教佃渔,养牺牲以充庖厨,并推广火加热食物的方法。神农氏发掘草蔬,开创了人工种植。周秦时期是中国饮食文化的成形时期,开始以谷物蔬菜为主食。春秋战国时期,自产的谷物蔬菜都有了。汉代是中国饮食文化的丰富时期,此时期引进了石榴、葡萄、芝麻、胡桃（即核桃）、黄瓜（即胡瓜）、菠菜、莴笋、西瓜、甜瓜、胡萝卜等。唐代是封建社会的鼎盛时期,文化发达,经济繁荣,饮食文化也有很大的发展。明代有大规模引进甘薯、马铃薯等进行种植的历史,并成为人们的主要食物,人工饲养的畜禽是肉类食物的主要来源。清代饮食文化混入了满蒙的饮食特色,饮食结构有了很大变化,满汉全席则代表了清代饮食文化的最高水平。

（二）饮食文化的理论

中华民族饮食文化不仅表现在餐桌上,还融入进中国人饮食生活的全部过程,更表现在对自身饮食文化、饮食生活的理解和创造中。在饮食文化不断发展和完善的今天,我们也逐渐形成以下食养文化的基本理论基础。

1. 医食同源

中国的传统医药学,在两千余年的历史上被称为"本草学"。《淮南子》一书记载神农"尝百草之滋味,水泉之甘苦,令民知所辟就,当此之时,一日而遇七十毒"。由于饮食的获取营养和医病双重功能的相互借助与影响,从"医食同源"的实践以及初步认识中,派生出了中国饮食思想的重要原则,形成了具有中国特色的"医食同源"的宝贵文化。《神农本草经》里面的很多内容就涉及饮食,体现了医食同源的思想理念。唐代医学家孙思邈(581—682 年)的《备急千金要方》,是我国历史现存最早的关于饮食疗疾的专著。唐代食疗学家孟诜(621—713 年)著作的《食疗本草》更是把食医理论和实践推向新的高度。而药膳更是超出了一般意义的饮食保健和疗疾,更侧重于"医"的方面,从而达到"药借食威,食助药力"的效果。

2. 饮食养生

饮食养生来自对医食同源的认识和食医合一思想的实践。饮食养生就是通过合理的饮食进而达到身体健康、延长寿命的目的。《淮南子·诠言训》中记载"凡治身养性,节寝处,适饮食,和喜怒,便动静,使在己者得,而邪气因而不生"。东晋人葛洪(约283—约363 年)主张"养生以不伤为本"。在饮食方面应当"不欲极饥而食,食不过饱;不欲极渴而饮,饮不过多"。元代饮膳太医忽思慧在《饮膳正要》一书中对饮食养生、食疗保健等思想进行了集大成的工作,提出了饮食的原则就应该是利于养生,"饮膳为养生之首务"。饮食养生逐渐成为中国古代科学的饮食观。元明之际著名养生家贾铭(约1268—1374 年)不仅写出了我国第一部详细论述饮食禁忌的专著《饮食须知》,而且身体力行,享年106 岁。

3. 本味主张

所谓"味性",具有"味"和"性"的两重含义。"味"是人的鼻、舌等器官可以感觉和判断的食物原料的自然属性,"性"则是人们无法直接感觉的物料的功能。中国古人认为"性"源于"味",所以对食物原料的天然味性极其重视。18 世纪美食学家袁枚(1716—1797 年)认为,"一物有一物之味,不可混而同之"。在数千年中国饮食文明历史的发展中,中国烹饪讲究一菜一格,百菜百味,既重视主配原料的本味,体现原汁原味,也重视调味品的应用,塑造新的味道。中国传统饮食认为基本味包括酸、苦、甘、辛、咸五味,这些味再经复合和交叉后,出现的新味别更是数不胜数,这些味又因地域不同而发生变化,形成许多具有地方特色的风味,并构成中国烹饪的各色风味体系。

4. 孔孟食道

孔孟食道是春秋战国时期孔子(前551—前479 年)和孟子(前372—前289 年)两人关于饮食的思想观点、理论以及饮食生活实践所体现的基本原则。孔子提出诸多的饮食主张——"食无求饱,居无求安;食不厌精,脍不厌细;唯酒无量,不及乱;食不语,寝不言"等。孟子完全承袭并坚定地崇奉了孔子饮食生活的信念与准则,并提出了食志-食功-食德的理论,"食志"原则是不碌碌无为白吃饭,"食功"就是以等值的劳动成果换来养生之食的过程,"食德"则是要坚持吃正大清白之食和符合礼仪进食的原则。孔孟食道是秦汉以来两千多年中华民族传统饮食思想的主导与主体,更是中华饮食生活实践中的重要影响因素。

二、食养的理论基础

(一)营养学相关知识

营的含义是谋求,养的含义是养生,营养就是谋求养生的意思。食物中具有营养功能的物质称为营养素,基本营养素包括蛋白质、脂类、碳水化合物、矿物质、维生素、水、膳食纤维等。这些营养素对人体都有独特的生理功能,其中蛋白质、脂类和碳水化合物可为机体提供能量。

1. 蛋白质

蛋白质是生命的物质基础,人体内的细胞和组织都含有蛋白质。蛋白质具有构成、更新和修补组织,调节机体生理功能,供给能量等生理功能。蛋白质的主要来源有两大类:一类来自动物性食品,如瘦肉、牛奶、鸡蛋、鱼类等,这一类食物所含蛋白质都为优质蛋白质,消化吸收利用率更高;另一类是植物性食品,如粮谷类、大豆及各类豆制品等,其中大豆及各类豆制品所含蛋白质同为优质蛋白质。

2. 脂类

脂类包括中性脂肪和类脂,具有供给能量,构成人体细胞和组织,供给人体必需脂肪酸,维护体温和保护脏器,增加饱腹感,促进脂溶性维生素吸收等生理功能。膳食中脂类主要来源于动物的脂肪组织、肉类和植物的种子等。

3. 碳水化合物

碳水化合物又称糖类,是由碳、氢、氧三种元素组成的一大类化合物,包括单糖、双糖、多糖等。碳水化合物是人类膳食能量的主要来源,对人体的营养具有重要意义。碳水化合物具有供给能量、构成机体组织、节约蛋白质和抗生酮作用,以及解毒、增强肠道功能等生理作用。其主要来源是植物性食品,如谷类、水果和蔬菜等。

4. 维生素

维生素是维持机体正常生理功能和细胞内特异代谢反应所必需的一类微量低分子有机化合物。它们不构成组织也不提供能量,但在机体调节物质代谢过程中有重要作用。维生素的种类很多,主要分为两大类:脂溶性维生素和水溶性维生素。脂溶性维生素包括维生素 A、维生素 D、维生素 E、维生素 K。脂溶性维生素不溶于水而溶于脂肪及有机溶剂,在食物中与脂肪共存,吸收时与肠道中的脂类相关,主要储存在肝中,过量摄入可造成体内积聚,导致中毒;摄入过少又会出现维生素缺乏症。水溶性维生素主要包括 B 族维生素和维生素 C。B 族维生素主要包括维生素 B_1(硫胺素)、维生素 B_2(核黄素)、维生素 B_3(烟酸)、维生素 B_5(泛酸)、维生素 B_6(吡哆素)、维生素 B_7(生物素)、维生素 B_9(叶酸)和维生素 B_{12}(钴胺素)等。水溶性维生素的共同特点是易溶于水,不溶于脂肪及脂溶剂,在体内不易贮存,过量时很快从尿中排出,供给不足时易出现缺乏症;在体内绝大多数是以辅酶或酶基的形式参与体内各种酶的功能。

5. 矿物质

人体内的元素除了碳、氢、氧、氮以有机物的形式存在以外,其余的统称为矿物质。通常按照矿物质元素在体内含量分为常量元素和微量元素,共有 20 多种。其中体内含量>0.01% 体重,每日膳食需要量在 100 mg 以上者,称为常量元素,主要包括钙、磷、钠、钾、镁、硫和氯等;含量<0.01% 人体体重,每日膳食需求量为微克至毫克的矿物质,称为微量元素,主要包括有铁、锰、锌、铜、碘、硒、氟、硅、钴等。矿物质在人体内的分布极不均匀,骨骼和牙齿中的钙、磷含量比较高,而铁主要分布在红细胞中。矿物质的生理功能主要有:构成机体组织的重要成分,维持机体的酸碱平衡及组织细胞渗透压,多种酶的活化剂、辅助因子或组成成分,维持神经肌肉兴奋性和细胞膜的通透性等。

6. 水

水是构成身体的主要成分之一,还具有重要的调节人体生理功能的作用,水是维持生命的重要物质基础。对人的生命而言,断水比断食的威胁更为严重,健康的机体可通过自身平衡机制来调节水分的摄入与代谢,以维持人体组织中水分处于正常水平。人如果断食而只饮水时,尚可生存数周;但是断水只能生存数日,一般断水 5～10 d 就可危及生命。水的生理功能包括是人体组织的主要组成成分、调节人体体温、参与人体新陈代谢、润滑作用等。水的需求量主要受机体代谢情况、体力活动、年龄、温度、膳食等因素影响,故不同人群水的需求量差别很大。饮水不足可降低机体的认知能力,增加肾及泌尿系统感染、结石的发生风险。按照《中国居民膳食指南(2022)》的要求,要做到足量饮水,少量多次,在温和气候条件下,低身体活动水平成年男性每天饮水1 700 mL,成年女性每天饮水1 500 mL。

7.膳食纤维

膳食纤维是指食物在人的消化道内不能被消化利用的植物性物质,是由上万种不同的碳水化合物组成的并对人体健康有益的物质。膳食纤维可分为可溶性膳食纤维和不可溶性膳食纤维。不溶性膳食纤维包括纤维素、半纤维素和木质素,它们是植物细胞壁的组成成分。主要来源于粮谷类、杂粮类和豆类种子的外皮(如豆皮、麦麸、豆渣)及蔬菜的茎、叶等。可溶性膳食纤维包括豆胶、果胶和藻胶等,主要存在于细胞间质,豆胶主要来源于豆类,果胶主要来源于水果,藻胶取自于海藻等。膳食纤维的功能包括有利于食物的消化过程,防止能量过剩和肥胖,降低血清胆固醇,维护结肠正常功能,预防习惯性便秘和痔疮等。一般成人膳食纤维的适宜摄入量为每天25~30 g。膳食中的膳食纤维主要来源是谷类全谷粒和麦麸等富含膳食纤维的食物,而精加工的谷类则含量比较少。谷物的麸皮、全谷粒和干豆类,干的蔬菜和水果也是不可溶膳食纤维的好来源,可溶性膳食纤维富含于燕麦、大麦、水果和一些豆类中。

(二)免疫学相关知识

食养相关的免疫学知识主要是研究食物与营养和免疫系统抵抗疾病能力之间联系的相关理论和内容。主要通过自然、健康、完整、均衡、多样化的营养,来滋养免疫系统的功能,进而提升自身免疫能力,达到健康长寿的目的。常见的可以提升免疫功能的营养素包括以下几种。

1.植物营养素

自然界中的植物含有植物营养素,它的产生与植物吸收太阳能有关。它可以帮助植物免受紫外线伤害,确保植物的健康生存。生活中常见的植物营养素有吲哚、类黄酮、异黄酮等。吲哚是植物营养素中较多的种类之一,存在于各种蔬菜中,如白花椰菜、绿花椰菜、包心菜、大头菜等,能够促使酶把雌性激素分解成无害的物质,所以它能降低患乳腺癌和卵巢癌等疾病的风险;类黄酮被认为是抗癌食物中最有益的物质之一,存在于番薯、洋葱、柑橘类水果中;异黄酮存在于大豆中,大豆对人体健康特别有益,除了降低血清胆固醇水平外,还能帮助更年期之后的妇女降低患骨质疏松症、冠心病的风险。

2.抗氧化剂

抗氧化剂是指能够中和自由基的物质,包含食物中的多种营养物质。人体能够制造本身的抗氧化剂称为"内源性抗氧化剂",而从饮食中或外部来源获取的抗氧化剂则是"外源性抗氧化剂"。由于内源性抗氧化剂无法完全排除过多的自由基,因此需要人们通过摄取富含抗氧化剂的食物来清除自由基,增强人体抵抗疾病的能力。常见的食物抗氧剂含量高的有胡萝卜、哈密瓜、紫薯、西蓝花、南瓜、菠菜、蓝莓、橙子等。

3.多糖

多糖是一种长链糖,多种菇类及其菌丝都富含多糖,对人体免疫系统极其有益。某些菇类中的多糖能够活化免疫细胞,抑制肿瘤的生长,如香菇、灵芝、蘑菇等都含有多糖类物质,具有抗癌活性,可以促进抗体形成,提升机体的免疫力。

(三)中医养生相关知识

中医养生以中医学理论为指导,根据生命发展的规律,通过各种方法以达到增强体质、保持健康、预防疾病、延缓衰老的目的。中医养生的特点有中医理论奠基础、形神兼养重调摄、三因制宜促和谐、防患未然在预防等。养生的基本原则包括顺应自然、重视正气、形神并养、辨因施养、动静相宜和综合调养等。而施养也遵循重中医的整体观念和辨证论治,在实际应用中还有饮食有节、调和五味、三因制宜、荤素搭配等原则。

三、食养与食材

好的食养效果来源于好的食材,同种食材因产地、生长环境、生长过程等因素的影响,食养效果差异也很大。好的食材首先要保证安全性,这是健康饮食及有效食养的前提保证;其次是食物的营养性,同一种食物尽量选择营养含量更高的,比如新疆的葡萄干、宁夏的枸杞、东北的大豆和玉米等;再次是保证食物的完整性,食物不同的部位有不同营养价值和食养功效,使用时要尽量保证食物的完整性,比如吃新鲜葡萄时应该清洗干净后,连皮带籽一起吃掉最好;食材的好坏标准并不是唯一的,同一种食物适合这一类人群不一定适合另外一类人群,即使是同一类人群,在不同的生理阶段及病理状态下,对食物的需求也是不同的,所以一定要在健康管理师、营养师等专业人员的指导下,选择适合自身的健康食材,这样才能达到好食材、好食养的目的。

第二节　饮食行为与健康

一、饮食行为

饮食是人类赖以生存的物质基础,行为是有机体在各种内外部刺激影响下产生的活动。而饮食行为是指由一个人的地域、经济、文化、健康观念等多种因素综合作用下形成的人类饮食行为的总和。饮食行为在潜移默化中对个人的健康产生不同程度的影响,进而在日积月累的过程中导致不同人的健康情况出现不同的变化。

（一）饮食行为的分类

饮食行为包括营养膳食结构、食品加工方式、饮食行为习惯、食物的搭配方式、零食的选择等内容。

1. 营养膳食结构

饮食行为选择不同的营养膳食结构,会产生不同健康影响,而平衡的膳食结构是保障人体营养和健康的基本原则。不同的食物含有不同的营养元素,只有合理地搭配才能均衡营养,保障健康。《中国居民膳食指南(2022)》提倡,应该坚持以谷类为主的平衡膳食模式,每天的膳食应该包括谷薯类、蔬菜、水果、肉蛋奶和豆类食物,平均每天需要摄入 12 种以上的各类食物,每周要求 25 种食物以上,并且合理搭配。每天摄入谷类食物 200 ~ 300 g,包含全谷物和杂豆类 50 ~ 150 g,薯类 50 ~ 100 g。餐餐有蔬菜,天天有水果,经常吃豆制品,适量吃一些坚果。鱼、禽、瘦肉和蛋类都要适量摄入,少吃深加工肉制品。少油少盐、控糖限酒。规律进餐,足量饮水。

2. 食品加工方式

各种天然的食物经过多种加工方式形成了多种多样的食品,选择不同的加工方式,对食物营养价值的影响差异很大,有的可以提高食物吸收率,但有的会产生毒害物质。比如大豆经过加热处理,可以破坏其所含的胰蛋白酶抑制物,从而增加大豆蛋白质的利用率;而如果食物通过油炸的加工方式,在高温的条件下,维生素 C 几乎完全消失,其他维生素也损失大半,油炸食品的营养价值和原来的食物相比损失超过 2/3。除了营养物质的损失,经过油炸的加工方式更容易导致肥胖、产生有毒有害物质、铝含量严重超标、诱发疾病等情况。中式菜肴的烹调方法按照传热介质的不同,可以分为油烹法(如炒、炸、煎等)、水烹法(炖、涮、煮等)、汽烹法(蒸、烤、熏等)、固体烹法(盐焗、砂炒、拔丝等)、不加热为主的烹调方法(拌、腌、泡等)。从健康的角度考虑,我们提倡蒸、煮、炖、拌等健康并且对各类营养素损失少的加工方式。

3. 饮食行为习惯

良好的饮食行为包括以下内容。

(1)三餐比例合理:一般情况下,以能量作为分配一日三餐进食量的标准,早、中、晚三餐在一天中食物的能量占比为30%~35%、30%~40%、25%~30%。也可以根据自身的实际情况对比例进行调整。但是要把握早餐吃好、午餐吃饱、晚餐吃少的基本原则。

(2)定时定量:定时定量的规律进餐,是健康生活方式的重要组成部分。

(3)细嚼慢咽,冷热适度:进食时细嚼慢咽有利于食物的消化和吸收,狼吞虎咽则会增加肠胃负担,更容易造成饮食过量,进而有增加肥胖发生的风险。

(4)保证充足的饮水:足量的饮水是身体健康的基本保证,有助于维持机体正常的生理功能和认知能力。饮水应该积极主动,不要等口渴了再去喝水。当出现口渴、排尿次数减少(一般健康成年人每天排尿4~8次)、尿量减少、尿色发黄(正常尿液颜色为无色透明或浅黄色)时,就说明机体出现水分不足或缺少水分,处于脱水状态。另外饮水时注意少量多次,水温适宜。进餐前不要大量饮水,以免影响食物的消化吸收。

(5)不暴饮暴食,不过度节食:暴饮暴食指人在短时间内摄入大量食物或饮料的饮食行为。暴饮暴食是一种非常不健康的饮食行为,也是消化道疾病和超重肥胖的危险因素之一。当出现工作生活压力增大、心理疾病、聚餐、偏食等情况时就容易产生暴饮暴食的情况。节食是指有意识地控制自身摄入的饮食行为。节食会引起能量及营养元素不能满足机体正常活动需求,而过度节食更会诱发代谢紊乱、免疫力降低、营养不良、体重过轻等情况的发生。

4. 食物的搭配方式

谨和五味,荤素搭配,精细结合,寒热适宜。

5. 零食的选择

一日三餐时间之外吃的所有食物和饮食都属于零食,不包括水。零食应选择优质的水果、蔬菜和坚果等,要保质零食的新鲜卫生,少选择高糖、高盐、高脂的食品。在选择零食时,要认识食物营养的特点,了解食物的营养素含量,充分利用当地、当季的食材。会看食品的营养标签,注意食品的配料表、营养成分表等信息。零食不宜过多,以免影响正常的进食,睡前不要吃零食。

(二)饮食行为的影响因素

对饮食行为有影响的因素很多,包括家庭、地域、压力与情绪、个人健康素养等因素。

1. 家庭

家庭是对个人饮食行为习惯影响的最大因素,孩子的饮食习惯大多在学龄前阶段已经基本形成,父母特别是家中做饭的长辈对孩子影响最大。如果父母平时饮食口味比较清淡,则孩子一般口味比较清淡;反之如果父母有一方或双方口味比较重,孩子也会形成饮食口味重的饮食习惯。有一些慢性病比如高血压、肥胖等的发生,有遗传因素的影响,但是不容忽视的一点是也有家庭生活方式的影响,两个高血压且饮食口味比较重的父母,孩子从小饮食口味重,导致成年后患高血压的概率更高。

2. 地域

"一方水土养一方人",不同的地域有不同的饮食文化和习俗,对个人的饮食行为有很大的影响。我国地域辽阔,饮食风味千差万别,北方人以小麦面粉为主食,南方人以大米为主食。饮食习惯上有南甜、北咸、东辣、西酸的说法,我国的八大菜系也是原料不同,工艺不同,风味各异。所以出生在不同地域的人群饮食行为也各有特点。

3. 压力与情绪

压力会影响个人的饮食行为,有人感到压力大就会出现食欲缺乏、不思饮食的情况,而有的人则为了逃避或缓解压力出现吃比平时状态下更多的食物,甚至暴饮暴食。对于学习和工作负担比较重的人群来说,不吃早餐、喜欢吃甜食、喜欢重口味食物等饮食行为都与压力有关。食物会影响人们的情绪状态,反之,人们的情绪状态也会决定我们的饮食行为。有研究表明,人类对食物的偏好会与不同的情绪有关,比如通常在沮丧或抑郁时更喜欢吃甜点。另外,积极的情绪下人们一般会更喜欢健康的食物,而在消极情绪下更喜欢不健康的食物,比如酒精、油条等营养价值低的食物。

4. 个人健康素养

个人健康素养是指个人获取、理解、掌握基本健康信息和服务,并能运用这些信息和服务做出正确的决策和行动,以维护和促进自身身体健康的能力。据国家卫健委发布数据,2020 年我国居民健康素养水平达到 23.15%。个人健康素养的高低与个人身体健康程度呈正相关,健康素养与人群健康水平、预期寿命密切相关。健康素养越高,个人的饮食行为越趋近于健康。

二、饮食行为对健康的影响

饮食通过两种方式影响健康:一是饮食不当会引起疾病,二是在患病后作为食养改善疾病的状况。平衡健康的饮食可以维持机体正常生长发育和身体活动,饮食不当则会影响身体健康甚至导致疾病的发生,比如过多地摄入蛋白质导致无法吸收代谢时,会增加肝肾的负担,同时还影响钙的吸收;吃反季节的食材也会对身体造成损害。患病后可根据患者的身体情况和具体症状,结合食养辨证施膳、平衡阴阳、调理脏腑、扶正祛邪和三因制宜等原则,制订合适的饮食方案,可以促进机体的快速康复。

三、肥胖和肥胖症

（一）肥胖和肥胖症

肥胖是指因各种原因导致的人体内脂肪及甘油三酯等蓄积过多,占体重百分比异常增高的一种能量过剩的状态。肥胖症是指体内脂肪堆积过多和/或分布异常,导致体重异常的一种慢性代谢性疾病。体内脂肪堆积过多会导致脂肪细胞体积增大和/或脂肪细胞数量增多,从而引起体重的增加;体内脂肪分布异常则会引起内脏脂肪面积超长、梨形肥胖等。1997 年,世界卫生组织（WHO）首次将肥胖定义为疾病。肥胖可引起一系列并发症,如高血压、糖尿病、睡眠呼吸暂停综合征等。肥胖已经成为全球共同面临的重大公共卫生问题。《中国居民营养与慢性病状况报告（2020 年）》显示,我国居民超重肥胖问题不断凸显,慢性病患病率仍呈上升趋势,城乡各年龄组居民超重肥胖率继续上升,有超过一半的成年居民超重或肥胖,6 ~ 17 岁、6 岁以下儿童青少年超重肥胖率分别达到 19.0% 和 10.4%。

肥胖症的评估方法和诊断标准,主要有体重指数（BMI）、皮下脂肪堆积程度、内脏脂肪等指标。体重指数＝体重（kg）/身高（m）的平方。中国 BMI 判断的标准:BMI<18.5 kg/m² 是体重过轻,BMI 在 18.5 ~ 23.9 kg/m² 是正常范围,BMI 在 24 ~ 28 kg/m² 是超重,BMI 超过 28 kg/m² 就是肥胖。全球顶级医学期刊 *The Lancet* 的研究发现,BMI 在 35 kg/m² 以上的肥胖人群,平均寿命要比正常体重的人缩短 8 年。腰围作为腹型肥胖的危险因素,在我国以腰围男性≥90 cm,腰围女性≥80 cm 为肥胖标准。随着体重指数和腰围的增加,肥胖相关并发症的发生风险也升高。皮下脂肪堆积程度由皮脂厚度来估计,25 岁正常人肩胛皮脂厚度平均为 12.4 mm,如果>14 mm 为脂肪堆积过多;25 岁男性肱三头肌部位皮脂厚度平均为 10.4 mm,女性平均为 17.5 mm。

轻度肥胖者可能身体没有症状;肥胖症者可伴有心悸气短、神倦乏力、头晕少动等症状;并且肥胖人群发生糖尿病、高血压、动脉粥样硬化、冠心病、痛风等疾病的概率较正常人群高。育龄期肥胖人群不孕不育的风险高于体重正常者,男性可能出现乳房发育、阴茎短小等症状,女性可出现月经紊乱、多毛等症状。

（二）肥胖的病因和发病机制

肥胖可分为单纯性肥胖和继发性肥胖两类。产生肥胖的根本原因是机体能量代谢失衡,能量摄入超过能量消耗引起的多余能量的蓄积。导致肥胖的原因分为内在因素和外在因素两种。内在因素主要与遗传相关,多为基因遗传、瘦素受体、瘦素等基因突变导致的肥胖。遗传因素对肥胖的影响达40%~70%。通过对父母和子女体重的研究发现,若父母体重正常,则子女肥胖发生率为8%~10%。若父母中有一人肥胖,则子女肥胖发生率为40%~50%。若父母均肥胖,其子女肥胖生病率高达70%~80%。女孩比男孩更容易遗传肥胖,母亲的体重和子女的体重关系更紧密。

外在影响因素主要和生活方式有关,特别是不健康的饮食方式,比如进食过量、饮食结构不均衡（能量高,蛋白质、膳食纤维等含量低）、进食不规律（包括三餐进食时间不规律、饮食量忽高忽低、晚餐进食时间过晚和进食数量过多）等因素。睡眠不足会导致胃饥饿素水平升高,瘦素水平下降,从而增加饥饿感。缺乏睡眠也会扰乱大脑调节体重的生理机制,从而增加患肥胖的风险。所以保证充足的睡眠不仅能让人体精力充沛,还能让身体更不容易发胖。另外肠炎、肠道菌群、胰岛素抵抗等都是肥胖影响因素。

（三）肥胖的预防

肥胖往往与遗传、体力活动、饮食习惯、精神因素、内分泌代谢及社会环境因素等有关。对于肥胖的预防,以改善个人生活习惯为中心,有效的方法包括饮食行为的改善、运动改善和行为方式干预。个人应该根据自身的身体情况和肥胖发生的原因,制订个体化的生活及行为方式预防方案。

1. 饮食行为的改善

饮食行为改善的最终目的是减少能量的摄入,在保证蛋白质以及各种营养基本需要的基础上造成一种热量供给与消耗的负平衡状态,使体重逐渐下降而接近标准体重。建议每日饮食减少2 090~3 140 kJ。平衡的膳食结构能提高肥胖人群的依从性,改善饮食习惯,减轻代谢性疾病的危险因素。肥胖症人群应遵循如下原则:控制总热量的摄入,能量的摄入应低于消耗量,每日每千克理想体重42~84 kJ,使每周体重下降0.5~1.0 kg为宜,但每日每人的膳食供能至少为196 kJ。一般可根据肥胖程度来决定热量控制程度,可按所需热量的80%~90%供给,中度肥胖可按所需热量的70%供给,重度肥胖可按所需热量的50%供给。要避免过度节食导致的营养缺乏,否则会引起生理功能紊乱及机体不适。保证蛋白质的摄入量,一般蛋白质供给量为每日每千克体重0.8~1.0 g为宜。严格控制脂肪的摄入量,烹调用油以含不饱和脂肪酸较多的植物油为好,应尽量减少动物性脂肪的摄入。膳食胆固醇的摄入量每人每日应低于300 mg为宜。据有关研究表明,高膳食纤维饮食者所吸收的热量比正常人少1%~3%。膳食纤维在胃内吸水膨胀,使人产生饱腹的感觉,有助于减少食量,控制体重。采用低盐膳食,这样有利于减少水分潴留,控制食欲,使体重下降,且对防治肥胖并发症有利。戒烟限酒,多吃一些有减脂功效的食品如黄瓜、冬瓜、番茄、山楂等。

控制体重食谱可参考表5-1。

表5-1 控制体重食谱

早 餐	香浓玉米糊(有机玉米粉30 g,水200 mL)	黄豆浆(水200 mL,黄豆粉25 g)
	手工蒸饺3个(小麦粉45 g,优质牛肉30 g,蔬菜60 g)	胚芽馒头(白面40 g,小麦胚芽5 g)
	蒸紫薯(紫薯50 g)	蒸南瓜100 g
	蒸鸡蛋1个	蒸鸡蛋1个
	翡翠杏仁(芹菜130 g,甜杏仁8 g,百合5 g)	鲜椒芦笋(芦笋120 g,彩椒20 g,黑木耳5 g)
上午加餐	水果150 g、生南瓜子25 粒	水果150 g、生腰果6 粒
中 餐	苹果圣女果汁(鲜榨苹果汁70 mL+鲜榨圣女果汁60 mL)	苹果草莓汁(鲜榨苹果汁70 mL+鲜榨草莓汁60 mL)
	胚芽米糙米饭(胚芽米45 g,糙米30 g)	胚芽米藜麦饭(胚芽米45 g,藜麦30 g)
	清蒸石斑鱼(石斑鱼100 g)	珊瑚小白菜(小白菜130 g,香菇丝10 g,冬笋丝10 g,红彩椒5 g)
	小黄菇炒娃娃菜(小黄菇10 g,娃娃菜150 g)	什锦虾仁(虾仁80 g,莴笋15 g,玉米粒20 g,胡萝卜15 g)
	猴头菇山药汤(猴头菇20 g,山药20 g)	青瓜竹荪汤(黄瓜25 g,干竹荪5 g)
下午加餐	核桃仁1个、黑加仑葡萄干5 粒	生葵花籽仁一勺、椰枣2 粒
晚 餐	清炒黄瓜木耳(黄瓜200 g,木耳15 g)	青椒手撕杏鲍菇(青菜椒30 g,杏鲍菇80 g)
	菜心炕豆腐(菜心100 g,豆腐100 g)	洋葱炒腐竹(腐竹30 g,胡萝卜30 g,洋葱80 g,黑木耳5 g)
	胚芽米糙米饭(胚芽米25 g,糙米25 g)	胚芽米藜麦饭(胚芽米25 g,藜麦25 g)
	豌豆苗鸡蛋汤(豌豆苗30 g,鸡蛋20 g)	青菜豆腐汤(青菜10 g,豆腐10 g)

2. 运动改善

运动是控制体重不可或缺的一部分,成年人能量代谢的最佳状态是达到能量摄入与能量消耗平衡,减重则要求能量消耗多于能量摄入。肥胖症的运动改善可以参考个人运动习惯和运动意愿,制订合理的运动类型。除了日常活动、职业性身体活动、交通往来活动以外,更应该增加肥胖人群的主动性运动。合理的运动可以减少脂肪成分,增加肌肉含量使机体保持更健康的状态。可以设置合理目标,逐步达到所需运动量。先有氧运动,后力量运动,重视身体柔韧性的运动,运动量和强度应当逐步递增,最终目标应在每周运动时间150 min 以上,每周运动3~5 d。培养个人兴趣,把运动变为习惯,同时要把身体的活动融入日常的生活和工作中,充分利用上下班时间,增加走路、骑车、上下楼梯等运动机会,减少静坐时间,每个小时都要起来运动一下,将运动多样化,把生活、运动、工作和娱乐结合起来,这样才能达到更好的健康效果。

3. 行为方式干预

行为方式干预主要通过各种方式增加肥胖症人群健康管理的依从性,主要包括自我管理、健康目标设定、健康教育、健康心理评估、解决问题的策略、动员社会支持机构等。

第三节　情志与健康

情志是人的心理活动的表现形式,属于人类正常情感活动,是机体对外界环境刺激的不同情绪反应。

一、情志

七情是指怒、喜、思、悲、恐、忧、惊七种情绪的总称。五志是指怒、喜、思、悲、恐五种志意的总称。将忧合于悲,惊合于恐,七情五志的简称即情志。任何事物的变化都有两重性,既能对人有利,也能对人有害。同样,人的情绪和情感的变化,亦是有利有弊。凡能满足人的需要的事物,就会引起肯定性质的情绪,以喜概括之;凡是不能满足人的需要的事物,或者与人的需要相违背的事物,就会引起否定性质的情绪,如失望、哀怨、痛苦、憎恨等,则分别概括为怒、忧、悲、恐、惊等。

七情与五脏有密切的关系,由五脏的精气所化生。《黄帝内经·素问·天元纪大论》中:"人有五脏,化五气,以生喜怒思忧恐。"《黄帝内经》又根据七情和五行、五脏的亲和性,把怒、喜、思、悲、恐分别属于五脏。《黄帝内经·素问·阴阳应象大论》记载,肝"在志为怒"、心"在志为喜"、脾"在志为思"、肺"在志为忧"、肾"在志为恐"。七情和五志的表现形式不一样,七情相对五志而言,是在外来刺激作用下所表现于外的情绪,五志则是在外来刺激作用下隐藏于内的志意。情志过用或失控,就容易导致疾病,甚至是重要的致病因素。随着科技发展和进步、人类经济条件的改善以及社会复杂化,情志对健康和疾病的影响与作用也日趋明显。

《黄帝内经·素问·举痛论》特别指出:"怒则气上,喜则气缓,悲则气消,恐则气下,惊则气乱,思则气结。"情志过用可伤人气机,发生疾病。《黄帝内经·素问·阴阳应象大论》更加明确地说"怒伤肝,悲胜怒""喜伤心,恐胜喜""思伤脾,怒胜思""忧伤肺,喜胜忧""恐伤肾,思胜恐"。七情具有两重性,适度的情绪反应是为人之常性,属生理范畴;七情如果过度,即刺激的强度和时间,超过机体生理调节范围,则会成为病因,可使人发病。

二、影响情志变化的因素

人的情志变化是由内外刺激引起的,影响情志变化的因素包括:①社会因素,社会因素可以影响人的心理,人的心理变化也能影响健康。②环境因素,在自然环境中,有些非特异性刺激因素能作用于人体,使情绪发生相应变化,进而引起情绪变化,最终影响人体的生理功能活动。③病理因素,机体脏腑气血病变会引起情志的异常变化。

三、情志与食养健康

情志活动是指人体生理和心理活动对外界环境刺激的不同反应。由于七情致病会先自脏腑郁发,外形于肢体,称为七情内伤。生活中能引起不良情志刺激的情况有很多,比如社会环境的急剧变化,家庭经济上的起起伏伏,个人工作环境和工作条件的突然变化,工作或学习任务负担太重,生活及家人遭遇突然变故,个人人际关系不良等状况,都会导致不良情志的发生,并会对身体的健康造成不良影响。情志正常则可以协调促进认知活动,增强机体免疫功能;情志异常则会抑制机体免疫功能、破坏瓦解认知活动。情志活动是以脏腑中的气血阴阳为物质基础,并以心神为主导。《黄帝内经·素问·天元纪大论》中指出:"人有五脏,化五气,以生喜怒思忧恐",即五脏化五气,生五志。所以总体来说人体的情志活动,就是以五脏气血阴阳为物质基础,而心为五脏六腑之大主,既能主宰人体的精神意识思维活动,又能主宰人体的情志活动。神、魂、魄、意、志分别归属于五脏,是人体精神活动的不同表现。《黄帝内经·素问·宣明五气篇》中指出:"心藏神,肺藏魄,肝藏魂,脾藏意,肾藏志。"人体五脏的精气和生理功能保持正常,人体的精神和情志活动才能正常。

(一)怒与食养健康

肝有调节血流量和贮藏血液、疏通全身气机,调节情志的作用。若气机调畅,就会使人情志舒畅,心情轻松。如果肝失疏泄,肝气郁结,则可使人心情郁闷,多愁善虑;如果肝气亢奋会导致急躁易怒。怒是人在情绪激动时出现的一种情志变化,由肝之精气所化,所以说肝在志为怒。一般来说,怒志每个人都有,在一定限度内的情绪发泄对维持机体的生理平衡有重要的意义。但是大怒或者郁怒不解,对于机体来说就是一种不良的刺激,不仅会引起气机不畅,肝气郁结,精血津液运行输布障碍等,还会致肝气上逆,血随气逆,发展为出血或中风。

怒伤肝,大怒、暴怒会导致肝气升发太过,主要表现为烦躁易怒,激动亢奋,称为大怒伤肝;郁怒不解就会导致肝气郁结,具体表现为心情抑郁,闷闷不乐,称为"郁怒伤肝"。《黄帝内经·素问·生气通天论》中指出:"大怒则形气绝,而血菀于上,使人薄厥。"在生理上,肝血充沛,疏泄得宜,则神安魂宁。在病理上,肝血不足,疏泄失宜,导致魂不守舍,进而出现夜寐不安、梦游,昼则失魂落魄,情绪不宁、幻视、幻听等症状。怒则气上说的是盛怒则肝气上逆,血随气逆,并走于上。临床常见有气逆、面红目赤、呕血,甚至昏厥等。

生活中常见养护肝的食物包括:①五谷类,燕麦、黑芝麻、白芝麻、红米等。②五菜类,荠菜、茵陈、油菜、苋菜、马齿苋、丝瓜、菠菜、胡萝卜、雪里蕻等。③五果类,樱桃、葡萄、鲜桑葚、猕猴桃、蒲公英、玫瑰花、菊花、槐米、决明子等。

(二)喜与食养健康

心有主宰整个人体生命活动和意识、精神、思维活动,推动血液运行等作用。心为五脏六腑之大主,精神之所舍,负责接收外来信息,并产生情绪反应作用。心在志为喜指的是心的生理功能与喜志有关。喜属心,是心情愉快的情绪表现。正常的喜属于良性刺激反应,有益于身心健康。心主神志从功能状况来说可以分为太过和不及的变化。精神亢奋可使人喜笑不休,而精神萎靡可使人易于悲哀,如《黄帝内经·素问·调经论》中指出:"神有余则笑不休,神不足则悲。"另外,心为神明之主,不但喜能伤心,而且五志过极都可以损伤到心神。所以《黄帝内经·灵枢·邪气脏腑病形》中指出:"愁忧恐惧则伤心。"喜则气缓,主要包括缓和紧张情绪和心气涣散两个方面。正常情况下,适度之喜可以缓和精神紧张,使营卫通利,心情舒畅。《黄帝内经·素问·举痛论》中指出:"喜则气和志达,营卫通利,故气缓矣。"但是大喜过度,就会使心气涣散,神不守舍,出现精神不集中,甚至狂乱等症状。

生活中常见养护心脏的食物包括:①五谷类,小麦、绿豆、芸豆、赤小豆等。②五菜类,莴苣、荠菜、生菜、苦瓜、木耳菜、菠菜、灵芝、银耳等。③五果类,西瓜、哈密瓜、酸枣、山楂、鲜百合、桂圆、红枣、莲子、雪莲花、金银花、桃花等。

(三)思与食养健康

脾主运化并化生水谷精气,是气血生化之源。水谷精气与神关系密切,神由先天之精生成,并依赖于后天之精的滋养。脾及其化生的水谷精气之气,是产生思情志的生理和病理基础。脾在志为思,是说脾的生理功能与思志相关联。思属人体的情志活动或心理活动的一种形式,思虽然为脾志,但与心神相关,故有"思出于心,而脾应之"之说。正常限度内的思虑,属于人人皆有的情志活动,对机体没有不良的影响。

思则气结,是指如果思虑劳神过度,就会导致气机郁结,伤神损脾。如果思虑过度,或所思不遂,就会影响机体正常的生理活动,并且主要影响机体气的运动,导致气滞或气结的出现。《黄帝内经·素问·举痛论》记载："思则心有所存,神有所归,正气留而不行,故气结矣。"思虑太过,最易妨碍脾气的运化功能,会致使脾胃之气结滞,脾气不能升清且胃气不能降浊,因而出现不思饮食、脘腹胀闷和头目眩晕等症状。

生活中常见养护脾的食物包括:①五谷类,小米、糙米、粳米、糯米、大麦、小麦等。②五菜类,油菜、花菜、黄瓜、番茄、空心菜、茄子、豆角、胡萝卜、马铃薯、荸荠、山药、雪里蕻、菠菜等。③五果类,苹果、橙子、无花果、菠萝、桂圆、山楂、花生等。

(四)悲(忧)与食养健康

肺主一身之气,主气、司呼吸,通过有节律的呼吸运动,能调节全身气机、助心行血。通过肺的宣发与肃降功能,治理和调节机体津液的运行输布和排泄。据《黄帝内经·灵枢·本神》记载:"肺藏气,气舍魄。"关于肺之志在《黄帝内经》中有两种说法:一说肺之志为悲,一说肺之志为忧。悲和忧略有不同,但二者对人体生理活动的影响是大致相同的,因而忧和悲同属肺志。

忧是愁苦忧虑,而悲是悲哀的情绪表现。悲、忧是人体在接受外界某些不良刺激时发生的不愉快的情绪反应。悲多是由外来可引起伤心哀痛的事物刺激而产生;忧则是发愁、过虑,是先对某种不良刺激因素有所了解,进而表现出忧心忡忡。一般来说,悲自外来,忧自内发。《黄帝内经·素问·举痛论》记载:"悲则气消。"即悲伤过度,可以使肺气耗伤。此外,如果神气不足也可以致悲。《黄帝内经·素问·调经论》记载:"神有余则笑不休,神不足则悲。"故心和肺是产生悲、忧情志的生理和病理基础。悲则气消说的是过度忧悲,会使肺气抑郁,意志消沉,肺气耗伤。

生活中常见养护肺的食物包括:①五谷类,薏苡仁、糯米、粳米、黄豆等。②五菜类,茭白、荠菜、油菜、莴笋、槐花、花菜、冬瓜、丝瓜、洋葱、雪里蕻、白萝卜、芋头、白菜、荸荠、芹菜等。③五果类,草莓、杏、无花果、枇杷、石榴、甘蔗、柿子、梨、雪莲果、核桃、腰果、甜杏仁、百合、罗汉果、金边玫瑰花、桂花、菊花、薄荷叶等。

(五)恐(惊)与食养健康

肾藏精,促进身体生长发育,精生髓,脑为髓汇聚而成。肾在志为恐,恐是一种恐惧、害怕的情志活动,与肾的关系密切。由于肾藏精而位居下焦,所以肾精化生的肾气,必须通过中焦、上焦才能布散到全身。恐使精气却而不上行,反而令气下走,使得肾气不能正常地布散。恐与惊相似,二者都是指处于一种惧怕的心理状态。恐是自知而胆怯,是内生之恐惧;而惊是不自知,事出突然而受惊慌乱,是外来之惊惧。恐和惊都是人体对外界刺激的生理和心理反应,人人都有。过度的惊恐,就会损伤脏腑精气,导致脏腑气机逆乱。

《黄帝内经·素问·举痛论》记载:"恐则气下……惊则气乱。"恐则气下是指恐惧过度,气趋于下,同时血亦下行的情况。临床上常见头晕、面色苍白,甚至昏厥。恐还可使肾气下陷不固,出现大小便失禁,甚至出现男子遗精、孕妇流产等情况。惊则气乱是指突然受惊,使心气紊乱以致心无所倚,神无所归,惊慌失措等。

生活中常见养护肾的食物包括:①五谷类,黑大豆、黑芝麻、小米、小麦、鹰嘴豆等。②五菜类,韭菜、茼蒿、空心菜、秋葵、胡萝卜、山药、番薯、白菜、卷心菜、海带、紫菜、黄花菜等。③五果类,樱桃、鲜桑葚、葡萄、西瓜、榴莲、猕猴桃、腰果、黑枸杞、核桃等。

通过合理的食物搭配,因时因地因人的食养食疗,用不同的食物滋养不同的脏器,可以有效地维持机体五脏的正常功能,五脏与情志关系密切,五脏健康进而使人体的情志活动正常和心理健康,身体就能保持健康的状态。所以关注心理健康,不仅仅要考虑心理方面的健康,身体方面的健康也很重要,所以食养对身体健康方面的影响,也要逐渐重视起来,食养食疗将来必定在心理健康领域发挥愈来愈多的重要作用。

参考文献

[1]周才琼,周玉林.食品营养学[M].北京:中国计量出版社,2006.

[2]孙宏伟,黄雪薇.健康心理学[M].北京:人民卫生出版社,2019.

[3]中国营养学会.中国居民膳食指南[M].北京:人民卫生出版社,2022.

[4]李德新,刘艳池.中医基础理论[M].2版.北京:人民卫生出版社,2011.

[5]赵荣光.中国饮食文化史[M].上海:上海人民出版社,2014.

练习题

1.中国饮食文化的基本理论有哪些?

2.饮食行为的影响因素有哪些?

3.简述情志对健康的影响。

练习题答案

第六章 睡眠与健康

休息对维持人体健康非常重要,有效的休息不仅可以使身体放松,恢复精力和体力,还可以减轻心理压力,使人感到轻松愉快。睡眠是休息的一种重要形式,任何人都需要睡眠。通过睡眠可以使人的精力和体力得到恢复,可以保持良好的觉醒状态,这样人才能精力充沛地从事劳动或其他活动。睡眠对于维持人类的健康,尤其是促进疾病的康复具有十分重要的意义。

普通人一生中做的最多的事情是什么? 答案是睡眠。众所周知,我们一生的1/3 时间都是在睡眠中度过的。莎士比亚将睡眠比作是生命宴席上的"滋补品",由此可见睡眠对人们生理和心理上的健康是非常重要的。睡眠质量的好坏,直接关系到我们的身体外观和日常的行为表现,甚至还会影响我们的安全。研究表明,缺乏睡眠带来的危险性和醉酒非常相似。睡眠不足还会导致很多健康问题,比如视线模糊、紧张易怒、免疫力下降、糖尿病和抑郁症等。缺乏睡眠还会影响容貌的美观,比如黑眼圈、皮肤暗淡等。

第一节 概 述

休息(rest)是指通过改变当前的活动方式,使机体身心放松、消除或减轻疲劳、恢复精力,处于没有紧张和焦虑的松弛状态。休息的方式因人而异,取决于个体的年龄、健康状况、工作性质和生活方式等因素。例如对于脑力劳动者而言,听音乐散步、打球都是休息。在所有的休息方式中,睡眠是最常见、最重要的一种,通常睡眠质量的好坏直接影响到休息的质量。

休息不足会导致人体出现一系列身体和精神反应,如疲乏困倦、注意力分散,甚至出现紧张焦虑、急躁易怒等情绪体验,严重时造成机体免疫力下降,导致身心疾病的出现,尤其在患病期间休息显得更为重要。睡眠的数量和质量是影响休息的重要因素,无论患者属于原发性睡眠障碍或住院后的继发性睡眠障碍,都可以引起睡眠数量的不足或质量的下降,影响患者的休息和疾病的康复。所以说睡眠与健康息息相关。

一、睡眠的生理

(一)睡眠的研究历史与现状

1. 古代睡眠理论

大约在5 亿年前,隐态机制在脊椎动物体内形成,人类大约在此时期亦已形成,这种周期性变化的隐态机制,使我们的祖先们避免了长期处于觉醒状态,睡眠与觉醒机制即开始形成。也可以这样说,自从有了人类,睡眠就与我们人类息息相关。这种周期性的睡眠觉醒生物钟迫使我们人类入睡和觉醒。

古人对睡眠的认识带有一种神话色彩,早期西方人把睡眠当成是上帝和神灵赐给人类的福音。比如,每当夜晚降临前,犹太人就祷告"我尊敬的主啊,您赐福吧! 让睡眠降临我的双眼,使微睡轻拂我的眼睑。主啊,我的上帝,我的神灵! 请您旨意,允许我安心躺下,允许我能安心地重新站起"。

(1)血液流动理论:公元前6 世纪的奥尔科玛伊描述,入睡是血液从皮肤流到身体内部,而醒来则是因为血液又从身体内部流回皮肤。

（2）血液温度改变学说：部分人认为睡眠时，周围皮肤温度较低的血液流到内部，使人入睡，而当温度升高，人就会醒来。

（3）胃里蒸气学说：公元前300多年前，亚里士多德在他的《论睡眠》一书中，就描述了胃里蒸气学说。他认为食物在胃里消化时产生高热的蒸气，当蒸气冷却，心也冷却降温，心是身体感觉的中心，这样就引起睡眠。而与亚里士多德观点不同的是柏拉图和希腊医生盖伦等，他们认为身体感觉的中心是脑而不是心，胃里的蒸气上升到脑，脑的冷却使孔道阻塞，是引起睡眠的主要原因。

2.近代睡眠学说

（1）睡眠毒素学说：19世纪由法国人提出，他们对狗进行长时间睡眠剥夺之后，提取狗的脑脊液再注入正常狗中，结果可引起正常狗睡眠，因此认为是被剥夺睡眠的狗脑内产生了睡眠毒素，从而引起正常狗的睡眠。这些睡眠毒素在觉醒时产生，到晚上积累到一定程度时就导致睡眠。

（2）疲劳学说：最早提出这一理论是纳撒尼尔·克莱特曼等，他们认为骨骼、肌肉、神经系统的疲劳是引起睡眠的主要原因。

（3）大脑抑制学说（抑制扩散学说）：由生理学家伊凡·彼德罗维奇·巴甫洛夫提出，他认为睡眠是大脑活动抑制的一种状态，是条件反射的结果。

（4）太阳-地球自转学说：认为太阳的朝出夕落，对人类的睡眠起着重要的影响。由于太阳-地球的自转，人们就养成了日出而作，日落而息的习惯。

（5）人体生物钟学说：人体存在着一种内源性促眠和促醒物质，其位于下丘脑的视交叉上核。这种内源性的生物钟控制睡眠和觉醒。

（6）睡眠中枢学说：由德国科学家赫斯提出，他在实验中发现，当用电极刺激丘脑下后部时，动物即由清醒状态很快进入睡眠状态，因此认为此部位是睡眠的中枢。

（7）其他睡眠学说：睡眠的大脑"短路"学说、上行激动学说、睡眠开关学说、睡眠基因学说等。

3.中医的睡眠理论

《内经》中提出了许多与睡眠有关的理论，后世又有一些发展中医的睡眠理论，主要理论如下。

（1）阴阳睡眠学说：昼夜阴阳消长决定人体寤寐。

（2）营卫睡眠学说：营卫运行是睡眠的生理基础，如《黄帝内经》云"夫卫气者，昼日常行于阳，夜行于阴，故阳气尽则卧，阴气尽则寤"。

（3）神主睡眠学说：心神是睡眠与觉醒的主宰。

（4）其他：另外尚有脑髓睡眠学说、魂魄睡眠学说等。

后世中医提出的许多理论，其中多数是从病理角度提出，如从瘀血、湿热、痰浊、虚劳、外感热病、百合病等。

（二）睡眠的发生机制

睡眠中枢位于脑干尾端，研究发现，脑干尾端与睡眠有非常密切的关系，此部位各种刺激性病变可引起过度睡眠，而破坏性病变可引起睡眠减少。睡眠中枢向上传导冲动作用于大脑皮质（或称上行抑制系统），与控制觉醒状态的脑干网状结构上行激励系统的作用相拮抗，从而调节睡眠与觉醒的相互转化。大量的研究结果表明，睡眠并非脑活动的简单抑制，而是一个主动过程。另外还发现睡眠时有中枢神经介质的参与，部分研究结果认为，在人脑内，腺苷、前列腺素 D_2 可促进睡眠，而5-羟色胺则可抑制睡眠。

睡眠医学的研究历史

1939年,现代睡眠之父美国的纳撒尼尔·克莱特曼教授出版了《睡眠与觉醒》一书,他建立了世界上最早、最大的实验室。美国教授伯尼韦布戏称睡眠为"温柔的暴君",人与神一样,在睡眠面前都俯首称臣。1952年日本池松武之亮进行了鼾症的调查。1953年阿塞林斯基和克莱特曼在《科学》杂志上发表了有关快速眼球运动睡眠(REM)的论文,该文成为现代睡眠研究的奠基石。1961年成立的国际商贸组织——睡眠精神生理协会(APSS)是最早的世界性睡眠研究组织,1988年又发展为世界联合睡眠学会(UFSRS)。1965年正式报道睡眠呼吸暂停综合征。1969年德国人用气管切开术治疗重症鼾症和睡眠呼吸暂停综合征。1981年澳大利亚的沙利文(Sullivan)医师用一种小型呼吸机治疗鼾症和睡眠呼吸暂停综合征,取得了很好的疗效。1982年之后,耳鼻咽喉科及口腔科应用各种手术治疗鼾症和睡眠呼吸暂停综合征。1993年《唤醒美国》的著名报告发表,1994年成立了亚洲睡眠研究会(ASRS),确定每三年举行一次"亚洲睡眠大会",前三届分别在日本、以色列和泰国举行。

(三)睡眠的生理特点

睡眠是一种周期现象,是循环发生的,一般每天一个周期。睡眠时视、触、嗅、听等感觉减退,骨骼肌反射和肌肉紧张度减弱,自主神经功能可出现一系列改变,如血压下降、心率减慢、呼吸变慢、瞳孔缩小、尿量减少、代谢率降低、胃液分泌增多、唾液分泌减少、发汗增强等。

(四)睡眠的时相

根据睡眠发展过程中脑电波变化和机体活动功能的表现,将睡眠分为慢波睡眠(slow wave sleep,SWS)和快波睡眠(rapid wave sleep,FWS)两个时相。慢波睡眠又称正相睡眠(orthodox sleep,OS)或非快速眼动睡眠(non-rapid eye movement sleep,NREM sleep);快波睡眠又称异相睡眠(paradoxical sleep,PS)或快速眼动睡眠(rapid eye movement sleep,REMsleep)。睡眠过程中两个时相互相交替进行。成人进入睡眠后,首先是慢波睡眠,持续80~120 min后转入快波睡眠,维持20~30 min后,又转入慢波睡眠。整个睡眠过程中有4~5次交替,越近睡眠的后期,快波睡眠持续时间越长。两种睡眠时相状态均可直接转为觉醒状态,但在觉醒状态下,一般只能进入慢波睡眠,而不能进入快波睡眠。

1.慢波睡眠

为正常人所必需,其特点是脑电波慢而同步,机体耗氧量下降,但脑耗氧量不变;腺垂体生长激素分泌明显增多;闭目,瞳孔缩小,全身肌肉松弛但保持一定的张力。此期睡眠可分为4个时期。

第一期:入睡期(Ⅰ期),此期为过渡时期,是所有睡眠期中睡得最浅的一期,容易被唤醒,生命体征与新陈代谢逐渐减慢,全身肌肉开始松弛。此期仅维持几分钟。

第二期:浅睡期(Ⅱ期),此期仍可听到声音,容易被唤醒,身体功能活动继续减慢,肌肉逐渐放松。此期持续10~20 min。

第三期:中度睡眠期(Ⅲ期),此期肌肉完全放松,生命体征数值下降、规则,身体很少移动,很难被唤醒。此期持续15~30 min。

第四期:深度睡眠期(Ⅳ期),此期身体完全松弛且无法移动,极难被唤醒,基础代谢率进一步下降,腺垂体分泌大量生长激素,加速受损组织修复。此期大约持续10 min。

2.快波睡眠

此期的特点是脑电波活跃;眼球快速转动,与觉醒时很难区分。其表现与慢波睡眠相比:各种感觉进一步减退,唤醒阈值提高,骨骼肌反射和肌肉紧张度进一步减弱,几乎完全松弛,可有间断阵发性表现,如眼球快速运动、血压升高、心率加快、呼吸加快且不规则等交感神经兴奋性表现。某些容易在夜间发作的疾病,如心绞痛、哮喘等,可能与快波睡眠出现的间断阵发性表现有关。快波睡眠中脑血流量增多且脑内蛋白质合成加快,但生长激素分泌减少;快波睡眠与幼儿神经系统的成熟有密切关系,能够促进学习记忆力和精力恢复;快波睡眠对精神和情绪上的平衡也十分重要。

总之,睡眠时相对人体具有特殊意义。慢波睡眠和快波睡眠都是正常人所必需的,慢波睡眠有利于体力的恢复,快波睡眠则有利于精力的恢复。

3. 睡眠周期

在正常状况下,睡眠周期是慢波睡眠和快波睡眠不断重复的形态,每个睡眠周期都含有 60 ~ 120 min 不等的有顺序的睡眠时相,平均是 90 min,儿童的交替周期较成人短,约 60 min。成人每 6 ~ 8 h 的睡眠中,平均包含 4 ~ 6 个睡眠时相周期(图 6-1)。

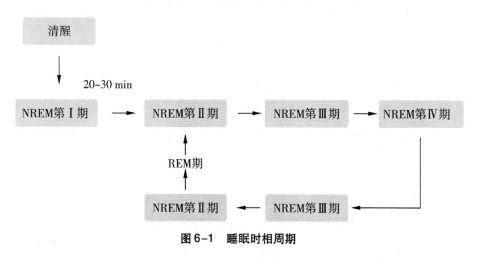

图 6-1 睡眠时相周期

正常睡眠时,在入睡后最初的 20 ~ 30 min,从慢波睡眠的入睡期进入浅睡期和中度睡眠期再经深度睡眠期返回到中度睡眠期和浅睡期,再从浅睡期进入快波睡眠,大约持续 10 min 后,进入浅睡期。每一时相所用的时间也会发生变化。刚入睡时,慢波睡眠的中度和深度睡眠占 90 min,快波睡眠持续不超过 30 min;进入深夜,快波睡眠会延长到 60 min,而慢波睡眠的中度和深度睡眠时间会相应地缩短。越接近睡眠后期,快波睡眠持续时间越长。睡眠周期在白天小睡时也会出现,但各期睡眠时间长短依小睡的时间而定。上午小睡,是后半夜睡眠的延续,快波睡眠所占的比例较大;下午小睡,慢波睡眠所占的比例增大,会影响晚上睡眠时慢波睡眠时间的长短。

在睡眠周期的交替进行中,如果在任何一期将个体唤醒,再继续睡眠时,不会回到将其唤醒的那个睡眠时相,而是从睡眠最初状态开始。在夜间,若患者的睡眠经常被中断,患者将整夜无法获得深度睡眠和快波睡眠,患者正常的睡眠形态受到干扰,睡眠质量大大下降,因此患者就不得不通过增加睡眠总时数来补充缺乏的深度睡眠和快波睡眠,以至于造成睡眠形态发生紊乱。因此,为了帮助患者获得最佳的睡眠,护士应在了解睡眠的规律和特点的基础上,全面评估患者睡眠的需要以及影响睡眠的因素,从而保证患者睡眠的质量和连续性。

★知识链接

生命点读

1:00,大部分人已进入梦乡的时刻,处于轻微睡眠状态,人很容易醒来,此时特别容易感到疾病的存在。

2:00,除肝外,大部分人体器官基本停止工作,肝则利用这段空闲时间紧张地工作,首先为人体排除毒素。如果此时你想喝点什么,那么千万不要喝咖啡或茶,特别是酒精类饮料。

3:00,机体处于休息状态,体力几乎完全丧失,此时我们的血压、脉搏和呼吸都处于最弱状态。

4:00,呼吸仍然很弱,大脑的供血量最少,机体处于最微弱的循环状态,此时人容易死亡。但此时人的听力很敏锐,极易惊醒。

5:00,肾不分泌任何物质。我们已经经历了几次梦的过程,如果此时起床就能很快进入精神饱满的状态。

6:00,血压上升,心跳加快,即使我们想睡觉,但此时机体已经苏醒。

7:00,人体的免疫力特别强,如果此时受到细菌或病毒的感染,人体能够轻易战胜它们。

8:00,机体休息完毕,肝已将身体内的毒素排出,这时千万不要喝酒,否则会加重肝的负担。

9:00,兴致升高,病痛感减弱,心脏全力工作。

10:00,积极性上升,人体处于最佳状态,痛苦烟消云散,热情将一直持续到午饭,任何工作都能胜任。

11:00,心脏有节奏地继续工作,并与我们的心理积极保持一致,此时几乎感觉不到紧张的工作压力。

12:00,人的全部精力都已被调动起来,此时不应吃大量食物,最好晚一小时吃饭。

13:00,肝休息,血液中溶入一些糖原,白天第一阶段的兴奋期已过,开始感觉有些疲劳。

14:00,精力消退,此时是24 h周期中的第二个低潮阶段,反应迟缓。

15:00,重新改善,感觉器官此时尤其敏感,特别是嗅觉和味觉,之后人体重新走入正轨。

16:00,血液中糖的含量升高,这一过程称为"饭后糖尿病",但这却不是病,兴奋期过后开始了衰退。

17:00,效率仍很高,运动员此时应加倍努力训练。人的肉体疼痛感重新减弱,想多运动的愿望上升。

18:00,心理兴奋感逐渐下降。血压上升,心理稳定性降到最低点,人们很容易激动,常会因一点小事而争吵,开始头痛。

19:00,血压上升且有大幅度波动,此时人的情绪不稳定。

20:00,此时人的体重最重,反应出奇的敏捷,司机处于最佳状态。

21:00,精神状态一般,学生和演员此时的记忆力特别好,善于记忆白天记不住的课文和大段台词。

22:00,血液中充满白细胞,白细胞的数量增加一倍,体温开始下降。

23:00,人体准备休息,细胞修复工作开始。

24:00,如果我们在24点休息,那么无论是机体还是大脑都将排除一切干扰,人会很快进入梦乡。

二、睡眠的需要

(一)睡眠的重要性

1.消除疲劳,恢复体力

睡眠时全身基础代谢率降低,能量消耗减少,同时睡眠时人体合成代谢超过分解代谢,使各组织消耗能量得到补充,为消除疲劳、体力恢复提供能量。

2.增强免疫,防病抗病

睡眠时由于内分泌发生一系列变化,能增强机体发生抗体,从而提高人体抵抗疾病的能力。

3.保护大脑,促进发育

由于睡眠时生长激素分泌,会促进儿童的生长发育,对成人来讲也可促进蛋白质合成,有利于组织修补。

4.巩固记忆,提高智力

睡眠时能使大部分脑细胞处于休息状态,使神经细胞得到能力补充,有利于功能恢复,增强人的记忆能力,提高工作效率。

5.促进健康,益寿延年

睡眠不足会引起人体生理、心理系列的变化,不利于健康。充足睡眠可促进健康,延长寿命。

6.养颜护肤,确保美丽

充足的睡眠,可以使皮肤柔润有光泽,使人精神焕发,美丽动人。

(二)睡眠不足的主要危害

1.影响大脑的创造性思维

曾有科研人员把24名大学生分成两组,先让他们进行测验,结果两组测验成绩一样。然后,让一组学生一夜不睡眠,另一组正常睡眠,再进行测验。结果没有睡眠组学生的测验成绩大大低于正常睡眠组学生的成绩。由此,科研人员认为,人的大脑要想思维清晰、反应灵敏,必须要有充足的睡眠,如果长期睡眠不足,大脑得不到充分的休息,就会影响大脑的创造性思维和处理事务的能力。

2.影响青少年的生长发育

现代研究认为,青少年的生长发育除了遗传、营养、锻炼等因素外,还与生长素的分泌有一定关系。生长素是下丘脑分泌的一种激素,它能促进骨骼、肌肉、脏器的发育。由于生长素的分泌与睡眠密切相关,即在人熟睡后有一个大的分泌高峰,随后又有几个小的分泌高峰,而在非睡眠状态,生长素分泌减少。所以,青少年要想发育好、长得高,睡眠必须充足。

3.影响皮肤的健康

俗话说:"每天睡得好,八十不见老。"人的皮肤之所以柔润而有光泽,是依靠皮下组织的毛细血管来提供充足的营养。睡眠不足会引起皮肤毛细血管淤滞,循环受阻,使皮肤的细胞得不到充足的营养,从而影响皮肤的新陈代谢,加速皮肤的老化,使皮肤颜色显得晦暗而苍白。尤其眼圈发黑,且易生皱纹。

4.导致疾病发生

经常睡眠不足,会使人心情忧虑焦急,免疫力降低,由此会导致各种疾病发生,如神经衰弱、感冒、胃肠疾病等。瑞典一家医学研究人员发现,睡眠不足还会引起血液中胆固醇含量增高,使发生心脏病的机会增加。澳大利亚的一个研究学会提出,人体的细胞分裂多在睡眠中进行,睡眠不足或睡眠紊乱,会影响细胞的正常分裂,由此有可能产生癌细胞的突变而导致癌症的发生。

(三)睡眠的需要

对睡眠的需要因人而异。睡眠量受年龄、个体健康状况、职业等因素的影响。新生儿24 h中大多处于睡眠状态,1周以后为16～20 h;婴儿为14～15 h;幼儿为12～14 h;学龄儿童为10～12 h;青少年为8～9 h;成人一般为7～8 h;50岁以上平均7 h。疲劳、怀孕、术后患病状态时,个体的睡眠需要量会明显增加;体力劳动者比脑力劳动者需要的睡眠时间长;劳动强度大、工作时间长的人需要的睡眠时间也长;肥胖者对睡眠的需要多于瘦者。各睡眠时相所占时间的比例也随年龄的变化而变化。异相睡眠的比例在婴儿期大于儿童期,青年期和老年期逐渐减少。深度睡眠的时间随年龄增长而减少,入睡期和浅睡期的时间随年龄的增长而增加。老年人睡眠的特点是早睡、早醒且中途觉醒较多,与年龄增长睡眠深度逐渐降低有关。总之,随着年龄的增长,总的睡眠时间减少,正相睡眠中的第Ⅳ期时间减少;睡眠过程中醒来的次数增多;正相睡眠第Ⅰ、Ⅱ期所占的睡眠时间增加。

> **★知识链接**
>
> 中国睡眠研究报告2023
>
> 　　报告显示,2022年中国民众每晚平均睡眠时长为7.40 h,整体睡眠状况有所改善。2022年近半数民众(47.55%)每晚平均睡眠时长不足8 h,16.79%的民众每晚平均睡眠时长不足7 h。民众睡眠指数为67.77分,较2021年增加了2.98分。相比2021年增长幅度最大的依次是:睡眠质量指标(增加2.71分),睡眠环境指标(增加2.42分),睡眠信念和行为指标(增加1.81分)。值得一提的是在七大地区(东北地区、华北地区、华中地区、华东地区、西南地区、华南地区、西北地区)的睡眠指数排序中东北地区最高,西北地区最低。

第二节　睡眠的评估

一、影响睡眠的因素

(一)生理因素

1.年龄

通常睡眠时间与年龄成反比,即随着年龄的增长,个人的睡眠时数逐渐减少。如婴儿平均14 h,青少年8~9 h,成人6~8 h。

2.内分泌

内分泌的变化会影响睡眠。妇女在月经期普遍感到疲劳,希望通过增加睡眠时间来缓解疲劳,补充体力。绝经期女性由于内分泌的变化会引起睡眠紊乱,可通过补充激素改善睡眠状况。

3.昼夜节律

睡眠是一种周期性现象,睡眠一般发生在昼夜性节律的最低期,与人的生物钟保持一致。昼夜节律是指人体根据内在的生物性规律,在24 h内规律地运行它的活动,相当于一个人的生物钟,每天24 h周期规律运转,形成一个人的日常节奏,反映出人体在生理与心理方面的起伏变化,如激素分泌的变化、体温的变化、代谢的变化等,并随个体疾病和情绪的不同而改变。如果人的睡眠不能与昼夜节律协同一致,如长时间频繁夜间工作或航空时差,会造成生物节律失调,产生疲劳与不适。

4.疲劳

适度疲劳有助于入睡,但过度疲劳则难以入睡,通常3~5 d才能恢复。

(二)病理因素

几乎所有的疾病都会影响原有的睡眠形态。患病的人需要更多的睡眠时间,然而因躯体疾病造成的不适、疼痛、心悸、呼吸困难、瘙痒、恶心、发热、尿频等症状均会影响正常的睡眠。伴有失眠的疾病有高血压、心脏病、哮喘、睡眠呼吸暂停综合征、消化性溃疡、甲状腺功能亢进、关节炎、癌症及过度肥胖等。此外,80%的失眠与精神障碍、精神疾病有关,如神经衰弱、精神分裂症、焦虑症、抑郁症等,同时可伴有中枢交感神经和胆碱能活动平衡紊乱,影响大脑对睡眠的调节功能。

(三)环境因素

环境的改变直接影响人的睡眠状况,大多数人在陌生的环境下难以入睡。医院是为特定人群进行防病治病的场所,其工作性质的昼夜连续性、环境的复杂性和特殊性是影响患者睡眠的重要因素。研究发现,在新环境中慢波睡眠和快波睡眠的比例会发生变化,入睡时间延长,快波睡眠减少,觉醒次数增加等。另外,患者睡眠时的体位、持续静脉输液治疗、身体的各种插管,以及所处环境中的光线、声音、温度、湿度、空气质量等均会直接影响患者的睡眠质量。

(四)药物因素

药物影响睡眠过程的作用机制非常复杂,某些神经系统用药、抗高血压药、抗组胺药、平喘药、镇痛药、镇静药、激素等均对睡眠有一定的影响。如应用 β 受体阻滞剂会出现失眠、睡眠中断及噩梦等不良反应;利尿剂的应用会导致夜尿增多而影响睡眠;安眠药能够加速睡眠,但只能在短时间内(一周)增加睡眠量,长期使用会产生白天嗜睡、疲乏、精神错乱等不良反应。长期不适当地使用安眠药,可产生药物依赖或出现戒断反应,加重原有的睡眠障碍。

(五)情绪因素

任何强烈的情绪变化及不良的心理反应,如焦虑、紧张、喜悦、愤怒、悲哀、恐惧、抑郁等均可能影响正常睡眠。患者由于生病及住院产生的情绪及心理变化,如对疾病的担忧、经济压力、角色转变等都可能造成睡眠障碍。

(六)饮食因素

一些食物及饮料的摄入也会影响睡眠状况。含有较多 L-色氨酸的食物,如肉类、乳制品和豆类能促进入睡,缩短入睡时间,是天然的催眠剂。少量饮酒,因酒精可加速入睡时间,故能促进放松和睡眠,但大量饮酒会抑制脑干维持睡眠的功能,干扰睡眠结构,使睡眠变浅。浓茶、咖啡及可乐中含有咖啡因,饮用后使人兴奋难以入睡,即使入睡也容易中途醒来,且总睡眠时间缩短,对睡眠不好的人应限制摄入,尤其在睡前4~5 h应避免饮用。

(七)个人习惯

睡前的一些习惯如洗热水澡、喝牛奶、阅读报纸、听音乐等均有助于睡眠。任何影响睡眠的不健康的睡前习惯,如处于饥饿、进食过度、饮水过多等状态都会影响睡眠的质量。另外,睡前任何种类的身心强烈刺激,如看恐怖电影或听恐怖故事,严厉的责备,剧烈的运动,过度的兴奋、悲伤、恐惧等也会影响睡眠。

(八)生活方式

长期处于紧张忙碌的工作状态,生活无规律,缺乏适当的运动和休息,或者长期处于单调乏味的生活环境中,缺少必要的刺激,都会影响睡眠的质量。

★知识链接

世界睡眠日

为引起人们对睡眠重要性和睡眠质量的关注,国际精神卫生和神经科学基金会于2001年发起了一项全球睡眠和健康计划,并将每年的3月21日,即春分定为"世界睡眠日"。之所以定在这一天,是因为季节变换的周期性和睡眠的昼夜交替规律都与我们的日常生活息息相关。2003年,中国睡眠研究会将"世界睡眠日"正式引入中国。

历届世界睡眠日主题如下。

2001年:睁开眼睛睡(注:不是让我们真的睁大眼睛入睡,而是提醒我们要学习去熟悉、关注我们的睡眠)。

2002年:开启心灵之窗,共同关注睡眠。

2003年:睡出健康来。

2004 年:睡眠,健康的选择。

2005 年:睡眠与女性。

2006 年:健康睡眠进社区。

2007 年:科学的睡眠消费。

2008 年:健康生活,良好睡眠。

2009 年:科学管理睡眠。

2010 年:良好睡眠,健康人生。

2011 年:关注中老年睡眠。

2012 年:科学管理睡眠。

2013 年:关注睡眠,关爱心脏。

2014 年:健康睡眠,平安出行。

2015 年:健康心理,良好睡眠。

2016 年:美好睡眠,放飞梦想。

2017 年:健康睡眠远离慢性病。

2018 年:规律作息,健康睡眠。

2019 年:规律睡眠,益智护脑。

2020 年:动静结合,健康睡眠。

2021 年:规律睡眠,健康未来。

2022 年:良好睡眠,健康同行。

2023 年:良好睡眠,健康之源。

二、睡眠质量的标准

(一)主观观察标准

好的睡眠质量应具备:①入睡快,在 10～15 min 即可入睡;②睡眠深不易惊醒,醒后 5 min 又能入睡;③睡眠时无噩梦、惊梦等现象,梦醒后很快忘记梦境;④起床后精神好,无疲劳感;⑤白天头脑清醒,工作效率高,不困倦。

(二)评价睡眠质量的量表

目前国内外研究人群的睡眠质量及相关的生存质量多采用国际上通用的量表,具有代表性的如匹兹堡睡眠质量指数量表(PSQI)、世界卫生组织生活质量-100(WHOQOL-100)、世界卫生组织生存质量量表简表(WHOQOL-BREF)和健康状况调查问卷(SF-36),欧洲生存质量测定量表(EuroQOL)、睡眠损伤指数量表(SII)、生存质量指数量表(QLI)等。其中 EuroQOL、WHOQOL-100相对较繁杂,很多患者不能完成问卷调查。PSQI 因其简单易用,信度和效度高,与多导睡眠脑电图测试结果有较高的相关性,已成为国内外精神科、神经内科临床评定的常用量表。

WHOQOL-BREF、SF-36、SII 也是国内外临床上观察失眠症患者睡眠质量和生存质量最常用的量表,已被证实具有良好的信度和效度,这几个量表可以从不同角度很好地反映患者的睡眠质量和生存质量,对失眠患者"睡眠质量及生存质量"的评价较为客观实用,是未来国内评价各种治法与方药治疗失眠症疗效的重要工具与手段。

三、睡眠障碍的评估

睡眠障碍(sleep disorder)是指睡眠数量及质量的异常,或在睡眠时出现某些临床症状,也包括影响入睡或保持正常睡眠能力的障碍,如睡眠减少或睡眠过多,以及异常的睡眠相关行为。睡眠障碍分为器质性睡眠障碍和非器质性睡眠障碍。按照世界卫生组织编写的《精神与行为障碍分类》(ICD-10)对非器质性睡眠障碍的诊断,非器质性睡眠障碍包括睡眠失调(失眠、嗜睡和睡眠觉醒节律障碍)和睡眠失常(睡行症、睡惊和梦魇)。其中失眠症在人群中最为常见。

（一）失眠

失眠(insomnia)是临床上最常见的睡眠障碍,是以入睡及睡眠维持困难为主要表现的一种最常见的睡眠障碍,是睡眠质量或数量不能满足正常需求的一种主观体验。失眠可分为"入睡性失眠""睡眠维持性失眠"和"早醒性失眠"。实际上多数失眠患者均为混合性失眠,上述 2~3 种表现往往同时存在。

根据引起失眠的原因不同,可分为原发性失眠与继发性失眠。原发性失眠,即失眠症;继发性失眠是由心理、生理或环境的因素引起的短暂失眠,可见于下列情况:①精神因素所致的失眠,如焦虑。②躯体因素引起的失眠,如疼痛。③环境因素引起的失眠,如噪声、室温过高。④药物因素引起的失眠,如利血平、苯丙胺、甲状腺素、氨茶碱等可引起失眠,停药后失眠即可消失。此外,长期不适当地使用安眠药会造成药物依赖性失眠。⑤大脑弥散性病变引起的失眠,如脑血管疾病。

我国根据目前国际上对失眠症诊断标准及国内实际情况,在《中国精神障碍分类与诊断标准》(第 3 版)(CCMD-3)中对原发性失眠进行了诊断标准界定:一种以失眠为主的睡眠质量不满意状况,其他心理及身体的不适症状均继发于失眠,包括难以入睡、睡眠不深、易醒、多梦、早醒、醒后不易再睡、醒后不适感、疲乏或白天困倦等。失眠可引起患者焦虑、抑郁或恐惧心理,并导致精神活动效率下降,妨碍社会功能。

（1）症状标准:①几乎以失眠为唯一的症状,包括难以入睡、睡眠不深、多梦、早醒,或醒后不易再睡,醒后不适感、疲乏,或白天困倦等;②具有失眠和极度关注失眠结果的优势观念。

（2）严重标准:对睡眠数量、质量的不满引起明显的苦恼或社会功能受损。

（3）病程标准:至少每周发生 3 次,并至少已持续 1 个月。

（4）排除标准:排除躯体疾病或精神障碍症状导致的继发性失眠;如果失眠是某种躯体疾病或精神障碍(如神经衰弱、抑郁症)症状的一个组成部分,不另诊断为失眠症。

（二）发作性睡病

发作性睡病(narcolepsy)是指不可抗拒的突然发生的睡眠,并伴有发作性猝倒、睡眠瘫痪和入睡前幻觉,是一种特殊的睡眠障碍,特点是不能控制的短时间嗜睡,发作时患者可由清醒状态直接进入异相睡眠,睡眠与正常睡眠相似,脑电图亦呈正常的睡眠波形。一般睡眠程度不深,易唤醒,但醒后又入睡。一天可发作数次至数十次不等,持续时间一般为十多分钟。单调的工作、安静的环境以及餐后更易发作。猝倒症是发作性睡病最危险的并发症,约有 70% 的发作性睡病患者会出现猝倒现象,发作时意识清晰,躯干及肢体肌张力突然低下而猝倒,导致严重的跌伤,一般持续 1~2 min,猝倒的发作常因情绪急剧变化,如过度兴奋或悲伤而引起。约有 25% 的发作性睡病患者会出现生动的、充满色彩的幻觉和幻听。发作性睡病属于异相睡眠障碍,医护人员应正确地认识和处理发作性睡病,不应将患者视为懒惰、不负责任或情绪不稳定。对发作性睡病患者,应选择药物治疗,护士应指导患者学会自我保护,注意发作前兆,减少意外发生,告诫患者禁止从事高空、驾车及水上作业等工作,避免发生危险。

（三）睡眠过度

睡眠过度(hypersomnia)表现为睡眠周期正常,睡眠总时增长,可持续几小时或几天,且处于难以唤醒状态,其他方面基本正常。睡眠过度可发生于多种脑部疾病,如脑血管疾病、脑外伤、脑炎、第三脑室底部和蝶鞍附近的脑瘤等,也可见于糖尿病、镇静药过量,还可见于严重的忧郁、焦虑等心理疾病,患者可通过睡眠逃避日常生活的紧张与压力。

(四)睡眠呼吸暂停

睡眠呼吸暂停(sleep apnea)是以睡眠中呼吸反复停顿为特征的一组综合征,每次停顿≥10 s,常每小时停顿次数>20 次,临床上表现为时醒时睡,并伴有动脉血氧饱和度降低、低氧血症、高血压、肺动脉高压等。睡眠呼吸暂停可分为中枢性和阻塞性呼吸暂停两种类型。目前认为中枢性呼吸暂停由中枢神经系统功能不良造成,可能与异相睡眠有关的脑干呼吸机制失调所致。阻塞性呼吸暂停发生在严重、频繁、用力地打鼾或喘息之后,与吸气过程中上气道塌陷、狭窄和呼吸中枢控制功能失调有关。睡眠呼吸暂停的危险因素包括肥胖、颈围增加、颅面部畸形、甲状腺功能减退和肢端肥大等。研究表明,睡眠呼吸暂停是心血管疾病的危险因素,与高血压存在因果关系。对于睡眠呼吸暂停的患者,护士应指导此类患者采取正确的睡眠姿势,以确保呼吸道通畅。

(五)其他

1. 睡行症

睡行症(sleep walking)又称梦游症。主要见于儿童,以男性多见,随着年龄的增长症状逐渐消失,提示该症系中枢神经延缓成熟所致。发作时患者于睡眠中在床上爬动或下地走动,甚至到室外活动,面无表情,动作笨拙,走路不稳,喃喃自语,偶可见较复杂的动作如穿衣,每次发作持续数分钟,又上床睡觉,在活动过程中可含糊回答他人的提问,也可被强烈的刺激惊醒,醒后对所进行的活动不能回忆。对睡行症的患者,应采取各种防护措施,将室内危险物品移开、锁门,避免发生危险。

2. 梦魇

梦魇(nightmare)表现为睡眠时出现噩梦,梦中见到可怕的景象或遇到可怕的事情。如被猛兽追赶、突然跌落悬崖等,因而呼叫呻吟,突然惊醒,醒后仍有短暂的意识模糊,情绪紧张、心悸、面色苍白或出冷汗等。对梦境中的内容能回忆片段,发作后依然入睡。常由于白天受到惊吓,过度兴奋或胸前受压、呼吸不畅,晚餐过饱引起胃部膨胀感等所致,梦魇发生于异相睡眠期,长期服用抑制异相睡眠期睡眠的镇静安眠剂突然停药后亦可出现。梦魇多为暂时性的,一般不会带来严重后果,但若梦魇为持续性的,则常为精神疾病的症状,应予以重视。

3. 夜惊

夜惊(night terrors)表现为睡眠中突然惊醒,两眼直视,表情紧张、恐惧,呼吸急促,心率增快,伴有大声喊叫、骚动不安,发作历时 1~2 min,发作后又复入睡,晨醒后对发作不能回忆。研究发现夜惊在睡眠开始后 15~30 min 出现,即发生在正相睡眠期,脑电图上显示觉醒的 α 节律,是一种觉醒障碍。

4. 遗尿

遗尿(enuresis)指 5 岁以上的儿童仍不能控制排尿,在日间或夜间反复出现不自主地排尿。遗尿可分为原发性遗尿和继发性遗尿,前者指从婴儿期以来未建立排尿控制,家族中常有遗尿者;后者指一度能自行控制排尿,形成正常排尿习惯后,又出现遗尿。引起遗尿的因素主要有四种。

(1)遗传因素:遗尿患者常在同一家族中发病,其发生率为20%~50%。

(2)睡眠机制障碍:异常的熟睡抑制间脑排尿中枢的功能。

(3)泌尿系统解剖或功能障碍:泌尿通路狭窄梗阻、膀胱发育变异、尿道感染、膀胱容量及内压改变等均可引起遗尿。

(4)控制排尿的中枢神经系统功能发育迟缓。

5. 睡眠剥夺

睡眠剥夺(sleep deprivation)是指睡眠时间或者睡眠时相的减少或损失。一般成年人持续觉醒15~16 h,即可称为睡眠剥夺。该种睡眠型态尚未被多数人认识,是一种常见的公共健康问题。据研究发现,目前有1/3及以上的人受到睡眠剥夺的影响,而罹患嗜睡。睡眠剥夺可出现睡眠不足综合征,即心理、认知、行为等方面出现异常表现。行为方面,睡眠剥夺对行为速度的影响要明显于对行为准确性的影响;对情绪的影响要大于对认知的影响,并反过来影响行为。根据对睡眠时相和时间剥夺的程度不同将睡眠剥夺分为四类,即总睡眠剥夺、部分睡眠剥夺、选择性睡眠剥夺和睡眠片段。逆转睡眠剥夺的唯一方式就是恢复性睡眠,其时间要远低于睡眠剥夺的时间。

四、睡眠状况的评估

协助人们获得良好的休息与睡眠,是健康管理人员的重要职责之一。医务人员要全面运用休息与睡眠的相关知识,对人们的睡眠情况进行综合评估,制订个性化的治疗护理计划,指导和帮助其达到休息与睡眠的目的。

1. 睡眠评估的要点

①人们对睡眠时间和质量的个性化需求;②睡眠障碍的症状、类型、持续时间、对患者身心的主要影响;③引起睡眠障碍的主要原因。

2. 睡眠评估的方法

包括问诊、观察、量表测量和辅助检查。医务人员通过询问患者的个人睡眠特点,观察患者有无睡眠不足或异常睡眠行为的表现,必要时应用量表或睡眠脑电图测量以确定患者的睡眠问题。

3. 睡眠内容的评估

①每天需要的睡眠时间及就寝的时间;②是否需要午睡及午睡的时间;③睡眠习惯,包括对食物、饮料、个人卫生、放松形式、药物、陪伴、光线、声音及温度等方面的需要;④入睡持续的时间;⑤睡眠深度;⑥是否打鼾;⑦夜间醒来的时间、次数和原因;⑧睡眠中是否有异常情况(失眠、呼吸暂停、梦游等),其严重程度、原因以及对机体的影响;⑨睡眠效果;⑩睡前是否需要服用睡眠药物及药物的种类和剂量。

五、促进睡眠的护理措施

(一)增进舒服,满足睡眠习惯

人只有在舒适和放松的前提下才能保持正常的睡眠。因此,应积极采取措施减少患者的疼痛与不适,从根本上消除影响患者身体舒适和睡眠的因素,有助于促进其自然入睡。在睡前帮助患者完成个人卫生护理,避免衣服对患者身体的刺激和束缚,避免床褥对患者舒适的影响,选择合适的卧位,放松关节和肌肉,保证呼吸的通畅,控制疼痛及减轻各种躯体症状等。如酌情为疼痛患者提供镇痛药物,解除腹胀、尿潴留等不适。满足睡眠习惯,也是帮助患者尽快入睡的有效措施。

(二)减轻患者的心理压力

轻松愉快的心情有助于睡眠,相反,焦虑、不安、恐惧、忧愁等情绪会影响睡眠质量。患者在住院期间的心情十分复杂,如对环境的陌生,离开亲人的孤独感,因患病产生的紧张、焦虑,对检查、治疗的顾虑等都会严重影响睡眠。因此,护士要善于观察并掌握观察的方法和技巧,及时发现和了解患者的心理变化,与患者共同讨论影响睡眠的原因,解决患者的睡眠问题。当患者感到焦虑、不安或失望时,不要强迫其入睡,这样会加重原有的失眠。如果患者入睡困难,护士应尽量转移患者对失眠问题的注意力,指导患者做一些放松活动来促进睡眠。针对不同年龄患者的心理特点给予个性化的护理措施。

(三)创造良好的睡眠环境

控制卧室的温度、湿度、空气、光线及声音,减少外界环境对患者感官的不良刺激。病室内保持适宜的温度,一般冬季为18~22 ℃,夏季为25 ℃左右。湿度保持在50%~60%。护士应将影响睡眠的噪声降低到最小限度,包括治疗及处置的声音、器械碰撞声、卫生间流水声、开关门声等,并降低电话铃声、监护仪器警报声的音量,尽量关闭其他容易产生噪声的仪器设备,避免在夜间搬动病床或其他物品,工作人员应避免穿硬底鞋,降低说话及走路的声音,保证病室门的紧密性并在患者睡眠时关闭。危重、夜间需要进行治疗处置、须严密观察、严重打鼾的患者应与其他患者分开,每个床单位应备有床头灯,避免造成对其他患者睡眠的影响。夜间应拉上病室的窗帘,尽量熄灯或使用地灯,避免光线直接照射患者眼部而影响睡眠。保证空气的清新和流动,及时清理病室中的血、尿、便、呕吐物、排泄物等,避免异味对患者睡眠的影响。

床铺应当安全、舒适,有足够的宽度和长度,被褥及枕头的厚度及硬度合适。一般来说床铺的高度以略高于就寝者膝盖骨至地面的高度为好,40~50 cm。床铺的长度最好比寝卧者长20~30 cm,宽度比寝卧者宽30~40 cm。以在木板床上铺垫约5 cm厚的棉垫的软硬度为最佳。多高的枕头合适呢?《老老恒言·枕》指出:"高下尺寸,令侧卧恰与肩平,即仰卧亦觉安舒。"一般而言,枕头的高度以躺卧时头与躯干保持水平为宜,也就是仰卧时枕高一拳,侧卧时枕高一拳半,具体尺寸应因人而定。古人有"长寿三寸,无忧四寸"的说法。老人、儿童及意识障碍的患者要加床档,以保证睡眠安全。睡前整理病室空间环境,保持地面清洁干燥,避免因物品摆放不当或地面湿滑造成患者起夜时发生危险。

合理安排护理工作的时间,尽量减少对患者睡眠的影响。常规护理工作应安排在白天,并应避免在患者午睡时进行。夜间执行护理措施时,应尽量间隔90 min,以避免患者在一个睡眠周期中发生睡眠中断的现象。

(四)睡眠姿势

睡眠的基本姿势分为三种:仰卧、俯卧和侧卧。采取什么样的姿势睡眠,既能睡好觉又对身体有利呢?古人主张以侧卧为宜,形容为"卧如弓"。一般认为右侧卧是较理想的卧姿。在这个位置上,身体的脊柱向前弯曲,好像一张弓,四肢可以放在较舒适的位置,全身的肌肉能较好地放松。心脏位于胸腔偏左的位置,胃肠道的开口都在右侧,肝位于右季肋部,这种卧姿使心脏压力减小,有利于血液搏出,又可增加肝的供血流量,"人卧血归于肝",有利于肝的新陈代谢;右侧卧可使食物在消化道内吸收、运行,通畅无阻,对血液循环的顺利运行和解毒、抗病等方面都有利。

针对不同情况,要灵活掌握睡姿。对于小孩不要长期一个姿势,小儿头部骨骼尚未完全骨化,长期卧于一侧易使头部变形。应该仰卧,左右侧卧交替进行,对于身体健壮的儿童,仰卧有利于血液循环,有助于入睡。

对于老年人,仰卧、俯卧、左侧卧均不适宜,以右侧卧最好。对于孕妇,睡觉的姿势更须讲究,不宜经常仰卧或右卧。经常仰卧时,增大的子宫可以直接压迫腹腔的腹主动脉,子宫的血液供应也会明显减少,对胎儿的营养和生长发育带来不利影响。经常右侧卧时,子宫发生向右旋转,可压迫腹部的下腔静脉,影响血液回流和循环,不利胎儿的发育和分娩。对于孕妇来说,最合理的睡姿是左侧卧,这样血脉通畅,有利于孕育新生命。

对于某些疾病患者,就不能机械地强求一致的睡眠姿势。例如,严重的心脏病伴心力衰竭,或支气管哮喘发生时,就只能采取半卧位或半坐位。对肺部和胸膜疾病患者的卧位,一般采用"患侧卧位",如右肺有病,应向右侧卧,不妨碍健侧肺的呼吸,又使患侧肺得到一定程度的休息,这样有利于入睡和疾病治疗。对急性肝炎发作期患者,患者常感肝区隐隐作痛,这时若再右侧卧位,反而增加患者的痛苦,宜左侧卧位。

(五)合理使用药物

对使用安眠药的患者,护士必须掌握安眠药的种类、性能、应用方法对睡眠的影响及不良反应,并注意观察患者在服药期间的睡眠情况及身心反应,一旦出现反应必须及时报告医生予以处理。目前,常用的安眠药有下列几种。

1. 苯二氮䓬类药物

如地西泮、氯氮、硝西泮、艾司唑仑等,是目前临床最常用的镇静、催眠、抗焦虑药。地西泮可明显缩短入睡时间,延长睡眠持续时间,减少觉醒次数。由于其安全范围较大,不良反应较少,而广泛地应用于失眠症的临床治疗。但长期服用可产生耐受性和依赖性,停用后会出现戒断症状,如失眠、焦虑、兴奋、感冒样症状、心动过速、呕吐、出汗、震颤、感觉障碍等,甚至引起惊厥,因此不宜长期服用,尽可能应用控制症状的最低剂量,疗程在4周之内。老年人应慎用苯二氮䓬类药物,以防产生共济失调、意识模糊、反常运动、幻觉、呼吸抑制以及肌无力等。

在患者服用此类药物过程中,护士应注意以下问题:①服用安眠药期间,患者不宜饮酒或同时服用中枢抑制药,否则会导致中枢抑制加重;②茶叶和咖啡中含有咖啡因,与地西泮同时服可发生药理拮抗作用而降低药效;③吸烟可使苯二氮䓬类药物在体内的半衰期缩短,镇静作用减弱,吸烟越多,疗效越差。

2. 巴比妥类药物

如苯巴比妥、异戊巴比妥、戊巴比妥等,可选择性地阻断网状结构上行激活系统,使大脑皮质细胞兴奋性降低,从而达到镇静、催眠的作用。与苯二氮䓬类药物相比,巴比妥类药物的安全范围窄,耐受性及成瘾性强,因此,已经不作为镇静催眠药的首选。

3. 其他类药物

如水合氯醛口服或直肠给药均能迅速吸收,临床上主要用于顽固性失眠或用其他催眠药效果不佳的患者。由于水合氯醛刺激性强,应用时必须稀释,口服时与水或食物同服可以避免胃部不适,直肠炎或结肠炎的患者不可直肠给药。

唑吡坦仅有镇静催眠作用,能缩短睡眠潜伏期,延长睡眠的第Ⅱ期、第Ⅲ期和第Ⅳ期,减少夜间清醒次数,增加总的睡眠时间,提高睡眠质量,短期服用唑吡坦不良反应较少,不会产生药物依赖性及戒断反应,主要用于失眠症的短期治疗。但下列情况禁用本药:①呼吸功能不全者;②睡眠呼吸暂停综合征患者;③重症肌无力患者;④15岁以下儿童;⑤哺乳期妇女;⑥与酒精同时使用。

(六)建立良好的睡眠习惯

护士与患者共同讨论分析影响睡眠的生理、心理、环境、生活方式等因素,鼓励患者建立良好的生活方式和睡眠习惯,帮助患者消除影响睡眠的自身因素。良好的睡眠习惯包括:①根据人体生物节律性调整作息时间,合理安排日间活动,白天应适当锻炼,避免在非睡眠时间卧床,晚间固定就寝时间和卧室,保证人体需要的睡眠时间,不要熬夜。②睡前可以进食少量易消化的食物或热饮料,防止饥饿影响睡眠,但应避免饮用咖啡、浓茶、可乐以及含酒精的刺激性饮料,或摄入大量不易消化的食物。③睡前可以根据个人爱好选择短时间的阅读、听音乐或做放松操等方式促进睡眠,视听内容要轻松、柔和,避免身心受到强烈刺激而影响睡眠。

为促进患者舒适入睡,就寝前应做好晚间护理。包括协助患者洗漱、排便、更衣、整理床单位等,帮助患者采取舒适的卧位,注意检查身体各部位引流管、伤口、牵引、敷料等引起患者不舒适的情况,并及时给予处理。对主诉疼痛的患者,护士应根据医嘱给予止痛药物。对住院患者尽可能保持其平常的睡前习惯,减少病室环境与治疗活动对患者睡眠的干扰。

(七)睡眠障碍患者的护理

1. 失眠

首先要了解其原因,如果是精神症状的诱因,可以遵照医嘱给予镇静安眠药,同时加强精神病的治疗与护理,及时缓解焦虑与恐惧情绪。消除环境中的不良刺激。安排规律生活,建立良好的睡眠习惯,日间除必须卧床患者外,须督促所有患者起床活动,提供娱乐或活动的机会,促进患者的集体活动和体育锻炼。防止白天睡觉,夜间不睡。入睡前避免过度兴奋,如阅读亲人来信,看惊险刺激的文学作品,过度运动与游戏,聊天或者讨论重要问题。夜间患者入睡后,尽量避免操作,可能的情况下可以等患者醒后进行。及时解除疼痛不适,室内温度、湿度适宜,空气流通,有条件时可建议睡前温水泡脚。个别患者情绪焦虑,要求睡前一定要服用安眠药,可以采取暗示疗法,同时做好安慰工作。

2. 发作性睡眠

应选择药物治疗。正确指导患者学会自我保护,注意发作前兆,减少意外发生。禁止患者从事高空、驾车、水上作业等工作,避免发生危险。注意观察意识状态、抑郁情绪的变化。患者要保持乐观的情绪,避免忧郁、悲伤,但也不宜过于兴奋。因为兴奋失度可诱发猝倒发作。应有意识地把生活安排得丰富多彩,多参加文体活动,干些有兴趣的工作,尽量避免从事单调的活动。规律的三餐,适当的运动。晚餐以易消化的食物为主,良好的运动习惯可促进熟睡。

3. 睡眠过度

除药物治疗外,护士要加强病情观察,做好患者的心理护理,指导其控制饮食、减轻体重,增加有趣和有益的活动,限制睡眠时间。睡眠过度患者不要太紧张,建议患者外出活动,比如快走、慢跑、跳舞、打球,都可解决患者的脑部缺氧问题。患者起来时用凉水洗脸,能够起到提神醒脑的作用。患者起身时尽量多活动,多饮水,尤其是果汁,对于充沛患者的精力、解决患者头晕的问题有明显的好处,患者不要太过紧张。但需要注意,患者在白天时要避免睡眠过多。

4. 睡眠呼吸暂停

指导患者采取正确的睡眠姿势,保证呼吸道通畅。此外,要做到科学饮食、加强体育锻炼和避免过度疲劳。饮食:日常饮食上以清淡为主,避免辛辣、刺激性的食物,可以多吃蛋白质和维生素含量高的食物,如鸡蛋、牛奶、瘦肉等,提高身体免疫力,少喝浓茶、咖啡等兴奋神经的饮品。加强体育锻炼:日常生活当中适当进行体育锻炼,如慢跑、游泳、跳绳等,能够提高身体的免疫力。做好保暖工作:避免受凉,以免病情进一步加重。避免过度疲劳:睡眠呼吸暂停综合征患者应该避免过度疲劳,规律作息,保证充足睡眠。

5. 遗尿

对于遗尿患者,首先要做到形成有规律的生活:家长要督促孩子,让他们的生活、饮食形成有规律的模式,避免孩子出现过度疲劳或精神紧张的状况。最好能让孩子养成午睡的习惯,以免晚上睡得太沉,有尿意了也无法醒来上厕所。同时要让孩子养成睡前小便的习惯,注意每天下午4点以后少喝水,晚餐避免吃流质的食物或少喝汤,也不要吃一些西瓜、橘子、梨等水分丰富的水果。其次,要进行膀胱功能训练:白天可以让孩子多喝水,并且尽量推迟排尿,以逐渐增加膀胱容量,鼓励孩子每次在排尿时,有意识地中断排尿,从1数到10后,再分次排尿,这样能提高对膀胱括约肌的控制能力。此外,父母不要在床边放痰盂或者是其他方便孩子小便的东西,要让孩子醒来后去厕所小便,这样会让孩子更清醒些;另一方面,也有助于孩子的大脑建立起到厕所小便的条件反射。如果孩子不小心尿床了,父母应及时更换湿被褥,以确保孩子的床上用品干净、整洁,不要让孩子睡在潮湿的床上,否则孩子更容易尿床。

6. 其他

为睡行症患者采取各种防护措施,如移开室内危险物品、锁门,避免发生危险;观察患者的睡眠情况,记录患者的入睡时间,追踪患者的心理反应。针对患者的心理反应,做好心理护理。

★知识链接

睡眠十忌

我国古人把睡眠的经验,总结为"睡眠十忌"。一忌仰卧;二忌忧虑;三忌睡前恼怒;四忌睡前进食;五忌睡卧言语;六忌睡卧对灯光;七忌睡时张口;八忌夜卧覆首;九忌卧处当风;十忌睡卧对炉火。

参考文献

[1]李小寒,尚少梅.基础护理学[M].7版.北京:人民卫生出版社,2022.

[2]张连辉,邓翠珍.基础护理学[M].4版.北京:人民卫生出版社,2019.

[3]希瑟·达沃尔·史密斯.睡眠的科学[M].张若瑾,译.青岛:青岛出版社,2023.

[4]沙维伟.睡眠与健康[M].北京:人民卫生出版社,2011.

[5]黛安·B.博伊文.睡眠与健康[M].黄纲,高翔,吴小冰,译.上海:上海图书出版公司,2014.

练习题

一、单项选择题

1. 最自然的休息方式是(　　)

　　A. 静坐 　　　　　　　　　　　　　　B. 卧床

　　C. 睡眠 　　　　　　　　　　　　　　D. 看电视

2. 大量分泌生长激素,促进体力恢复,发生在睡眠的(　　)

　　A. 第Ⅰ期 　　　　　　　　　　　　　B. 第Ⅱ期

　　C. 第Ⅲ期 　　　　　　　　　　　　　D. 第Ⅳ期

3. 每一个睡眠周期平均为多少分钟(　　)

　　A. 60 　　　　　　　　　　　　　　　B. 70

　　C. 80 　　　　　　　　　　　　　　　D. 90

4. 有关睡眠的周期描述不正确的是(　　)

　　A. 每一睡眠周期为 60~120 min

　　B. 成人平均每晚出现 4~6 个睡眠周期

　　C. 在睡眠任何一期醒而复睡时都需要从头开始依次经过各期

　　D. 随着睡眠的进行每一时相所占的时间比例是固定不变的

5. 下列哪项不是影响睡眠的生理因素(　　)

　　A. 年龄 　　　　　　　　　　　　　　B. 内分泌变化

　　C. 疲劳 　　　　　　　　　　　　　　D. 身体不适

6. 最常见的睡眠失调(　　)

　　A. 发作性睡眠 　　　　　　　　　　　B. 失眠

　　C. 睡眠过度 　　　　　　　　　　　　D. 睡眠性呼吸暂停

7. 获得休息的最基本的先决条件是(　　)

　　A. 充足的睡眠 　　　　　　　　　　　B. 良好的物理环境

　　C. 生理上的舒适 　　　　　　　　　　D. 心理上的放松

8. 对精神和情绪上的平衡最为重要,且有利于精力恢复的睡眠周期是(　　)

　　A. REM 期 　　　　　　　　　　　　　B. NREM 第Ⅰ期

　　C. NREM 第Ⅱ期 　　　　　　　　　　D. NREM 第Ⅲ期

9. 有利于体力恢复的睡眠周期是(　　)
　　A. REM 期　　　　　　　　　　　　B. NREM 第Ⅳ期
　　C. NREM 第Ⅱ期　　　　　　　　　　D. NREM 第Ⅲ期

10. 遗尿和梦游易发生在下列哪期(　　)
　　A. REM 期　　　　　　　　　　　　B. NREM 第Ⅰ期
　　C. NREM 第Ⅳ期　　　　　　　　　　D. NREM 第Ⅲ期

二、案例分析题

患者,女,42 岁,半年前丈夫因病去世。患者主诉入睡困难,难以维持睡眠,睡眠质量差。这种情况持续了 3 个月,并出现头晕目眩、心悸气短、体倦乏力、急躁易怒、注意力不集中、健忘等症状,工作效率明显下降。

请思考:

(1)患者目前的主要问题是什么?

(2)出现该问题的主要原因是什么?

(3)应采取哪些措施帮助患者解决该问题?

练习题答案

第七章 疼痛与健康

疼痛（pain）是一种复杂的主观感受，是近年来非常受重视的一个常见问题。疼痛的发生，预示着机体的健康受到了威胁。1995 年，全美保健机构评审联合委员会（Joint Committee American Health Organization，JCAHO）正式将疼痛确定为继体温、脉搏、呼吸、血压之后的第五大生命体征，并要求对所有患者进行疼痛的评估。缓解疼痛是医学的重要目标之一，2004 年国际疼痛学会（the International Association for the Study of Pain，IASP）将每年 10 月的第三个周一确定为"世界镇痛日"，并提出了"免除疼痛是患者的基本权利"的口号。认识疼痛，了解疼痛，缓解疼痛，对所有人的健康来讲，意义重大。健康所系，性命相托，需要我们共同努力，以敬畏之心做好疼痛医学研究和医疗服务！

第一节　疼痛概述

一、疼痛的概念

1997 年，国际疼痛学会将疼痛定义为"疼痛是一种令人不快的感觉和情绪上的感受，伴随着现有的或潜在的组织损伤"。2010 年，国际疼痛学会对疼痛的定义进行了补充，认为疼痛是实际或潜在组织损伤所引发的包括感觉、情感、认知和社会成分的痛苦体验。疼和痛是有区别的，疼是躯体上的，痛则是心理上的一种不愉快的感受。疼痛有双重含义，痛觉和痛反应。痛觉是一种意识现象，是个体的主观知觉体验，受个体的心理、性格、经验、情绪和文化背景的影响，个体表现为痛苦、焦虑。痛反应是机体对疼痛刺激所产生的一系列生理病理变化和心理变化，如呼吸急促、血压升高、出汗，心理痛苦、焦虑和抑郁等。疼痛是人体最强烈的应激因素之一，是机体对有害刺激的一种保护性防御反应，具有保护和防御的功能。

★知识链接

第五大生命体征与世界镇痛

随着医疗技术的不断发展和人们生活水平的逐渐提高，疼痛作为继体温、脉搏、呼吸、血压四大生命体征之后的第五大生命体征，正日益受到医学界及患者的广泛关注。疼痛诊断治疗作为边缘医学学科已经发展成为一个热门的、专业性、综合性很强的医学分支，并与其他医学学科关系密切相互渗透。

1995 年，时任美国疼痛学会主席詹姆斯·克蒙贝尔（James Campbell）教授提出将疼痛列为第五大生命体征。2002 年第 10 届国际疼痛学会（IASP）的与会专家达成共识——慢性疼痛是一种疾病。同时 IASP 决定从 2004 年开始，将每年 10 月的第三个周一确定为"世界镇痛日"。历届主题如下。

2004 年主题：免除疼痛是患者的基本权利。

2005 年主题：疼痛无忧，幸福相伴。

2006 年主题：关注老年疼痛。

2007 年主题:关注女性疼痛。

2008 年主题:抗击癌症痛。

2009 年主题:不痛——才能生活得更好。

2010 年主题:关注急性痛。

2011 年主题:关注老年疼痛。

2012 年主题:关注内脏痛。

2013 年主题:口面痛。

2014 年主题:神经病理性疼痛。

2015 年主题:关注关节疼痛。

2016 年主题:关注手术后疼痛。

2017 年主题:卓越疼痛教育传播年。

2018 年主题:全球抗击老年幼年精神神经性疾病引起的疼痛。

2019 年主题:全球预防疼痛年。

2020 年主题:全球防治腰背痛年。

2021 年主题:将疼痛知识转化为临床实践。

2022 年主题:提高疼痛的综合疗护能力。

二、疼痛的原因及发病机制

（一）疼痛的原因

1. 温度刺激

过高或过低的温度作用于体表,均会引起组织损伤。受伤的组织释放化学物质,刺激神经末梢导致疼痛。如高温可引起灼伤,低温会致冻伤。

2. 化学刺激

化学物质如强酸、强碱,可直接刺激神经末梢,导致疼痛。化学灼伤还可使受损组织细胞释放化学物质,再次作用于痛觉感受器,使疼痛加剧。

3. 物理损伤

如刀切割、针刺、碰撞、身体组织受牵拉、肌肉受压、挛缩等,均可使局部组织受损,刺激神经末梢而引起疼痛。大部分物理损伤引起的缺血、淤血、炎症等都促使组织释放化学物质,而使疼痛加剧、疼痛时间延长。

4. 病理改变

疾病造成的体内某些管腔堵塞,组织缺血、缺氧,空腔脏器过度扩张,平滑肌痉挛或过度收缩,局部炎性浸润等均可引起疼痛。

5. 心理因素

心理状态不佳,如情绪紧张或低落、愤怒、悲痛、恐惧等都能引起局部血管收缩或扩张而导致疼痛,如神经性疼痛常因心理因素引起。此外,疲劳、睡眠不足、用脑过度等可导致功能性头痛。

（二）发病机制

疼痛发生的机制非常复杂,迄今为止,尚无一种学说能全面合理地解释疼痛发生的机制。但关于疼痛发生的机制已随着科学的发展不断充实和完善,同时也创立了新的学说,使人们对疼痛本质的认识逐步深入。比较有代表性的关于疼痛产生的三大学说分别是特异性学说、形式学说和闸门控制学说。有关研究认为痛觉感受器是游离的神经末梢。当各种伤害性刺激作用于机体并达到一定程度时,可引起受损部位的组织释放某些致痛物质,如组胺、缓激肽、5-羟色胺、乙酰胆碱、H^+、K^+、前列腺素等,这些物质作用于痛觉感受器,产生痛觉冲动,并迅速沿传入神经传导至脊髓,再通过脊髓丘脑束和脊髓网状束上行,传至丘脑,投射到大脑皮质的一定部位而引起疼痛。

中医认为,人体的经络决定着人体的健康,"经"有路径的意思,"络"有网络的意思,经络遍布全身,联系着人体的各脏腑组织器官;气血在其中运行,输送着营养和信息,所以经络是运行全身气血、联络脏腑肢节,沟通表里上下的通道。如果通道不通了,自然就会有很多疾病出现了。现代人经络不通(亚健康)——生病之源"痛则不通,通则不痛",实质是指经络而言,即人体的病变多为经络不通所致。

如果经络气血阻滞而不通畅,就会造成有关部位的疼痛或肿胀,气血郁积而化热,则出现红、肿、热、痛等(经络的实证)。

如果气血运行不足,就会出现病变部位麻木不仁,肌肤微软及功能减退等(经络的虚证);如果经络的阳气即卫气、元气不足,就会出现局部发凉或全身怕冷等症状(阳虚则寒);经络的阴气即营气,血液不足而阳气亢盛,则会出现五心烦热等现象(阴虚内热);不通也不一定就会疼痛,除了不通则痛以外还有"不荣则痛",意思是气血亏虚不能濡养筋脉骨肉,也会导致疼痛,不是说疼痛都是不通引起的。

★知识链接

三种疼痛学说

特异性学说:德国生理学家莫里茨·希夫(Moritz Schiff)于1858年首次提出了疼痛的特异性学说,主要观点——每种感觉都有特有的感受器,痛觉感受器是一种游离的神经末梢,其发放的冲动经痛纤维和痛通路投射到脑的痛中枢,引起疼痛。

形式学说:主要论点——产生疼痛的神经冲动具有特殊的形式。认为任何刺激只要达到足够强度就可产生疼痛。1894年阿尔弗雷德·戈德谢德(Alfred Goldscheder)提出刺激的强度和中枢的组合是引起疼痛的两个决定性因素。

闸门控制学说:由罗纳德·海曼·梅尔扎克(Ranald Hyman Melzack)和帕特里克·沃尔(Patrick Wall)在1965年提出,该学说认为脊髓后角内存在一种类似闸门的神经机制,能减弱和增强从外周传向中枢神经的冲动,减弱和增强的程度由粗纤维和细纤维的相对活动以及脑的下行控制系统所决定。认为疼痛的产生取决于刺激所兴奋的传入纤维和中枢的功能结构特征。

三、疼痛的分类

疼痛的分类,不同学者有不同的分类方法,以下主要介绍按疼痛的病程、性质、部位、发病机制进行的分类。

(一)按疼痛的病程分类

可分为急性疼痛(acute pain)和慢性疼痛(chronic pain)。急性疼痛指突然发生,有明确的开始时间,持续时间较短,以数分钟、数小时或数天之内居多,用镇痛法一般可以控制,如手术后疼痛、烧伤痛、创伤性(利器伤、化学伤、撕裂伤、钝挫伤)疼痛、分娩痛,或与某些疾病状态,如急性心肌梗死、急性胆囊炎、急性胰腺炎、急性阑尾炎等有关的疼痛。

慢性疼痛指疼痛持续3个月以上,具有持续性、顽固性和反复性的特点,临床上较难控制。

(二)按疼痛的性质分类

可分为钝痛(如酸痛、胀痛、闷痛等)、锐痛(如刺痛、切割痛、灼痛、绞痛、撕裂样痛、爆裂样痛等)

和其他疼痛(如跳痛、压榨样痛、牵拉样痛等)。

（三）按疼痛的部位分类

按疼痛的部位可分为躯体痛、内脏痛和心因性疼痛。

1. 躯体痛

按解剖定位分为皮肤痛、头痛、颌面痛、颈项痛、肩背痛、胸痛、上肢痛、腹痛、腰骶痛、骨痛、关节痛、肌肉痛等。

2. 内脏痛

是内脏受到牵拉、压迫、扭转或炎症刺激引起的隐痛、胀痛或绞痛,常伴随牵涉痛或放射痛。牵涉痛通常是当有腹腔脏器病变时在相应神经节段的体表或深部感到疼痛,其病变与疼痛的部位基本在相同或者相近的部位,如阑尾炎早期的疼痛常先发生在上腹部或脐周,再转移到右下腹;心肌梗死患者的疼痛常发生在心前区,但可牵涉左肩、左臂尺侧或左颈部体表发生疼痛等。放射痛又称根性痛,是神经干、神经根或中枢神经病变受刺激时,疼痛不仅发生于刺激局部,且可扩展到受累感觉神经的支配区,病变与疼痛的部位不一致,如胆石症患者除了胆囊炎症刺激到相应的腹膜产生右上腹疼痛外,炎症还会刺激右膈神经末梢,出现右肩背部的放射痛。腰椎间盘突出症、腰椎管狭窄症也常见放射痛。

3. 心因性疼痛

分为原发性和继发性两种,原发性心因性疼痛是单纯心理障碍引起的,常表现为慢性疼痛,患者反复多科就诊,没有阳性结果,各种镇痛方法不能缓解这些疼痛,精神药物和心理治疗可使疼痛缓解;继发性心因性疼痛是器质性组织损伤引起的,疼痛随着出现的心理障碍而加重。

（四）按疼痛的发病机制分类

按疼痛发病机制即产生疼痛的病理生理学过程可分为伤害性疼痛和神经病理性疼痛。

1. 伤害性疼痛

由躯体或内脏结构受损继而兴奋伤害感受器而引发,伤害性疼痛又可分为躯体伤害性疼痛和内脏伤害性疼痛。躯体伤害性疼痛常因外科手术操作或肿瘤骨转移引起,表现为锐痛、搏动性疼痛,其定位非常明确。内脏伤害性疼痛常由肿瘤导致的周围脏器的浸润或空腔脏器的扩张引起,表现为钝痛或绞痛。

2. 神经病理性疼痛

是由于中枢或外周神经系统受到损害而导致的疼痛,其特征性表现为阵发性电击样、针刺样、烧灼样、撕裂样或刀割样疼痛。

（五）按有无癌症的疼痛分类

按有无癌症可分为癌性疼痛和非癌性疼痛。

1. 癌性疼痛

不同部位的癌性疼痛,其性质和程度均可不同,可为钝痛、胀痛等,中、晚期的癌性疼痛剧烈难忍,需用药物镇痛。其中,癌性爆发性疼痛是癌痛患者经常面临的问题,是指在有效镇痛药物治疗期间,患者在持续痛的基础上,突然出现的短暂而剧烈的疼痛,疼痛发作频繁、持续时间短、不可预测,且与原来的慢性疼痛无必然联系。偶发性疼痛也称活动相关性疼痛,是癌性爆发性疼痛的一种,主要与某些特殊的活动相关,如进食、排泄、翻身、走路等。

2. 非癌性疼痛

是指除了癌性疼痛之外所有类型的疼痛。

（六）按疼痛起始部位及传导途径分类

可分为皮肤痛、躯体痛、内脏痛、牵涉痛、假性痛和神经痛。

★知识链接

中医学关于疼痛的分类

1. 冷痛

疼痛有喜暖而冷感的特点。为寒邪阻滞经络,或者阳经络失于温煦所致,属寒证。

2. 灼痛

疼痛有灼热感而喜凉的表现。为阳热太盛,一般为阴虚热证。

3. 窜痛

疼痛部位不固定,有走窜放射疼痛的症状。如胸部部位出现多由气滞所致,属气滞证;若关节四肢疼痛窜走,为偏盛所引起,属风胜行痹证。

4. 固定痛

多因寒湿、湿热阻滞或热血瘀壅所致。

5. 胀痛

疼痛兼有发胀的感觉。具有时发时止、全血凝滞的特点,为气郁、气滞不通所导致,属气滞证。如头目胀痛,则多因肝阳上亢所致。

6. 刺痛

疼痛像针刺的症状。其痛处多固定,为血瘀阻滞,血行不畅所导致,属于血瘀证。

7. 重痛

疼痛伴有沉重感的症状。因湿邪阻困气机而引起,属于湿证。但头部重痛,亦可因肝阳上亢,气血上壅所致。

8. 酸痛

疼痛并有酸软感的表现。因湿邪入侵肌肉关节,导致气血运行不畅,属于湿证。也可因为肾虚骨髓失养,或剧烈运动后肌肉疲劳导致。

四、疼痛对个体的影响

个体疼痛时出现生理、心理和行为方面的改变,即疼痛会对身心产生影响。而疼痛引发的机体反应与其性质有关,快痛反应局限,慢痛反应弥散;较轻的疼痛反应小且局限,剧烈疼痛反应大而广泛。当机体受到伤害性刺激时,可以出现不同生理活动的痛反应变化,个体在行为方面也会发生反应;同时还会产生不愉快的或痛苦的主观感受,对个体心理过程也产生消极的影响。其实对于出现疼痛的个体,某些反应代表了疼痛的危险性,但值得注意的是,如果个体没有这些反应也并不意味着其没有疼痛,或者其疼痛会比别人轻。

（一）生理反应

对于急性疼痛,可观察到的生理反应包括血压、心率、呼吸频率、代谢反应的改变。通常由于适应性的出现,在急性疼痛中可观察到的反应会在长期慢性疼痛中缺失,机体出现适应性所需要的时间并不明确。即使生命体征没有明显升高,也不能认为个体不存在严重的、持续的疼痛。此外,必须考虑到由于其他原因造成的生理反应的改变,例如,在当前疼痛的程度下由于药物治疗所造成的血压下降。

1. 血压升高

急性疼痛伴随的血压升高是由于交感神经系统的过度兴奋所致。当身体受到危险时,机体会产生适应性反应,如周围血管收缩作为一种适应性反应会使血液从外周(皮肤末梢)向中心(心脏、肺等)转移。

2. 心率增快

心率增快反应出身体竭力通过增加可用的氧气和循环体液来促进损伤组织的修复。这种从周围到重要器官(大脑、心脏、肝、肾)的血液重置是为了保护机体生命支持系统。

3. 呼吸频率增快

是心脏和循环耗氧量增加的结果。疼痛无法缓解会导致低氧血症、呼吸浅快,这些情况会随着疼痛的有效缓解而减轻或消失。

4. 神经内分泌及代谢反应

疼痛使中枢神经系统处于兴奋状态,交感神经和肾上腺髓质兴奋增加,表现为:儿茶酚胺分泌增加,肾上腺素抑制胰岛素分泌的同时促进胰高血糖素分泌,糖原分解和异生作用加强。结果造成血糖上升,机体呈负氮平衡。另外,体内促肾上腺皮质激素、皮质醇、醛固酮、抗利尿激素血清含量显著升高,甲状腺素的生成加快,机体处于分解代谢状态。

5. 生化反应

有研究证明,慢性疼痛和剧烈疼痛的患者机体内源性镇痛物质减少,而抗镇痛物质和致痛物质增加,血管活性物质和炎性物质的释放不仅会加重原病灶的病理变化(局部缺血、缺氧、炎性渗出、水肿),还会对组织器官功能产生影响,导致激素、酶类和代谢系统的生化紊乱,使病理变化向更广泛、更复杂、更严重方向发展。

(二)心理反应

疼痛对个体的认知和情绪等心理过程有消极的影响,患者心理方面的改变差异比较大。短期急性剧痛,如急腹症、外伤性疼痛、手术疼痛等,可引起患者精神异常兴奋、烦躁不安;慢性疼痛患者常伴有认知能力的下降,注意和记忆能力受疼痛的影响较大;疼痛作为一种复杂的个体主观感受,不可避免地会引起个体的情绪反应,其中以抑郁和焦虑最为常见,此外,还有相当一部分患者会出现愤怒和恐惧。

1. 注意和记忆

慢性疼痛患者常伴有认知能力的下降,注意和记忆两种认知能力受疼痛的影响较大。当个体经受疼痛刺激时,其注意的选择性和持续性都会受到一定程度的影响,疼痛对选择性注意的影响主要表现在疼痛使个体更加偏向注意与疼痛有关的刺激。慢性疼痛患者经常抱怨其记忆力下降,而且相关研究也证实疼痛会损害个体的记忆功能。

2. 抑郁

慢性疼痛与抑郁的发生关系复杂,彼此互为因果。在评估患者是否发生抑郁时,必须注意原发病本身和治疗可能产生的影响,如癌症患者在使用化疗药物治疗中,可能会出现抑郁状态,因此要加以鉴别。

3. 焦虑

焦虑和急性损伤性疼痛关系密切,慢性疼痛患者也会发生焦虑,并常常和抑郁伴随出现。患者对疾病常常感到极度担心和不安,而且难以自我控制。一般表现为:①精神焦虑症状,如坐立不安、心情紧张,注意力不集中、易激动等;②躯体性焦虑症状,如呼吸困难、心悸、胸痛、眩晕、呕吐、肢端发麻、面部潮红、出汗、尿频、尿急等;③运动性不安,如肌肉紧张、颤抖、搓手顿足、坐立不安等。

4. 愤怒和恐惧

长期的慢性疼痛,会使患者失去信心和希望,有些患者会因此产生难以排解的愤怒情绪,可能会因为一些小事而向他人大发脾气,以此宣泄其愤怒情绪,甚至会损坏物品或袭击他人。这种表现并非患者对他人的敌意,而是其极度痛苦和失望后所爆发出来的强烈不满情绪。恐惧是身患绝症患者比较常见的心理问题,引起恐惧的原因,除了即将来临的死亡以外,还有可能来自疾病所导致的各种不良后果。

（三）行为反应

对于急性疼痛和慢性疼痛,可观察的行为反应包括语言和躯体反应。与生理反应一样,行为反应通常与时间相适应。

1. 语言反应

尽管主观,却是那些能用语言交流的患者对疼痛最为可靠的反应。因此,医务人员不仅要相信患者对疼痛的语言表述,而且要依靠这些表述对患者的疼痛做出适当的判断。但不能进行语言交流的患者,如学语前儿童、认知损伤的患者等,就无法提供关于疼痛的部位、方式、程度、伴随时间的改变状况等信息。

2. 躯体反应

躯体反应主要表现为机体在遭受伤害时所做出的躲避、逃跑、反抗、防御性保护或攻击等整体行为,常带有强烈的情绪色彩。局部反应指仅局限于受刺激部位对伤害性刺激做出的一种简单反应,如由于不同程度的血管扩张而出现局部皮肤潮红,因血管壁通透性增加而出现局部组织肿胀,另外局部反应还可引起大量化学物质释放。患者还可能摩擦局部疼痛部位、皱眉、面部扭曲等。轻度疼痛只引起局部反应,当疼痛加重时可出现肌肉收缩、肢体僵固、强迫体位等。

第二节　疼痛的影响因素

个体对疼痛的感受和耐受力存在很大的差异,同样性质、强度的刺激可引起不同个体产生不同的疼痛反应。个体所能感觉到的最小疼痛称为疼痛阈值(pain threshold)。个体所能忍受的疼痛强度和持续时间称为疼痛耐受限(pain tolerance level)。对疼痛的感受和耐受性受个体内在因素和外在因素的影响。内在因素主要包括个体人口学特征、文化、行为作用、对疼痛的态度、以往的疼痛经验、注意力、情绪等;外在因素主要包括环境变化、社会支持、医源性因素等。

一、内在因素

（一）人口学特征

个体对疼痛的敏感程度因年龄不同而不同。婴幼儿对疼痛的敏感程度低于成人,随着年龄增长,对疼痛的敏感性也随之增加,老年人对疼痛的敏感性又逐步下降。有研究提示,老年女性区别温暖和痛的能力比较差,而老年男性则和年轻人无明显差别,认为老年女性更能耐受疼痛是因为敏感性下降,老年男性更能耐受疼痛并非不能感受疼痛,而是忍耐能力更强。故对于不同年龄组的疼痛患者应采取不同的护理措施,尤其是儿童和老年人,更应注意其特殊性。

（二）社会文化

持有不同人生观、价值观的个体对疼痛的反应和表达方式也不同。若个体生活在鼓励忍耐和推崇勇敢的文化背景中,往往更能耐受疼痛。个体的文化教养影响其对疼痛的反应和表达方式。在一些文化里,忍受疼痛是一种美德,并常认为男性比女性更能忍受疼痛。医护人员应该尊重个人的文化信仰而不强加自己的观点。

（三）行为作用

不同的行为表现和应对策略会影响个体对疼痛的知觉和治疗的效果。

1. 行为表现

患者可以通过一系列的行为来控制疼痛,如看电视或者与朋友、同事以及家人进行交谈等都可以帮助患者分散对疼痛的注意力从而有效控制疼痛。娱乐可以提高机体内啡肽的释放,从而缓解疼痛。充足的睡眠与休息后疼痛感觉减轻,反之则加剧。个体对疼痛的反应如持续性的肌肉紧张、过激行为都可能会导致疼痛的加重,如患儿由于害怕打针而大哭、肌肉紧张,这些都可能会加剧疼痛。

2. 应对对策

可以改变疼痛感受程度和疼痛耐受能力。主动应对可以产生适应性的功能改变,如坚持进行康复锻炼或培养个人兴趣使自己不再注意疼痛等;相反,被动应对则导致疼痛加剧甚至抑郁情绪的出现,如过分依赖别人的帮助或限制自己活动。有研究观察到,如患者采取适应性策略,则其疼痛强度会减轻,对疼痛的忍耐力也会增加。

（四）对疼痛的态度

个体对疼痛的态度会影响个体对疼痛的反应。如果把疼痛视为一个容易解决的小问题,就会疼得轻些;相反,如果觉得它反映了严重的组织损伤甚至病情的进行性加重,那么自身的痛苦感觉和功能异常的程度就会大大增加。负面的想法会导致消极的应对方式、更严重的痛苦以及躯体功能的削弱。在疼痛面前认为自己无能为力的患者往往会消极地对待所发生的一切,不能利用现有的资源来处理疼痛,从而导致恶性循环。对疼痛治疗结果的期望也影响个体对疼痛的反应。

（五）以往的疼痛经验

疼痛经验是个体自身对刺激体验所获得的感受,进而从行为中表现出来。个体对疼痛的态度则直接影响其行为表现。个体对任何一种单独刺激所产生的疼痛,都会受到以前类似疼痛经验的影响,如经历过手术疼痛的患者对即将再次进行的手术会产生不安的心情,会使他对痛觉格外敏感。

（六）注意力

个体对疼痛的注意程度会影响其对疼痛的感觉。当注意力高度集中于其他事物时,痛觉可以减轻甚至消失。如拳击运动员在竞技场上能够忍受严重伤害,而不感觉疼痛,是由于其注意力完全集中于比赛。某些精神疗法治疗疼痛,也是利用分散注意力以减轻疼痛的原理,如松弛疗法,手术后听音乐、看电视、愉快交谈等均可分散患者对疼痛的注意力,从而减轻疼痛。

（七）情绪

可影响患者对疼痛的反应,焦虑、抑郁和愤怒等负性情绪会使疼痛加剧,并彼此互相影响。慢性疼痛患者的情绪状态以焦虑和抑郁为主,目前有学者提出,愤怒也是慢性疼痛患者常有的情绪反应。焦虑可使疼痛加剧,而疼痛又会增加焦虑情绪。有研究表明,40%～50%的慢性疼痛患者伴随抑郁症状。学者们普遍认为,抑郁是由患者对困境的反应而产生的。愤怒的情绪与疼痛强度、挫折感和疼痛反应的发生频率相关。愉快的情绪则有减轻疼痛知觉的作用,在快乐或需要得到满足时,虽然承受了与忧虑时同样的伤害,但对疼痛的感觉却减轻了。因此情绪的调整在患者疼痛管理中有重要的作用。

二、外在因素

（一）环境变化

环境因素可影响疼痛,如噪声、温度和光线等。持续的刺激性噪声,可增加肌肉的张力和应激性,加剧疼痛;舒适的环境可以改善个体的情绪,从而减轻疼痛。

（二）社会支持

如家属或亲人陪伴,可以减少其孤独感和恐惧感,从而减轻疼痛。另外,鼓励和赞扬可促使患者有能力应对即将到来的疼痛并增加患者的控制感。

（三）医源性因素

许多治疗和护理操作都有可能使患者产生疼痛的感觉,如注射、输液等。因此护士在执行可能引起疼痛的操作时,应尽可能以轻柔、熟练的动作来完成,并尽量满足患者的生理和心理需求,用言语安慰患者。

此外,来自护理人员方面的因素也会影响患者的疼痛,如护士掌握的疼痛理论知识与具备的实践经验,可影响其对疼痛的正确判断与处理;护士缺少必要的药理知识,过分担心药物的不良反应或毒性,会使患者得不到必要的镇痛处理;护士评估疼痛的方法不当,仅依据患者的主诉判断是否存在疼痛会使部分患者的疼痛得不到及时的处理。

第三节　疼痛的管理

疼痛管理是护理工作的重要内容之一。循证研究表明,护士在疼痛管理中发挥了关键性的作用,疼痛管理的工作内容包括疼痛评估、病情监测、疗效评价、健康教育及护理等。良好的疼痛管理有利于患者预后,提高患者生活质量。疼痛管理的效果也是评定医护服务质量的重要指标之一。

一、疼痛的评估

疼痛的评估是进行有效疼痛管理的首要环节。与其他四大生命体征不同,疼痛不具备明确的客观评估依据,而且疼痛的原因和影响因素较多,个体也存在差异。疼痛评估的原则是常规、量化、全面和动态。疼痛的评估包括对疼痛程度、疼痛不良反应、疼痛控制效果的评估,既包括疼痛强度的单维测量,也包括对疼痛的双维度（感觉强度和不愉快感）的测量,以及对疼痛经历的感觉、情感及认知方面的多维评估。要做好疼痛的评估,护士必须掌握疼痛评估的原则、时机、内容及方法。

（一）疼痛评估的基本原则

1. 及时评估疼痛

患者的疼痛主诉是疼痛评估的金标准,对疼痛的评估应列入护理常规。住院患者的首次疼痛评估应在入院评估时完成。患者一旦主诉疼痛,医护人员应相信患者的主诉,鼓励患者充分表达疼痛的感受和相关健康史,及时进行疼痛评估。

2. 全面评估疼痛

对疼痛的评估应全面具体,包括疼痛的经历和健康史,并进行心理学、神经病学等方面的体检及相关检查。

3. 动态评估疼痛

动态评估疼痛是评估疼痛的发作、治疗效果及转归,有利于监测疼痛病情变化及镇痛治疗效果和不良反应,有利于调整镇痛药物的剂量,以获得理想的镇痛效果。

（二）疼痛评估的时机

疼痛评估的时机:①入院 8 h 内应对患者疼痛情况进行常规评估,24 h 内完成全面评估;②疼痛控制稳定者,应每日至少进行 1 次常规评估,每 2 周进行 1 次全面评估;③疼痛控制不稳定者,如出现爆发痛、疼痛加重,或在剂量滴定过程中应及时评估,如出现新发疼痛、疼痛性质或镇痛方案改变时,应进行全面评估;④应用镇痛药后,应依据给药途径及药物达峰时间进行评估。

(三)疼痛评估的内容

除患者的一般情况(性别、年龄、职业、诊断、病情等)和体格检查外,应评估疼痛经历和相关健康史、社会心理因素等。

1.疼痛经历和相关健康史

疼痛经历的评估包括疼痛的部位(包括疼痛发生的主要部位、牵涉痛或放射性疼痛的部位)、程度(如使用数字评分法,0分代表无疼痛,10分代表重度疼痛)、性质(如钝痛、刺痛、刀割样痛、烧灼样痛或胀痛、绞痛、搏动性痛等)、时间、伴随症状、加重和缓解因素、疼痛发生时的表达方式及目前处理和疗效等。疼痛相关健康史的评估包括既往诊断、既往所患的慢性疼痛情况、既往镇痛治疗及减轻疼痛的方法等。

2.社会心理因素

疼痛社会心理因素的评估包括患者痛苦情况、精神病史和精神状态,家属和他人的支持情况,镇痛药物滥用的危险因素,疼痛治疗不充分的危险因素等。

(四)疼痛评估的方法

1.交谈法

主要是询问疼痛经历和相关健康史。护士应主动关心患者,认真听取患者的主诉,询问疼痛的部位、疼痛的性质、牵涉痛的位置以及疼痛有无放射;过去24 h和当前、静息时和活动时的疼痛程度;疼痛对睡眠和活动等方面的影响(从0~10代表从无影响到极度影响);疼痛的发作时间、持续时间、过程、持续性和缓解其相关症状已采用的减轻疼痛的措施,目前的疗效,包括疼痛缓解程度,患者对药物治疗计划的依从性,药物不良反应等;患者过去有无疼痛经历,以往疼痛的特征,既往的镇痛治疗、用药原因、持续时间、疗效和停药原因等情况。在询问时,护士应避免根据自身对疼痛的理解和经验对患者的疼痛程度给予主观判断。在患者交谈的过程中,要注意患者的语言和非语言表达,以便获得更可靠的资料。

2.观察法

要观察患者疼痛时处理行为和情绪反应。护理人员可以通过患者的面部表情、身体动作、躯体紧张度和其他体征帮助观察和评估疼痛的严重程度,疼痛与活动、体位的关系。观察患者身体活动可判断其疼痛的情况,有以下几种。①静止不动,即患者维持某一种最舒适的体位或姿势,常见于四肢或外伤疼痛者。②无目的乱动,在严重疼痛时,有些患者常通过无目的的乱动来分散对疼痛的注意力。③保护动作,是患者对疼痛的一种逃避性反射。④规律性动作或按摩动作,减轻疼痛的程度常使用的动作,如头痛时用手指按压头部,内脏性腹痛时按揉腹部等。此外,疼痛发生时,患者常发出各种声音,如呻吟、喘息、尖叫、呜咽、哭泣等。应注意观察其音调的大小、快慢、节律、持续时间等。音调的变化可反映出疼痛患者的痛觉行为,尤其是无语言交流能力的患儿,更应注意收集这方面的资料。

3.健康评估

是收集客观资料的方法之一,护士运用视诊、触诊、叩诊、听诊等方法,检查患者疼痛的部位、局部肌肉的紧张度,测量脉搏、呼吸、血压,还可通过影像检查结果评估疼痛发生的原因等。

4.疼痛评估工具

可视患者的病情、年龄和认知水平选择相应的疼痛评估工具,包括疼痛程度评估工具和疼痛全面评估工具。疼痛程度评估工具又分为自评工具和他评工具。自评工具包括面部表情疼痛评定法、数字评分法、口述评分法、视觉模拟评分法等。他评工具宜选用成人疼痛行为评估量表。疼痛全面评估工具宜选用简明疼痛评估量表。

(1)疼痛程度的自评工具:分为以下几种。

1）面部表情疼痛评定法（face pain scale，FPS）：采用面部表情来表达疼痛程度，从左到右6张面部表情，最左边的脸表示无疼痛，依次表示疼痛越来越重，直至最右边的脸表示剧烈疼痛。请患者立即指出能反映他/她疼痛程度的那张面部表情图。此评估方法适用于3岁以上的儿童（图7-1）。

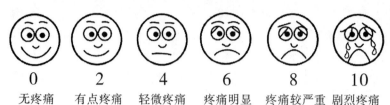

| 0 | 2 | 4 | 6 | 8 | 10 |
| 无疼痛 | 有点疼痛 | 轻微疼痛 | 疼痛明显 | 疼痛较严重 | 剧烈疼痛 |

图7-1　面部表情疼痛评定法

2）"长海痛尺"评定法：第二军医大学长海医院陆小英等研制的"长海痛尺"将 NRS（数字评分法）和 VRS-5（五点口述分级评分法）有机地结合起来，使患者更容易接受，结果相对准确（图7-2）。

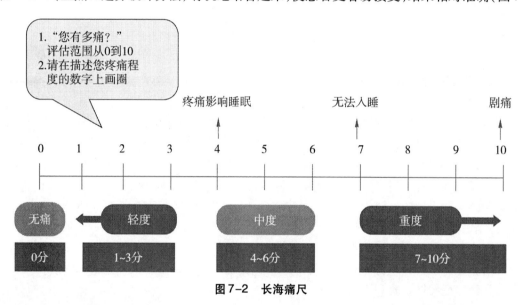

图7-2　长海痛尺

3）视觉模拟评分法（visual analogue scale，VAS）：用一条直线，不做任何划分，仅在直线的两端分别注明"无痛"和"剧痛"，请患者根据自己对疼痛的实际感觉在直线上标记疼痛的程度。这种方法使用灵活方便，患者有很大的选择自由，不需要仅选择特定的数字或文字（图7-3）。适合于任何年龄的疼痛患者，且没有特定的文化背景或性别要求，易于掌握，不需要任何附加设备。可用于评估急性疼痛的患者疼痛程度以及控制疼痛的效果，对表达能力丧失者尤为适用。该法也有利于护士较为准确地掌握患者疼痛的程度。

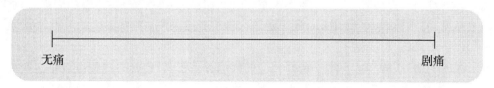

· 一条长100 mm的标尺，一端标示"无痛"，另一端标示"剧痛"，患者根据疼痛的强度标定相应的位置。

图7-3　视觉模拟评分法

4)WHO 疼痛分级标准:按 WHO 的疼痛分级标准进行评估,疼痛分为以下 4 级。0 级无痛;1 级轻度疼痛,平卧时无疼痛,翻身咳嗽时有轻度疼痛,但可以忍受,睡眠不受影响;2 级中度疼痛,静卧时疼痛,翻身咳嗽时加剧,不能忍受,睡眠受干扰,要求用镇痛药;3 级重度疼痛,静卧时疼痛剧烈,不能忍受,睡眠严重受干扰,需要用镇痛药。

5)Prince-Henry 评分法:主要适用于胸腹部大手术后或气管切开插管不能说话的患者,须术前训练患者用手势来表达疼痛程度。此法简单、可靠,临床使用方便。可分为 5 个等级,分别赋予 0 ~ 4 分的分值以评估疼痛程度,其评分方法为:0 分,咳嗽时无疼痛;1 分,咳嗽时有疼痛发生;2 分,安静时无疼痛,但深呼吸时有疼痛发生;3 分,静息状态时即有疼痛,但较轻微,可忍受;4 分,静息状态时即有剧烈疼痛,并难以忍受。

(2)疼痛程度的他评工具:有以下两种。

1)成人疼痛行为评估量表(behavioral pain scale,BPS):由于疼痛对人体的生理和心理均造成一定的影响,所以疼痛患者经常表现出一些行为和举止的改变。本量表用于不能使用自评工具评估疼痛程度的成年人,每项按 0 ~ 2 评分,总分 0(表示无疼痛)~10 分(表示疼痛到极点)。

2)中文版晚期老年痴呆症疼痛评估量表(chinese pain assessment in advanced dementia scale,C-PAINAD):是针对晚期老年痴呆这类记忆力严重受损且已失去表达能力的患者。该量表包括 5 个与疼痛相关的行为项目,每项评分 0 ~ 2 分,总分最高 10 分。0 分为无痛,10 分为最痛。

(3)疼痛全面评估工具:简明疼痛评估量表(the brief pain inventory,BPI)是最常用的疼痛全面评估工具。疼痛体验是一种多方面的、复杂的、综合的主观感受,单维度的评估量表不能综合测量疼痛体验的各个方面。多维度评估量表则包括了疼痛体验的若干组成部分。由于多维度评估工具可能需要更多的时间进行管理、完成、评分和解释,因此,常用于疼痛的研究。多维度评估量表评估疼痛对患者生活的多个方面的影响(例如情绪、精神、日常活动、人际关系、睡眠质量等)。BPI 包括疼痛原因、疼痛性质、对生活的影响、疼痛部位等的评估,以及用数字评分法描述疼痛程度,从多方面对患者的疼痛进行评价。它是一种快速、多维的测量疼痛程度与评价方法。该评估量表一般需要 5 ~ 15 min 完成。

另外,对无语言表达能力的患者的疼痛评估,除了用特定评估工具和方法外,建议通过多种途径进行疼痛评估,包括直接观察、家属或护理人员的描述以及对镇痛药物和非药物治疗效果的评估等。

二、疼痛的治疗

规范化疼痛管理(good pain management)是新近治疗理念。规范化疼痛治疗的基本原则是根据患者的病情和身体状况,应用恰当的镇痛治疗手段,及早、持续、有效消除疼痛,预防控制药物的不良反应,减少疼痛和治疗带来的心理负担,提高患者的生活质量。疼痛的治疗方法,包括病因治疗、药物治疗和非药物治疗。病因治疗即针对疼痛的病因进行的治疗。以下重点介绍疼痛的药物治疗和非药物治疗。

(一)疼痛的药物治疗

药物治疗是疼痛管理中最常用的干预措施,可达到消除或缓解患者痛苦、提高生活质量的目的。

1. 药物治疗的基本原则

选用药物治疗疼痛时,多种药物的联合应用、多种给药途径的交替使用可取长补短并提高疗效。但在药物选择上应予以重视,避免项目联合用药,力争用最少的药物、最小的剂量来达到满意的镇痛效果。临床上在选择药物时,首先,要明确诊断及病因后方可使用镇痛药,以免因镇痛掩盖病情造成误诊,如急腹症;其次,要明确疼痛的病因、性质、部位以及对镇痛药物的反应,选择有效的镇痛药物或者联合用药,以达到满意的治疗效果。

2.镇痛药物的分类

药物治疗是疼痛治疗最基本、最常用的方法。镇痛药物主要分为三类:①阿片类镇痛药,如吗啡、哌替啶、芬太尼、阿芬太尼、美沙酮、喷他佐辛、羟氢可待酮等;②非阿片类镇痛药,如水杨酸类药物、苯胺类药物,非甾体抗炎药等;③其他辅助类药物,如激素、解痉药、维生素类药物、局部麻醉药和抗抑郁类药物等。

3.给药途径

镇痛药物的常用给药途径以无创为主。

(1)口服给药法:口服是阿片类药物给药的首选途径,具有给药方便、疗效肯定、价格便宜、安全性好等优点。

(2)直肠给药法:适用于禁食、不能吞咽、恶心呕吐严重等患者。

(3)经皮肤给药法:例如芬太尼透皮贴剂,是通过透皮吸收的强阿片类药物,适用于慢性中、重度疼痛。药物透过皮肤吸收入血,可以避免注射用药所出现的血药峰值浓度,因此在不降低镇痛治疗效果的情况下,可明显增加其用药的安全系数。当使用第 1 剂时,由于皮肤吸收较慢,6～12 h 后血清中方可测到其有效浓度,12～24 h 达到相对稳定状态。一旦达到峰值可以维持 72 h。该药不适用于治疗急性疼痛和爆发性疼痛。使用该药的患者中,有个别患者会出现局部瘙痒、麻木感或皮疹,这些情况在去除贴剂后很快消失。应注意的是,如果不良反应严重时,应及时去除贴剂。

(4)舌下含服给药法:一般多用于爆发性疼痛的临时处理。

(5)肌内注射法:水溶性药物在进行深部肌内注射后,吸收十分迅速。但长期进行肌内注射治疗疼痛,存在血药浓度波动大,加快阿片类药物的耐药性,镇痛效果和维持时间不稳定等情况。目前多用于急性疼痛时的临时给药以及癌症患者爆发痛时给药。不推荐用于长期的癌痛治疗。

(6)静脉给药法:静脉注射是最迅速、有效和精确的给药方式,血药浓度迅速达到峰值,用药后即刻产生镇痛作用,但过高的血浆药物浓度可能会引起不良反应。目前国内外多采用中心静脉插管或预埋硅胶注药泵,以便连续小剂量给药减少不良反应的发生。

(7)皮下注射给药法:主要用于胃肠道功能障碍,顽固性恶心、呕吐患者和严重衰竭需要迅速控制疼痛的临终患者。

(8)椎管内或脑室内置管镇痛法:适用于各种非手术治疗无效的顽固性疼痛。目前常用的方法有硬膜外、鞘内或脑室内放置导管,可注入吗啡、激素、维生素 B_{12} 和氟哌利多合剂控制癌痛,可取得快速镇痛和长期控制癌痛的效果。

4.三阶梯镇痛法

为进一步提高我国癌痛治疗的规范化水平,提高肿瘤患者的诊疗效果和生活质量,国家卫生健康委员会组织专家组对《癌症疼痛诊疗规范》(2011 年版)进行了修订并形成了《癌症疼痛诊疗规范》(2018 年版)。对应的药物治疗,目前临床上普遍采用 WHO 推荐的三阶梯镇痛疗法。其目的是逐渐升级,合理应用镇痛剂来缓解疼痛。

(1)三阶梯镇痛法的基本原则:包括口服给药、按时给药、按阶梯给药、个体化给药、观察药物不良反应。①口服给药,是镇痛最好的给药途径,其特点是方便,不受人员、地点限制,便于应用,可提高生活质量;能应付各种多发性疼痛,镇痛效果满意,不良反应小,可以减少医源性感染,并将耐受性和依赖性减到最低限度。②按时给药,按医嘱所规定的间隔时间给药,下一次剂量应在前次给药效果消失之前给予,以维持有效血药浓度,保证疼痛连续缓解。不能用"痛了就吃,不痛就不吃"的按需给药方式,此方式一方面患者承受了不必要的痛苦,另一方面持续疼痛可使痛阈降低,须加大药物剂量才能缓解症状,增加了机体对药物的耐受和依赖的可能性。③按阶梯给药,按照癌痛三阶梯治疗原则规定的用药程序合理使用,根据疼痛程度由轻到重,按顺序选择不同强度的镇痛药,选用药物应由弱到强,逐渐升级,最大限度减少药物依赖的发生。④个体化给药,患者对麻醉药物的敏感度个体间差异很大,所谓合适剂量就是能满意镇痛的剂量。标准的推荐剂量要根据患者疼痛强度、性质,对生活质量的影响,对药物的耐受性、偏爱性、经济承受能力,个体化地选择药物和确定剂量。⑤观察药物不良反应,对用镇痛药患者要注意密切观察其反应,要将药物的正确使用方法、可能出现的不良反应告诉患者,其目的是使患者获得最佳疗效并减轻不良反应。

（2）三阶梯镇痛法的内容:①第一阶梯,使用非阿片类镇痛药物,酌情加用辅助药物,主要适用于轻度疼痛的患者;②第二阶梯,选用弱阿片类镇痛药物,酌情加用辅助药物,主要适用于中度疼痛的患者;③第三阶梯,选用强阿片类镇痛药物,酌情加用辅助药物,主要用于重度和剧烈疼痛的患者。

5. 神经阻滞疗法

神经阻滞疗法是直接在神经末梢、神经干、神经丛、脑脊神经根、交感神经节等神经组织内或附近注入药物或给予物理刺激而阻断神经传导的治疗方法。神经阻滞包括化学性阻滞和物理性阻滞两种。化学性神经阻滞疗法主要采用局部麻醉药和糖皮质激素等,临床亦常对癌痛患者采用吗啡泵鞘内置入术,吗啡可经腰椎进入蛛网膜下腔,达到高位后直接作用于吗啡受体,镇痛效果较佳且用药剂量少。物理性神经阻滞指使用加热、加压、冷冻或应用电流刺激等物理手段阻断、干扰神经信号的传导,或干扰中枢对伤害性信号的处理,进而使疼痛感消失。神经阻滞疗法具有起效迅速、效果确切、不良反应少及安全价廉的优点,是国内外疼痛诊疗的主要治疗手段之一。

6. 患者自控镇痛法

患者自控镇痛（patient-controlled analgesia,PCA）是指采用患者自控镇痛泵止痛的方法,即患者疼痛时,通过由计算机控制的微量泵主动向体内注射设定剂量的药物,符合按需镇痛的原则,既减少了医务人员的操作,又减轻了患者的痛苦和心理负担。PCA泵的工作过程是按照负反馈的控制技术原理设计的。医生视患者病情设定合理处方,利用反馈调节,患者自己支配给药镇痛,最大限度地减少错误指令,确保疼痛控制系统在无医务人员参与时关闭反馈环,以保证患者安全。

（二）疼痛的非药物治疗

随着国内外疼痛管理方法的不断发展和完善,非药物干预措施在疼痛的治疗中发挥着越来越重要的作用,常用的方法包括物理镇痛法、微创介入镇痛法、中医镇痛法、经皮神经电刺激疗法、手术镇痛法、心理疗法等。

1. 物理镇痛法

又称为理疗镇痛法,是指应用各种人工的物理因子作用于患病机体,引起机体的一系列生物学效应,使疼痛得以缓解。物理因子大致可以分成两大类,即大自然的物理因子和人工产生的物理因子。大自然的物理因子,如日光、海水、空气等;人工产生的物理因子,如光、磁等。物理镇痛常可以应用冷疗法、热疗法、电疗法（低频、中频或高频电疗法）、光疗法（红外线疗法等）、超声波疗法、冲击波疗法、磁疗法、臭氧治疗法等。其中,臭氧治疗法是利用臭氧发生仪,制取一定浓度的臭氧,在压痛点局部浸润注射臭氧,医用臭氧接触体液产生过氧化氢,臭氧和过氧化氢作为强氧化剂,一旦进入体内就会直接杀死细菌、病毒等病原体或体内病变的细胞,并将其清除,起到消炎止痛的作用,临床上常用于治疗软组织和关节疼痛等。

2. 微创介入镇痛法

微创介入镇痛法是在 X 线透视或 CT 引导下,在电生理监测和定位下,以最小的创伤（不用切皮,仅有穿刺针眼）,进行选择性、毁损性神经阻滞或精确的病灶治疗,以阻断疼痛信号的传导或解除对神经压迫的一种新技术,常用于治疗慢性顽固性疼痛如三叉神经痛、幻肢痛、中枢性疼痛、癌性疼痛等。癌性疼痛患者如临床表现药物耐受性不佳,可通过微创介入治疗,根据疼痛部位神经分布状况,应用神经损毁药物,如乙醇、苯等,按照神经节走行给药,达到阻断神经传导目的。

3. 中医镇痛法

传统医学认为疼痛的病理机制为不通则痛,其疼痛治疗的原则就是行气活血、软坚散结或补益气血、温经止痛。常用的中医镇痛方法有内治法、外治法、推拿疗法、针灸疗法等,其中,针灸镇痛是根据疼痛的部位,针刺相应的穴位,使人体经脉疏通、气血调和,以达到镇痛的目的。一般认为,针刺镇痛的机制是来自穴位的针刺信号和来自疼痛部位的痛觉信号,在中枢神经系统不同水平上相互作用、进行整合。在整合过程中,既有和镇痛有关的中枢神经的参与,又有包括内源性阿片肽和5-羟色胺在内的各种中枢神经递质的参与。作为中医镇痛法之一的"扳机点针刺疗法",可用于急性损伤或慢性劳损在肌腹或肌肉附着处形成"扳机点"导致的局部疼痛,对"扳机点"进行局部强刺激推拿、针刺疗法、牵张疗法,可以从结构上破坏"扳机点",从而使疼痛和功能障碍消失。

4 经皮神经电刺激疗法

经皮肤将特定的低频脉冲电流输入人体,利用其所产生的无损伤性镇痛作用,来治疗疼痛为主疾病的电刺激疗法称为经皮神经电刺激疗法(transcutaneous electrical nerve stimulation,TENS),主要用于治疗各种头痛、颈椎病、肩周炎、神经痛、腰腿痛等。其原理是采用脉冲刺激仪,在疼痛部位或附近放置2~4个电极,用微量电流对皮肤进行温和的刺激,使患者感觉有颤动、刺痛和蜂鸣,以达到提高痛阈、缓解疼痛的目的。

5. 手术镇痛法

手术镇痛的方法是切断感觉神经的传入通路,主要用于顽固性晚期疼痛和非手术治疗无效的慢性顽固性疼痛,其目的是改善患者的生活质量。由于此类神经毁损手术是不可逆的,选择时应严格甄别适应证,在医护人员、患者和家属充分沟通的基础上,患者签署必要的知情同意书后方可考虑实施。常用的手术方法包括外周神经切断术、脊髓神经前根或后根切断术、交感神经切断术、丘脑部分核破坏术、垂体破坏术、三叉神经感觉根切断术等。

6. 心理疗法

心理疗法是应用心理学的原则与方法,通过语言、表情、举止行为,并结合其他特殊的手段来改变患者不正确的认知活动、情绪障碍和异常行为的一种治疗方法。其目的是解决患者所面对的心理困惑,减少其焦虑、抑郁、恐慌等负性情绪,改善患者的非适应行为,包括对人、对事的看法和人际关系,并促进人格成熟,采用较为有效的方式处理心理问题并适应生活。疼痛作为主观感觉,受心理社会因素影响较大。多数研究证实,心理成分对疼痛性质、程度和反应以及镇痛效果均会产生影响。因此,疼痛的心理治疗具有其特有的重要地位。疼痛常用的心理治疗方法包括安慰剂治疗、暗示疗法、催眠疗法、松弛疗法与生物反馈疗法、认知疗法、行为疗法、认知行为疗法、群组心理治疗等。

(1)安慰剂治疗:是指形式上采取某种治疗措施,但实际上并没有真正给予会产生效果的治疗,如肌内注射生理盐水。安慰剂是通过患者的信念起作用。一般认为,安慰剂对急性疼痛并伴有焦虑情绪的患者其疗效要优于慢性疼痛患者。另外,如果多次重复使用安慰剂,其有效率会大大降低。

(2)暗示疗法:是通过给患者积极暗示来消除或减轻疾病症状的一种治疗方法。在非对抗的条件下,暗示者通过语言、表情、姿势以及其他符号刺激患者的第二信号系统,影响其心理与行为,使其接受暗示者的意见和观点,或者按所暗示的方式去活动。暗示疗法可以帮助疼痛患者解除焦虑不安的情绪,以减轻疼痛,或增强各种镇痛的治疗效果。

(3)催眠疗法:催眠镇痛是最古老的镇痛方法之一。催眠状态是指介于清醒与睡眠之间的一种状态。患者被催眠后,意识范围会缩小,暗示感受性增强,因此医学上常常将暗示和催眠联合应用,甚至作为一种治疗措施。治疗时首先使患者注意力集中并产生视觉疲劳,直至患者想睁开眼睛和举手而不能时,即已进入比较理想的催眠状态,这时施以反复多次的语言暗示,如"你现在已经不痛了"等。在暗示治疗之后,可进一步暗示患者,使之入睡,并自然清醒过来。本方法曾用于某些手术,如分娩、牙科手术等,还用于偏头痛、幻肢痛、烧伤等的镇痛治疗。

(4)松弛疗法与生物反馈疗法:①松弛疗法,通过锻炼放松肌肉,缓解血管痉挛,消除紧张焦虑情绪,普遍降低交感神经系统及代谢活性,以达到减轻疼痛的效果。治疗时,首先使患者保持一种舒适自然的坐位或卧位;然后依照治疗者的指令,从头到足依次放松全身肌肉,也可以通过用录音带播放指导语指引患者;最后,患者闭目凝神,驱除杂念,平静地呼吸。②生物反馈疗法,目的是提高患者的自我控制自主神经功能的能力,并帮助其更好地摆脱不良情绪。基本方法是用电子仪器将某些生理功能转化为某种声光信号,患者根据这种信号来训练。如肌电反馈治疗紧张性头痛,患者取舒适卧位,在额肌插上电极,并戴上能听取肌电转化为音的耳机,额肌收缩时患者可听到声音,肌肉紧张程度越高,耳机内的声音越高,反之,肌肉松弛时,声音则变低。患者自我训练使声音变低,从而达到放松肌肉缓解紧张性疼痛的目的。

(5)认知疗法(cognitive therapy,CT):方法简单,易于掌握和操作,备受推崇。具体方法有三种。①意念分散,医务人员以普通问诊的方式,使患者充分发挥自己的想象力,进入一种欣悦场景中。②转化疼痛概念,即帮助患者转化疼痛的含义,根据患者对疼痛特点的描述,启发患者将感觉转化为"压迫感""震动感"和"冷热感"等。③转移注意力,根据病情严重程度,帮助患者集中精力从事某项活动,可以是体育活动,也可以是音乐、美术或其他的娱乐活动,形成疼痛以外的专注力。

(6)行为疗法(behavioral therapy,BT):目的是减少正加强作用,并增加负加强作用。行为疗法的基本原则包括三方面:①减少对疼痛行为具有正加强作用的因素,通过减少正加强作用来减少患者的疼痛行为;②增加对疼痛行为具有负加强作用的因素;③使上述两方面的改变在疼痛患者生活中得以维持并巩固。

(7)认知行为疗法(congnitive behavioral therapy,CBT):是强调一个人如何在尽可能的程度上去决定他如何感觉和行为。CBT的核心是建立自我控制和自我调节。认知行为疗法的主要技术包括两方面,改变患者的思想观念和行为状态。具体治疗方法如下。

1)纠正不良认知:①认识自动思维。在激发事件与消极情感反应之间存在着一些思想活动,患者通常未意识到这部分习惯的思维活动,称为"自动思维"。帮助患者认识自动思维的存在和影响。②列举认知歪曲。向患者列举出认知歪曲,可以帮助他提高认知水平和矫正错误思想。③改变极端的信念或原则。④检验假设。帮助患者认识事实,发现自己对事物的认识歪曲和消极片面的态度。⑤积极地自我对话。让患者坚持每天回顾并发现自己的优点或长处,并做记录,也可以让患者针对自己的消极思想提出积极的想法。

2)行为指导:①等级任务安排。应用化整为零的策略,让患者循序渐进,逐步完成若干力所能及的小任务,最后实现完成大任务的预定目标。②日常活动计划。治疗者与患者协商合作,安排一些患者能完成的活动,活动的难度和要求随患者的能力和心情的改善而不断提高。③困难程度和愉快程度的评估技术。让患者填写日常活动记录,在记录旁加上两栏评定,一栏为困难程度评分,另一栏为愉快程度评分。④积极反馈。治疗者为患者提供指导、反馈和正性强化,帮助患者发现问题和分析问题,当患者有困难时给予鼓励,有进步时给予强化。

3)放松和控制注意力的练习:①放松训练。这是一种通过自我调整的训练,由身体放松而引起整个身心放松,从而消除紧张的行为训练技术。要求患者交替收缩或放松自己的骨骼肌,同时体验自身肌肉的紧张和松弛程度,以及有意识地去感受四肢和躯体的松紧、轻重、冷暖的程度,从而取得放松的效果。②注意力训练。注意力转移可以减轻疼痛,首先,告诉患者在某一时间段把注意力集中在某一特定事件上,当患者能够很好地控制注意力时,接下来就要指导患者进行注意力转移。转移注意力的能力对慢性疼痛患者来说非常重要。

（8）群组心理治疗：每小组由1名医务人员领导，负责指导小组中每个患者的用药，并鼓励他们每周1次报告自己在身体和精神上的改善情况。这种分组治疗的方法通过与患者讨论有关的自信、自尊和健康等方面的话题，帮助患者更好地适应自身的情况。在治疗中有三种主要方式，分别是支持性治疗、动态心理治疗和认知行为疗法。群组心理治疗对慢性疼痛患者的帮助包括：①确认自身体验；②增强自尊；③减少社交孤立；④提供表达挫败感和表现自信的机会；⑤通过与其他人的感受相比较而增强应对现实的能力；⑥通过帮助他人而获得满足感；⑦教给患者有关疼痛–应激循环的知识以及告知患者影响慢性疼痛的其他心理和生理因素；⑧学会一系列新的应对技巧；⑨在应激疼痛治疗中形成适应性的策略；⑩减轻躯体症状。另外，慢性疼痛患者参与群组治疗费用要低于具体治疗的费用，还可以减少患者到医院就诊以及向医务人员电话咨询的次数，从而减轻医疗系统工作压力。

第四节　疼痛的日常防护

《黄帝内经·素问·阴阳应象大论》曰："故邪风之至，疾如风雨，故善治者治皮毛，其次治肌肤，其次治筋脉，其次治六腑，其次治五脏。治五脏者，半死半生也。"《黄帝内经·素问·四气调神大论》指出："圣人不治已病，治未病；不治已乱，治未乱。"由此可见预防比治疗更重要。

疼痛问题常见且多发，对人体的健康影响又非常大。如果我们能够及早预防疼痛的发生，及时纠正日常行为规范的问题，从医学角度而言于人类是极大的福祉，能够在降低人体所受伤害的同时，在公共和家庭层面都能节省大量医疗资源。故疼痛问题应该得到所有人的关注。

我们要从日常生活、肢体动作上预防疼痛的发生，还得从行、站、坐、卧上谈起。

一、行

行，顾名思义就是行走，一般行走对脊柱造成的伤害不大，除非行走过程中有跳动，会对椎间盘产生较大压力，从而产生疼痛。

很多生活常用动作对人体脊柱影响很大。比如单手侧伸勉强去够东西；用头和肩夹着手机打电话；搬东西的时候，不是蹲下去，而是直接弯着腰去搬，甚至因为怕把衣服弄脏，而让物体离身体远点；另外也包括腾挪重物时脚不动，而是转动脊背把重物从一边搬向另一边；又比如年轻人自恃力壮单手提重物；在体育活动中跳高、跳远，如果双脚未能同时着地，久而久之也会对脊柱造成伤害而使人们感受到疼痛。

二、站

古人讲"站有站相"。现在还有多少人能够像军人站军姿一样站立？懒散、倚靠地站立已经成为常态，在乘坐地铁或公交车时，突然刹车会随着惯性甩出，长久以来身体脊柱就会发生弯曲造成疼痛。

三、坐

随着社会的发展、物质条件的丰裕，沙发成了家中必备的物品。有些人认为它们越软越好，坐在这样的沙发中，懒散得连动都不想动，建议买沙发的时候买软硬适中的，尽量不要太软或太硬。

在坐姿中会造成疼痛的常见动作还包括：在上课或办公过程中，旋转身体与后排同学或同事交流；午休时间长时间趴着休息；长期坐在空调房吹空调；运动量过大或运动过程中动作不规范等均可造成肌肉疼痛的现象。

四、卧

首先在姿势上是有讲究的，无论是平躺还是侧卧，上床的时候必须背对床坐好，然后双脚同时抬到床上，平卧躺好，需要侧卧的时候整体翻身，不可单手一侧撑床；起床时无论平躺还是侧卧，都必须正卧坐起，双脚同时下床；严禁侧卧位起床时，单手侧向撑床坐起。

我们要养成良好的生活习惯：行轻健，站直立，坐挺拔，卧平整，搬勿扭，提双侧，拿面对，重蹲下，勿蛮力。避免以下不良的生活习惯：站倚靠，行不正，坐歪斜，卧半斜，搬努力，拿单提。归纳起来就是十个字：头正，身直，足安，均衡用力。

五、食

疼痛主要表现在肌肉、筋膜、骨骼，其根源来自脏腑功能的失调，尤其和脾、肝、肾的功能失调有密切的关系。

（一）养护脾的食物

五谷：小米、粳米、糯米、糙米、大麦等。

五蔬：春季，油菜、香菜、莙荙菜、花菜等；夏季，黄瓜、番茄、空心菜、茄子、豆角等；秋季，胡萝卜、马铃薯、藕、荸荠、甜菜等；冬季，山药、白萝卜、雪里蕻、菠菜等；四季食用，芹菜、山药、银耳、香菇、猴头菇等。

五果：春季，草莓、樱桃、菠萝；夏季，荔枝、桂圆、枇杷、葡萄、西瓜等；秋季，苹果、梨、山楂、鲜枣、柿子等；冬季，苹果、甘蔗、山楂、柑、橘等。干果，花生、葵花子、莲子、栗子等。

（二）养护肝的食物

五谷：燕麦、黑芝麻、白芝麻、红米等。

五蔬：春季，荠菜、茵陈、香椿、油菜等；夏季，番茄、苋菜、马齿苋、丝瓜等；秋季，菠菜、胡萝卜；冬季，雪里蕻、菠菜、生菜等；四季食用，卷心菜、芹菜、黑木耳、海带、紫菜、香菇等。

五果：春季，樱桃、青梅；夏季，桃、枇杷、葡萄、鲜桑葚、荔枝等；秋季，柠檬、猕猴桃、金橘、李子等；冬季，山楂、猕猴桃，金橘等。干果类，葡萄干、黑加仑、桑葚、枸杞等。花茶类，蒲公英、玫瑰花、菊花、槐米、决明子等。

（三）养护肾的食物

五谷：黑大豆、黑芝麻、小米、小麦、鹰嘴豆等。

五蔬：春季，韭菜、韭黄、香椿；夏季，茼蒿、空心菜；秋季，秋葵、胡萝卜、白菜；冬季，山药、番薯、胡萝卜、白菜；四季食用，卷心菜、海带、紫菜、黄花菜等。

五果：春季，樱桃、菠萝；夏季，鲜桑葚、葡萄、西瓜、榴莲；秋季，猕猴桃、柑橘、葡萄；冬季，猕猴桃；干果，腰果、桑葚、枸杞、核桃等。

参考文献

[1]李小寒,尚少梅.基础护理学[M].7版.北京:人民卫生出版社,2022.

[2]刘延青,崔健君.实用疼痛学[M].北京:人民卫生出版社,2013.

[3]蒙蒂·莱曼.疼痛的真相[M].李艾琳,译.天津:天津科学技术出版社,2022.

[4]樊碧发.中国疼痛医学发展报告[M].北京:清华大学出版社,2020.

[5]霍诺里奥 T.本宗,等.疼痛医学精要[M].王祥瑞,程志祥,译.上海:上海科学技术出版社,2020.

练习题

一、单项选择题

1. 以下描述正确的是( )
   - A. 疼痛有双重含义,痛觉和病理反应
   - B. 疼痛有双重含义,痛觉和痛反应
   - C. 痛觉是个体的客观体验
   - D. 疼痛是人体最强烈的应对策略之一

2. 患者,女,20岁,大学生,因备考连续几天挑灯夜战后出现疼痛,以下哪项不属于其疼痛的原因( )
   - A. 身体组织受牵连
   - B. 情绪紧张
   - C. 疲劳
   - D. 睡眠不足

3. 患儿,男,5岁,左下肢骨癌住院。为准确地评估其患肢的疼痛程度,护士最好选用的评估工具是( )
   - A. 面部表情疼痛评定法
   - B. 文字描述评定法
   - C. 数字评分法
   - D. 视觉模拟评分法

二、案例分析题

患者,男,67岁,退休教师,以"肺癌晚期"为诊断入院治疗,入院后患者诉说胸痛难以忍受,沉默寡言,眉头紧锁,咳嗽频繁并有气喘,难以交流。作为该患者的主管护士。

请思考:

(1)选用哪种评估工具评估该患者的疼痛程度?

(2)对该患者进行社会心理因素评估时,主要评估哪些内容?

(3)如何为其提供护理措施?

练习题答案

第八章

成瘾行为与健康

成瘾(habituation)是指个体在从事某项活动时,出现无法控制的行为。这一概念源自于药物成瘾。在多数情况下,个体明知会有不良后果,但仍然无法控制自己的思想或行为。成瘾行为是在这个基础之上形成的一种具体的习惯或行为表现。通常情况下,成瘾行为常常在个体摆脱思维负担、逃避现实问题或是面对困难时表现出来的。成瘾行为包括物质性成瘾行为(如吸烟、饮酒、药物)等和精神性成瘾行为(如沉迷于网络、小说、电子游戏等)。

第一节 烟草成瘾

一、香烟发展的基本概况

(一)世界香烟发展的基本概况

长期以来,吸烟被认为是男性交际的重要手段,这也导致吸烟成瘾的个体大多为男性。然而,近年来,吸烟也被视为女性时尚的一种展现,这导致女性烟民数量也持续增加。目前,全球吸烟者数量超过13亿,估计有一半以上来自发展中国家。每年因吸烟导致的死亡人数约400万。在全球范围内,约有1/3的男性烟民和1/5的女性烟民每天会吸20支以上的烟。2019年,全球15~24岁的烟民数量约1.55亿,其中约占全球年轻男性的20%,年轻女性的5%,吸烟的平均年龄仅为19岁。

(二)我国香烟发展的基本概况

我国是世界上最大的吸烟国家之一,吸烟率约为27%。每年有超过100万人死于吸烟相关疾病。具体而言,中国是全球最大的烟草消费国之一,吸烟人口数量达3.5亿人,占全球吸烟人口的近1/3。根据2018年的数据显示,中国成年人的吸烟率为27.7%,男性吸烟率为49.5%,女性吸烟率为2.1%。未成年人口方面,我国中学生吸烟率为9.7%,初中生吸烟率为6.9%,高中生吸烟率为12.5%。

二、烟草与健康

(一)香烟的主要成分

烟草危害已成为当今世界严重的公共卫生问题之一。研究表明,吸烟和吸二手烟都会对个体产生极大的危害。WHO证实全球每6 s就有一人死于吸烟相关的疾病。烟草烟雾中含有超过7 000种化学成分,其中近百种是致癌物。烟草烟雾中主要的副作用成分包括尼古丁、焦油、一氧化碳等。

尼古丁(nicotine):尼古丁是一种透明、无色、带刺激性气味的液体,易挥发,也可燃。尼古丁是一种极易成瘾的物质,可通过吸烟、咀嚼烟草或使用尼古丁替代产品(如尼古丁口香糖、尼古丁贴片等)进行摄入。一旦进入人体,尼古丁会迅速穿过血脑屏障,进入大脑,从而刺激多巴胺和其他神经递质的释放,产生愉悦感并产生成瘾性。长期使用尼古丁会对人体健康造成严重危害,如增加患癌症、心血管疾病等风险,导致呼吸系统疾病、口腔疾病、生殖系统疾病等。

焦油(tar):焦油是烟草中非常危险的化学物质,其中包含多种有害物质,如多环芳烃、苯并芘、苯、甲醛、丙酮、氰化物、重金属等。这些物质都有害健康,其中一些物质甚至是致癌物质。多环芳烃和苯并芘是焦油中最危险成分的两种,是肺癌、食管癌等多种癌症的直接原因。吸烟者吸入的焦油会在呼吸道中沉积,导致呼吸系统疾病,如慢性支气管炎、肺气肿、肺癌等。

一氧化碳(carbon monoxide):一氧化碳是一种无色、无味、有毒的气体,是烟草燃烧时产生的主要有害物质之一。一支烟可产生 0.3~0.4 mg 的一氧化碳。吸入一氧化碳后,它很快进入血液并与血红蛋白结合形成碳氧血红蛋白。由于一氧化碳与血红蛋白的亲和力大于氧气与血红蛋白的亲和力,因此一氧化碳与氧气争夺同一个结合位置,导致肺泡中的氧气无法与血红蛋白结合,从而造成血液的正常携氧功能受阻,引发机体缺氧、组织细胞乏氧等问题。

(二)香烟的危害

致癌:研究表明,吸烟是导致癌症和多种疾病的主要原因之一。吸烟者患肺癌的危险性是不吸烟者的 13 倍,此外,吸烟能够降低自然杀伤细胞的活性、削弱机体对肿瘤细胞生长的监视、杀伤和清除功能,从而可能导致口腔癌、喉癌、食管癌、胃癌、肝癌、胰腺癌、膀胱癌、肾癌等多种癌症。因此,戒烟对于预防癌症和提高身体健康水平至关重要。

呼吸系统和心血管系统:吸烟会对呼吸系统和心血管系统造成严重危害。吸烟者容易患上支气管炎、肺气肿、慢性阻塞性肺疾病等呼吸系统疾病,严重时可能导致呼吸衰竭。同时,长期吸烟还会导致动脉硬化、高血压、冠心病、心肌梗死等心血管疾病,增加心脏病和脑卒中的风险。

身体免疫力:吸烟会导致免疫系统受损,导致个体免疫力下降,增加感染疾病的风险,如肺炎、流感等。

生殖系统:吸烟会对生殖系统造成危害。吸烟会影响男性的精子质量和数量,严重时会导致不育症。女性吸烟会影响卵子质量,增加早产、流产和胎儿畸形等风险。因此,对于准备怀孕或已经怀孕的夫妇来说,戒烟显得尤为重要,以降低对生殖系统和胎儿的不良影响。

三手烟的危害:烟草残留物会残留在烟民"吞云吐雾"后的衣物、墙壁、地毯、窗帘、皮革、家具、头发等表面,形成所谓的"三手烟",是室内空气污染的主要来源之一。这些残留物中的尼古丁与空气中的亚硝酸反应,形成致癌物亚硝胺,对人体健康带来极大的危害。与"二手烟"可以通过"通风换气"来消除不同,"三手烟"难以去除,需要经常清洁被污染的物体表面。此外,对婴幼儿来说,"三手烟"的危害更大,因为他们的体重轻,按每公斤体重计算,要比成年人吸入更多的烟草残留物。孩子的免疫系统较脆弱,吸入有害物质后容易引起多种健康问题,包括呼吸系统、神经系统、循环系统以及泌尿生殖系统等。因此,对于儿童和孕妇来说,尤其需要远离烟草和吸烟者。

三、烟草成瘾的原因分析

(一)大学生的吸烟心理

吸烟在大学生中有着特定的心理成因。男生和女生吸烟的心理因素也有所不同,但在接触烟草之初的原因大多与个体的社会学息息相关。虽然吸烟在短期内看起来可以满足心理需求,但实际上它会对身体健康造成长期的危害,包括导致多种疾病和降低生活质量。

社会认知是个体在与他人的交往过程中,通过观察、了解他人的言行举止并形成判断的一种心理活动,社会知觉的刺激源包括其他人、群体、人际关系以及认知主体自身。大学生吸烟习惯的形成受到社会环境中的人际交互影响。具体地说,大学生吸烟习惯的形成原因包括以下几个方面:第一,好奇心理。在中国,吸烟的人数很多,因此,许多孩子在成长过程中会对烟产生新鲜好奇心理,想要尝试吸烟。第二,张扬心理。一些男生认为吸烟很酷,女生吸烟则有追求男女平等的心理,认为吸烟能够展现个性,提高吸引力。第三,跟风心理。在大学校园里,吸烟已经成为一种生活习惯,身边的朋友吸烟也容易传染他人。第四,宣泄情绪心理。吸烟能够满足人们的情绪需求,可以达到享乐、镇静、刺激等效果。第五,习惯性依赖,渐渐地形成了下意识的行为,使人对尼古丁产生依赖。

(二)吸烟成瘾相关的心理学理论

吸烟成瘾所反映出的心理学理论主要有以下几种。

1. 操作性条件反射理论

操作性条件反射理论认为,人类行为是由环境刺激和行为后果之间的关系所决定的。当一个行为被奖励或惩罚时,人们倾向于重复或避免这种行为,这种理论也被称为"操作性条件化"或"仪式化行为"。该理论最初由美国心理学家伯尔赫斯·费雷德里克·斯金纳在20世纪初提出,认为通过对环境刺激和行为后果之间的关系进行控制,可以改变一个人的行为。然而,该理论也存在一些问题。一些批评者认为,这种理论过于简化人类行为的复杂性,忽略了人类的自主性和自我决定性。同时,该理论过于关注外在奖励和惩罚,忽略了行为的内在动机和情感因素。吸烟成瘾可以看作是一种操作性条件反射,即通过反复的吸烟行为,人们将吸烟与愉悦、放松等情感联系在一起,从而形成了吸烟成瘾的习惯。但是,人们应该意识到吸烟的危害,并通过控制环境刺激和提高健康意识,逐渐改变吸烟行为。

2. 社会学习理论

社会学习理论指出,人的学习与行为除了受遗传、个体经历等内部因素的影响外,还受外部环境的影响,例如社交情境与社交行为。社会性学习的基本思想是"观察式学习"和"模拟式学习"。观察式学习是通过观察的方式从别人的行为及其后果中获取新知识、新技能的方法。模拟式学习是通过模仿的方式从别人的行为中获得新知识、新技能的方法。这种学习风格可以被积极和消极的强化所增强,也可以被弱化。

社会学习理论同时也着重于社会性认知,也就是人们是怎样认识并解释他们所观测到的行动和环境的。社会认知理论认为,人是在不断地观察、模仿中学会新的动作、新的技巧,并在不断地自我反省、自我评估中修正、完善自己的动作。吸烟成瘾属于一种社会学习行为,也就是人们通过观察别人吸烟,接受别人的赞美和认可,学会了自己吸烟的行为和习惯,并由此养成了吸烟成瘾的习惯。

3. 心理依赖理论

心理依赖理论认为,人与物之间存在着一种情感或心理上的依赖性,这种依赖性会影响人的思维、情绪和行为。当然,这种依赖性也可能来自毒品、酒精、赌博、游戏、社会媒体、爱情等。人之所以会依赖于某种事物或活动,是因为它给人带来了一种愉悦、满足的感觉。这种依赖性会使人们过度使用这些物品或从事某种活动,甚至影响人们的日常生活与工作。心理依赖理论研究的重点在于如何帮助人们克服心理依赖,并对其进行预防。近年来,一些心理学家和治疗学家提出了一些有效的治疗方法,如认知行为疗法、药物疗法、心理疗法等。吸烟成瘾是一种心理依赖,也就是从吸烟中获得的愉悦、放松的感觉变成了一种心理需求,从而养成了吸烟成瘾的习惯。

4. 心理压力理论

心理压力理论指的是个体在面对某种刺激或事件时,所表现出来的一种心理反应或应付方式。这一理论认为,个体在面对挑战时,会感受到压力,从而影响其行为与情感。心理压力理论的主要内容有:①应激源,指造成个人应激反应的事件和情况,如考试、面试、工作压力等。②应对风格,指个体在面对应激刺激时,所采取的应对风格,包括积极应对和消极应对。③压力反应,指面对压力时,人会出现焦虑、紧张、心跳加速等心理或生理上的反应。④压力后果,指压力对个人造成的身体和精神上的长期影响。

心理压力理论认为,个体应对方式及应激反应直接影响到应激结果,调节应激源、应对方式及应激反应对维持身心健康至关重要。吸烟成瘾是一种应对心理压力的方式。人们通过吸烟来缓解焦虑、紧张等负面情绪,从而形成了吸烟成瘾的习惯。

5.生物学观点

吸烟者的沉迷还和生物因素有关系,例如,吸烟能释放出一种能引起快感的神经递质,如多巴胺,而这一生理反应也会引起吸烟者的沉迷。此外,遗传因素在吸烟成瘾中起着重要作用。

四、戒烟的阻力和途径

(一)戒烟的阻力

1.吸烟成瘾

烟草中含有大量的尼古丁等物质,这些物质对人体有很强的成瘾作用,戒烟后会出现焦虑、烦躁、失眠等戒断症状。正是因为吸烟者对这些物质产生了依赖,所以大多数吸烟者很难戒烟。

2.社交方面的压力

在社会中,特别是男性群体中,吸烟的人很多,戒了烟的人会觉得尴尬,戒了烟就会有一种与世隔绝、不自在的感觉,这就影响了他们的交际能力。这种压力还使得很多人因为工作的原因而很难戒烟。

3.意志不坚定

戒烟是需要很强的意志力的,因为烟里面含有尼古丁,是一种成瘾的物质,而且在戒烟的过程中,还会产生焦虑、烦躁、抑郁等不良反应,这都是需要强大的意志力才能克服的。意志力能使人在面对诱惑时下定决心,不再抽烟。同时,意志力还能帮助戒烟者控制情绪,减轻戒烟过程中的焦虑、抑郁情绪。戒烟需要有很强的意志力和毅力,而有些人却不具备或需要培养和锻炼。

4.恐惧心理

一些人担心戒烟会引起发胖,情绪不稳定等问题,因此不愿尝试或谈起这个话题。大部分吸烟者都知道吸烟的危害,但也有一部分人存在"幸存者偏差",即忽视因吸烟而患病的个体(非幸存者),只关注吸烟但不影响生活的个体(幸存者)。具有"幸存偏差"的个体往往认为自己是"幸运儿"。

当然,一些有恐惧心理的吸烟者也会因为恐惧心理而产生自我保护意识,从而对自己的健康更加关注,开始采取相应的戒烟措施。

5.找不到有效的戒烟途径

有些吸烟者尝试了很多种戒烟方式,比如突然戒烟,因为一个突如其来的念头开始戒烟,但大多数都没有成功。一些戒烟者也开始以电子香烟取代传统香烟。与传统香烟相比,电子烟在健康上的作用并没有得到充分的证实。电子烟的烟雾中依然含有一些有害物质,如尼古丁、甘油、丙二醇等。另外,电子烟在使用过程中还存在着电池爆炸和烟油泄露等安全隐患。

(二)心理学角度的戒断方法

1.认知治疗

一些心理学家强调人的思维与感知过程对人的行为与情绪的影响。人类的认知活动主要通过信息加工完成,包括注意、记忆、思维、推理、问题解决、决策等。研究范围涵盖了学习、记忆、感知、注意力、思考、语言、问题解决、决策和判断。我们可以通过改变吸烟者对于吸烟的观念与态度,来达到减少或戒烟的目的。首先,要让吸烟者认识到吸烟的危害。吸烟会引起如肺癌、心脏病等一系列健康问题。吸烟者应该意识到这些危害,并且意识到吸烟会给自己及周围的人带来的健康影响。其次,要使吸烟者能够接受他们的嗜好。吸烟者需要认识到他们是依赖尼古丁的,并且接受他们是一个成瘾者。这有助于他们对吸烟行为有更好的控制。再次,帮助烟民寻找替代品,吸烟者可以用口香糖、糖果等代用品来降低吸烟欲望。这些替代品能够帮助吸烟者减轻烟瘾,并且逐渐降低吸烟量和次数。最后,改变吸烟者消极的想法。吸烟者要改变与吸烟有关的消极想法,比如"抽烟可以减轻压力""抽烟可以使人放松"等。因为有了这些想法,吸烟者就有了吸烟的欲望。除了以上的戒烟方法外,吸烟者还可以养成良好的生活方式,如运动、饮食等,这样就能降低吸烟的欲望。这些健康的生活习惯有助于吸烟者更好地控制他们的吸烟行为,提高他们身体的免疫力。

2. 行为主义治疗

行为主义心理学派认为,人的行为取决于环境的刺激与反应。传统行为主义认为,人的行为并非由内在的心智过程所决定,而是可以通过学习、训练而改变的。这一理论的代表性人物是巴甫洛夫、华生和斯金纳。行为学家通常采用实验的方法研究人的行为,认为只有对人的行为进行观察与测量,才能得到可靠的科学数据。行为主义理论已被广泛应用于教育学、心理学和广告学等各个领域。我们可以利用行为主义观点采取以下几种方法来戒烟。

(1)条件反射:增加厌恶刺激,通过联想到吸烟时喉咙疼痛、头晕眼花等不愉快经历,从而降低吸烟欲望。每当吸烟者想要吸烟时,就让他们看看吸烟有害健康的图片或视频,让他们认识到吸烟的危害及其后果,从而使他们远离吸烟。很多国家为了帮助烟民戒烟,都会在香烟包装上贴上一些因吸烟而变成黑肺的图片。从增加积极刺激角度来看,将某一戒烟成果与一些奖励刺激相结合,有时候也可以起到更好的作用,比如当戒烟取得阶段性成果时,给自己进行一次旅行的机会或给予自己一个心仪已久的物品进行奖励。

(2)行为塑造:逐渐减少抽烟的次数和抽烟的数量,如每天少抽一根烟或把抽烟的时间由一天的任何时刻减少到一天中的特定时间抽烟。在用这种方法戒烟的时候,一定要注意每天减少的量要适度,不要想着一蹴而就。同时,还应该注意到戒烟者对戒烟计划的依从性。

(3)替代强化法:一种以其他强化物或活动替代吸烟行为,帮助戒烟的方法。其核心思想是吸烟已经成为一种习惯,人们之所以抽烟,不只是因为烟叶中含有尼古丁,更多的是为了获得心理上的满足与身体上的放松。因此,在吸烟行为之外,提供其他具有相似效果的增强型产品或活动,也能帮助人们逐步降低对吸烟的依赖。

(4)药物戒断:药物戒断就是用药物帮助戒断烟瘾。在戒烟过程中,有些药物有助于缓解戒断症状,并减轻烟瘾,从而提高戒烟的成功率。美国食品药物管理局已经批准了以下药物,其中包括尼古丁替代疗法(贴剂、口胶剂、喷鼻剂、吸入剂、舌下含片),伐尼克兰等,它们也被多个国家的戒烟指南推荐为一线用药。药物戒断中具有代表性的尼古丁替代疗法(nicotine replacement therapy,NRT)是一种以非烟草形式补充尼古丁的治疗方法。不仅可以缓解戒断症状,提高戒烟成功率,还可以避免吸烟产生的有害物质对人体造成的伤害。经大量临床研究证实,NRT可有效控制吸烟成瘾,减轻戒断症状,戒烟成功率为安慰剂组的2倍以上。盐酸安非他酮是一种具有多巴胺和去甲肾上腺素的抗抑郁药,在1997年被用于戒烟治疗。它是一种口服药,一般于戒烟前1~2个星期服用,疗程一般在7~12个星期,不良反应包括口干、易怒、失眠、头痛、头晕等。

★知识链接

禁售！"上头电子烟"是毒不是烟

近日,北京市东城区人民法院通报了一起贩卖合成大麻素类毒品案件。被告人王某以闪送方式向田某(另案处理)出售含有合成大麻素的"上头电子烟"以及烟油,获利1 400元。民警在王某住处起获的129个一次性电子烟及141瓶罐装烟油,均检出合成大麻素成分。法院认定王某的行为构成贩卖毒品罪,且系再犯,依法应予从重处罚。王某最终被判处有期徒刑15年,剥夺政治权利2年,并被没收个人财产6万元。

"电子烟油由于便于运输及吸食,已成为合成大麻素最为主要的载体,吸毒贩毒群体将其称为'上头电子烟',并宣称吸食'上头电子烟'属于'安全上头''合法上头',诱导甚至诱骗毒品防范意识不强的群体吸食。"东城法院通报称,"电子烟"成为合成大麻素的主要载体,微信、快递、闪送成为贩卖毒品的主要工具。合成大麻素类物质的主要滥用方式是溶于电子烟油或喷涂于烟丝、花瓣等植物表面进行吸食或泡水饮用。不法分子通过微信等社交软件联络交易,支付毒资,再依托快递、闪送、"跑腿"等物流服务发货运输,贩卖层级通常多达三至五级,交易方式隐蔽,流通速度快、范围广,扰乱了国家对毒品的管理秩序,对吸食者身心健康造成严重威胁,也为电子烟行业带来了新的乱象。

"此类犯罪查获并处罚的多为贩卖行为,生产行为难以溯源。"东城法院通报称,"线上交易"使得新型毒品的买卖行为更加具有隐蔽性,辐射范围更广,跨省贩卖已成常态,并出现跨境交易,给侦查工作带来较大困难。被抓获及判处刑罚的多为二级以下的"分销商",而其对上级"经销商"的真实情况知之甚少,难以顺藤摸瓜查到毒品的制造源头。此外,"上头电子烟"外观与普通电子烟相差无几,快递员无法靠肉眼分辨,且存在邮寄过程中未认真核验身份等情况,增加了公安机关事后追查毒品来源的难度。

据了解,此类案件的被告人都是明知故犯,但多辩称自己毫不知情,具有一定的反侦查手段。东城法院调研显示,贩卖新型毒品合成大麻素的被告人大多具有吸毒劣迹、吸毒成瘾认定甚至毒品犯罪前科,且多为"以贩养吸"型贩毒人员。结合微信聊天记录、购买者证言、被告人供述等证据能够推定,其具有明知是毒品而予以贩卖的主观故意。而被告人及辩护人则多辩称不明知是毒品,或不明知电子烟中含有合成大麻素。此外,被告人还会采取一定的反侦查手段,如某贩卖毒品案中,犯罪分子以微信表情包作为交易语言,在收款后删除相关聊天记录,以逃避侦查。

合成大麻素因价格低廉、更易上瘾,被吸毒者作为传统毒品的替代品吸食,目前其在国内滥用情况增加,危害日益凸显。2021年7月1日,我国已正式将整类合成大麻素列入《非药用类麻醉药品和精神药品管制品种增补目录》,这意味着所有品种的合成大麻素类物质,都属于法律意义上的毒品。在此之后实施的贩卖含合成大麻素、氟胺酮等18种新精神活性物质制品的行为,应以贩卖毒品罪定罪处罚。

此外,国家烟草专卖局发布的电子烟管理办法自2022年5月1日起实施,办法明确禁止销售除烟草口味外的调味电子烟。届时,任何烟草口味以外的电子烟将不属于合法销售的电子烟,公众应当予以警惕。

东城法院党组成员、副院长爱新觉罗·启骋提示,公众要充分认识新型毒品合成大麻素的危害性。"上头电子烟"是毒不是烟,合成大麻素等18种新精神活性物质已被国家正式列为毒品进行监管。新型毒品合成大麻素有别于传统毒品大麻,其作为化学合成类毒品比大麻更容易上瘾,依赖性更强,对人体的危害性远超大麻。吸食该类物质会出现头晕、呕吐、精神恍惚、致幻反应。过量吸食会出现休克、窒息,甚至猝死等情况。公众要通过正规途径购买电子烟,警惕"小树枝""上头电子烟""娜塔莎"等花哨包装掩盖下的新型毒品。(选自新华网)

第二节　酒精成瘾

一、酒的起源

酒文化在中国历史悠久,许多文人雅士都有品评美酒的文章,也有斗酒、赋诗、画画、养生、宴饮、送别的传说。酒作为一种文化的特殊载体,在人与人之间的交往过程中起着特殊的作用。酒文化已经渗透到了人类社会生活的每一个领域,它对人文生活、文学艺术、医疗健康、工农业生产、政治经济等各个方面都产生了巨大的影响。对于酒的起源问题,历来有不同的看法。但是,一般公认的有三种:猿造酒、仪狄造酒和杜康造酒。自古就有"猿猴善采百花酿"的传说。关于"仪狄造酒"的说法在民间最为普遍。"杜康造酒",典出东汉许慎《说文解字》:杜康作秫酒。"

二、酒精成瘾的定义与现状

(一)酒精成瘾的定义

《精神疾病诊断和统计手册》第五版将"酒精成瘾"定义为一种慢性的、复发性的脑部疾病。其特征在于强迫性饮酒,个体即使知道饮酒会造成的伤害,依旧无法控制饮酒行为,在停止饮酒后会产生戒断反应。

(二)酒精成瘾的现状

根据 WHO 的数据,全世界酒精成瘾的人数超过 2 亿人。据统计,我国目前大概有 4.5 亿饮酒消费者,有 1.23 亿人存在过量饮酒行为,在中国饮酒人群中占比达 26%。他们过量饮酒的原因,大部分是为了增进感情,减少距离感,占比约 55%;为了调节情绪的占 39%;为了给别人面子的占 26%。另有专家提出,我国或有 4 000 万人患有酒精成瘾。

有研究表明,在日常生活中,适当饮酒可以降低心血管疾病的风险。适量饮酒可以提高"好胆固醇"(高密度脂蛋白胆固醇)水平,同时减少血小板凝聚和血栓形成的风险。适量饮酒还可以通过提高胰岛素敏感性和降低血糖水平来降低糖尿病的风险。但是长期过量饮酒,甚至酒精成瘾会对自己的身体健康产生不利影响。

三、酒精与健康

酒精成瘾是一种慢性疾病,会对生理健康和心理健康等产生严重的危害。

(一)酒精成瘾的影响

1.酒精成瘾对生理健康的影响

长期饮酒会导致肝损伤。酒精在体内代谢时会产生有害物质,如乙醛和自由基等,这些物质会对肝细胞产生直接或间接的损害,造成包括脂肪肝、肝炎和肝硬化等后果,严重的甚至会导致肝衰竭和死亡。长期酗酒也会增加心脏病、脑卒中和高血压的风险。长期处于酒醉状态会使血液黏稠度增加,血管内皮细胞功能受损,使血管硬化,增加冠心病和心肌梗死的风险。酗酒也会增加患癌的风险,2014 年世界癌症报告统计显示,有 3.5% 的癌症是由酒精造成的,每 30 个癌症死亡患者中就有一个是酒精造成的。酒精会刺激口腔和消化道黏膜,长期刺激会导致这些部位的细胞发生异常变化,从而增加口腔癌、喉癌、食管癌、胃癌、肝癌等多种癌症的发生率。对于女性,酒精会干扰女性体内激素的平衡,从而增加患乳腺癌、卵巢癌等女性癌症的风险。在神经系统疾病方面,酗酒会导致脑细胞死亡和脑组织萎缩,从而导致认知和运动功能障碍。通过影响周围神经病变和中枢神经,使其产生病变致使感觉和运动障碍的产生。此外,酗酒还可能造成神经疼痛、运动障碍和帕金森病等多种问题。

2. 酒精成瘾对心理健康的影响

长期酗酒会导致许多心理健康问题,包括抑郁、焦虑、自杀倾向、人格障碍、认知障碍和记忆力减退等。酒精成瘾还会导致社交障碍、家庭破裂、职业问题和经济困难等问题,这些问题也会进一步影响心理健康。酒精作为一种中枢神经系统抑制剂,会影响大脑的化学平衡,导致情绪和行为的改变。过量的酒精输入会导致神经元的死亡和神经通路的破坏。酒精还会影响海马区,这是大脑中一个重要的区域,与记忆有关。酒精会使海马区的神经元死亡,从而影响记忆的存储和检索。此外,酒精成瘾还会影响睡眠质量,进一步影响个体的记忆力。

3. 酒精成瘾对社会的影响

酒精成瘾会造成许多社会问题的出现,包括交通事故、犯罪、失业和贫困等。驾驶员在没有饮酒的情况下,发现前方有危险情况,从视觉感知到踩制动器的动作的反应时间为 0.75 s,饮酒后驾车的情况下反应时间要增加 2~3 倍,极大地增加了出事的可能性。驾车前即使只喝了一小杯酒,都会不同程度地影响驾车者的反应能力。人呈微醉状态开车,其发生事故的可能性为没有饮酒情况下的 16 倍。据统计,我国每天在车轮下丧生者达 200 余人,50%~60% 的车祸与饮酒有关。在增加犯罪率上,酒精成瘾会导致人的行为和思维受到影响,使其更容易犯罪。同时,犯罪也可能导致人陷入酒精成瘾的恶性循环中。犯罪行为可能会导致人的心理压力增加,使其更容易沉溺于酒精中来缓解压力。而酒精成瘾又会进一步影响人的行为和决策能力,使其更容易再次犯罪。在对于个人家庭的影响上,酒精成瘾者常常因为饮酒而变得暴躁、易怒、情绪不稳定,这会导致与家人之间的关系破裂,甚至会引发家庭暴力。此外,用大量的酒精来满足自己的需求,这会导致家庭经济负担加重,甚至会因为酒精消费而陷入财务困境。更严重的是,酒精成瘾的父母也会对自己的子女产生影响。酗酒的父母可能会出现情绪不稳定、易怒、焦虑、抑郁等心理问题,他们的子女常常成了父母负性情绪渲泄的对象,这些问题可能会对子女的心理健康产生负面影响。

★知识链接

喝酒不仅伤身还能"烧坏"大脑!

中国文化中,饮酒可以活血取暖,可以活跃餐桌氛围,促进人与人之间的交流。酒已经深深地融入了中国人的社会生活和工作之中。但饮酒没有节制,无酒不欢、逢酒必醉、饮酒必多,不但误事伤身,还能"烧坏"大脑。今天,神经内科的医生就和大家聊一聊被酒精毒害的大脑。

慢性酒精中毒性脑病是一种由于酒精滥用和酒精中毒导致认知功能损害,并产生严重精神障碍的神经系统疾病。随着饮酒率的逐步升高,其在全球范围内的患病率也越来越高,在精神系统疾病中已经上升到第四位。目前,慢性酒精中毒性脑病分为六种类型,包括韦尼克脑病、柯萨可夫综合征、慢性酒精中毒性痴呆、酒精性震颤-谵妄、酒精性癫痫、酒精性精神和行为障碍。

与此同时,酒精相关性疾病在综合医院内科占比也较高,包括脑血管病、冠心病、肝硬化、Ⅱ型糖尿病等。酒精中毒带来的家庭、医疗和社会问题,导致大量社会资源被浪费。

除了认知功能障碍表现以外,患者还会有人格障碍,常表现为表情冷漠、缺乏主动性,对周围人和事缺乏主动意志要求和关心,但有时又显得自私固执、欣快肤浅,或者情绪波动十分剧烈。家人朋友见过患者之后,都会觉得判若两人。

长期饮酒的人,特别是成年男性,如果出现上述症状,就应该到医院就诊,请专业医生进行慢性酒精中毒性脑病筛查和量表评估,完善头部核磁及血液学检查,最终明确酒精依赖状态和神经系统受损的程度,并排除其他可能的原因。

值得关注的是,慢性酒精中毒性脑病患者由于脑部损伤及酒精成瘾,在戒酒后有相当部分患者复饮,自身常有懊丧、焦虑和自卑情绪。这时,家人和医生应该理解患者的状态,协助其理解病情,鼓励患者接受现实,面对问题,共同解决问题。叮嘱患者平时多结交不饮酒的朋友,积极参与健康的社会活动,代替对酒精的依赖,适当锻炼,有助于心情的平复。(选自人民网)

(二)酒精成瘾的具体影响因素

1.遗传因素

有些人天生就比其他人更容易成瘾,因为他们的基因使他们更容易受到酒精的影响。研究表明,酒精成瘾可能与多个基因有关,这些基因可能影响酒精代谢、神经递质的作用、情绪调节和决策制订等方面。具体来说,酒精代谢基因影响人体对酒精的代谢速度和效率。一些人天生就比其他人更快地代谢酒精,这意味着他们需要更多的酒精才能感受到同样的效果,因此更容易成瘾。此外,神经递质基因影响神经递质的合成和释放,这些神经递质对情绪、决策制订和奖赏反应等方面有影响。一些研究表明,某些神经递质基因变异可能与酒精成瘾有关。据了解,某些基因变异可能使人更容易出现焦虑、抑郁等情绪问题,从而增加酒精成瘾的风险。决策制订基因可以影响人们做出决策的方式和过程。另有一些研究表明,某些基因变异可能使人更容易做出冲动、不理智的决策,从而增加酒精成瘾的风险。

总的来说,遗传因素只是酒精成瘾的一个方面,环境和行为因素同样重要。人们可以通过改变自己的生活方式、寻求帮助和治疗来减少酒精成瘾的风险。

2.社会因素

社会环境和文化也会影响一个人是否成瘾。例如,如果一个人生活在饮酒文化盛行的社区中,他们可能更容易成瘾。在社会认可度方面,在某些社会文化中,饮酒被视为一种社交活动,甚至是一种"男子气概"的象征。这种社会认可度的高低会影响到个体对饮酒的态度和行为。家庭环境对个体的饮酒行为有很大的影响。在家庭环境方面,如果一个人的家庭中存在饮酒者,或者家庭中的饮酒行为被认为是正常的,那么这个人就更容易受到饮酒的影响。在媒体影响方面,媒体对饮酒的宣传和渲染也会影响到个体的饮酒行为。一些电影、电视剧和广告中对饮酒的美化和渲染,会让人们认为饮酒是一种时尚或者是一种解压的方式,从而增加饮酒成瘾的风险。在社会压力方面,在某些社会文化中,不饮酒被认为是不合群的表现。这种社会压力会让一些人不得不饮酒,以便融入社会。例如某些需要大量社交的职业,参加饭局是难免的事,这就容易让人产生饮酒的习惯。在经济方面,在一些社会文化中,饮酒被视为一种奢侈行为或者是一种享受,如果一个人有足够的经济能力,那么他可能会更容易陷入酒精成瘾的陷阱中。

3.心理因素

酒精成瘾会让人产生心理依赖。心理依赖是指一个人对某种事物或人的情感、认知和行为上的过度依赖,无法独立自主地生活或做出决策。心理依赖可能来自对某种物质、人际关系、情感支持、成就感等的过度依赖,也可能是对某种行为、观念、信仰等的过度依赖。心理依赖可能导致个人的自我价值感降低、自我肯定感不足、情绪波动较大、人际关系问题等。治疗心理依赖需要通过认知行为疗法、心理咨询、药物治疗等多种手段来帮助个体建立自信、提高自我认知和自我控制能力。由于长期酗酒会引起身体适应性和耐受性,这意味着一个人需要越来越多的酒精才能达到相同的效果,从而导致身体上的依赖。当一个人试图戒酒时,他们可能会经历身体上的戒断症状,如颤抖、焦虑、恶心等。在心理依赖上,由于酒精带来的愉悦感、放松感或逃避现实的感觉,一个人可能会在情绪不稳定或面临压力的情况下寻求酒精来缓解情绪或逃避现实。这种心理依赖可能会导致一个人难以戒酒,因为他们可能会感到无法应对生活中的挑战和压力。更严重的是,有些人可能会因为心理问题而饮酒,例如抑郁症、焦虑症或其他精神健康问题。

4.生活因素

生活事件是指个人在生活中所经历的各种事件和经历,如离婚、失业、疾病等问题。生活中的压力和变化也可能导致酒精成瘾。研究表明,酒精成瘾者往往在经历生活事件后更容易出现饮酒问题。因此,对于酒精成瘾者,除了进行药物治疗和心理干预外,还需要关注其生活事件的影响,帮助其应对生活中的压力和困难,提高其应对负面情绪的能力,从而减少酒精成瘾的风险。

四、酒精成瘾的心理学理论

(一)奖赏理论

奖赏理论认为,酒精成瘾是由于饮酒所带来的愉悦感和奖赏效应,使得个体不断地寻求饮酒的行为,从而成瘾。具体而言,饮酒会导致大脑中的多巴胺水平升高,产生愉悦感和奖赏效应。这种奖赏效应会刺激个体的行为,使其不断地寻求饮酒的机会。随着时间的推移,个体对酒精的耐受性逐渐增强,需要不断地增加饮酒量才能获得同样的奖赏效应,在这个过程中,成瘾性就慢慢形成了。当然,这样的酒精成瘾过程也是一种学习过程,也包含一些行为主义学派的特点,个体通过不断地重复饮酒行为,建立了对饮酒的奖赏性反应。这种奖赏性反应会在个体遇到压力、焦虑或负面情绪时被激活,从而导致个体寻求饮酒来缓解这些情绪。

(二)自我控制理论

自我控制理论认为,个体的行为和决策是由自我控制能力所决定的。自我控制是指个体在面临冲动和诱惑时,能够抑制自己的行为和决策,以达到更长远的目标。在酒精成瘾中,自我控制的能力受到了严重的影响,导致个体难以控制自己的饮酒行为。研究表明,酒精成瘾者的自我控制能力比非成瘾者更弱。这可能是由于酒精成瘾者的大脑结构和功能发生了改变,导致他们更容易受到酒精的影响,难以控制自己的饮酒行为。因此,治疗酒精成瘾需要重视自我控制能力的训练和提高。

(三)社会学习理论

酒精成瘾的社会学习理论认为,酒精成瘾是一种通过社会学习获得的行为。个体在社会交往中学习了饮酒的行为和体会了饮酒的效果,从而形成了饮酒的习惯和依赖。显而易见,社会学习理论强调了环境对个体行为的影响,认为个体的饮酒行为是在社会环境中逐渐形成的。例如,家庭、朋友、同事等社会群体的饮酒行为和态度,以及媒体对饮酒的宣传和渲染,都会对个体的饮酒行为产生影响。此外,社会学习理论还强调了个体的自我效能感对饮酒行为的影响。自我效能感是指一个人对自己完成某项任务的信心和能力。一方面,自我效能感低的人更容易陷入酒精成瘾,因为他们缺乏对自己控制酒精的信心,觉得自己无法控制自己的饮酒行为,从而导致酒精成瘾;另一方面,酒精成瘾也会影响一个人的自我效能感。酒精成瘾会导致身体和心理上的问题,使得一个人感到自己无法控制自己的行为,从而降低自我效能感。因此,提高自我效能感可以帮助人们预防酒精成瘾。同时,对于已经陷入酒精成瘾的人,提高自我效能感也是戒酒的重要措施之一。

(四)压力理论

个体在面对压力和困难时,有时会选择饮酒来缓解压力和焦虑。这种行为会导致酒精的滥用和成瘾。生活中的压力可以来自工作、家庭、社会等多个方面,而饮酒则可以提供暂时的放松和愉悦感,从而成为一种逃避现实的方式。随着时间的推移,个体会逐渐依赖酒精来缓解压力,从而形成酒精成瘾。因此,减少压力和提高应对压力的能力可以帮助预防酒精成瘾。此外,酒精成瘾的压力理论还指出,个体的社会环境和文化背景也会影响酒精成瘾的发生。例如,社会上普遍认为饮酒可以缓解压力和放松身心,这种观念会促使一些人选择饮酒来应对压力。当一些文化中饮酒被视为社交活动的一部分,这也会促使一些人饮酒。因此,改变社会文化观念和提高公众对酒精成瘾的认识可以帮助预防和治疗酒精成瘾。

（五）精神分析理论

精神分析理论认为酒精成瘾是由于个体内心深处的无意识冲突和心理防御机制,通过饮酒来逃避和掩盖这些问题,从而形成成瘾行为。它认为酒精成瘾是一种心理问题,与个体的童年经历和个人心理状态有关。酒精成瘾是一种自我疗愈的方式,个体通过饮酒来逃避内心的痛苦和不安。酒精成瘾的根源在于童年时期的心理创伤和心理冲突。这些创伤和冲突可能来自于家庭环境、父母关系、亲密关系等方面。童年时期的这些经历可能导致个体在成年后出现情感问题和自我认同问题,从而导致酒精成瘾。治疗酒精成瘾的关键在于解决个体的心理问题。治疗师需要帮助个体探索他们的童年经历和心理冲突,帮助他们理解自己的情感和行为,并学会更健康的应对方式。治疗师还需要帮助个体建立自我认同和自我价值感,从而减少对酒精的依赖。

五、酒精成瘾治疗的心理学方法

（一）合理的自我调整

了解酒精对身体和心理的危害,可以帮助人们意识到戒酒的必要性。尤其是从内心深处意识到酒精对自己的严重危害,认识到慢性饮酒形成的酒精依赖甚至是酒精中毒,不仅会对自己的身体造成伤害,而且会带来心理伤害、精神伤害,个体一定要懂得积极调整自己的行为方式,形成主动去戒酒的意识,戒酒者应该认识到只有足够的意志力才能够最终把酒精依赖这个问题给解决掉。在自我调整的过程中,戒酒者可以通过提升自我效能感来提高戒酒的成功率。要相信自己有能力戒酒,对自己充满信心,这样可以帮助其克服戒酒过程中的困难。

（二）重视行为的塑造

行为主义学派认为酗酒是一种不良行为,可以通过改变行为来戒酒。戒酒者可以通过代币法的方式进行戒酒,代币法戒酒也被称为"标记奖酬法"。行为疗法过程是以代币学习为基础设计的。代币法是一种激励机制,它促使患者从事治疗师事先选择好的行为,或者说创造一种特定的情境,使恰当的行为得以强化,不恰当的行为得以消除。这样的行为治疗经常被用在像医院、学校、监狱这样的集体环境中。例如患者做了正确的事情,他就会赢得代币。代币可以是一张特殊样式的卡片或者一本记分册等。这些代币可以累积到一定数量,以换取患者喜欢的物品,或获得他们想要做的事情的特权。代币法在古代已有使用记录,而现代代币法则与斯金纳等行为心理学家对人、动物行为条件作用的研究密不可分。代币法是一种非常灵活的方法,要求事先确定要奖励的行为(目标行为),确定可以交换的代币,以及奖励的分配和交换方式。在决定这些事项时,应尽量让患者参与,这是代币法有效的基本条件。多项研究显示,代币疗法能提高患者与医生的动机与信心,以达到治疗目的。对于精神病患者、多动症儿童、智障儿童、酗酒者、吸毒者、罪犯等,使用代币的方法也有很好的改善作用。代币法在运用过程中面临的主要问题是行为变化的泛化,以及由此引发的伦理问题。很明显,在代币法实施过程中,患者所取得的行为变化,并不会在终止后自动保持,也不会自动推广到患者实际生活中去。

（三）采用积极的心理暗示

通过积极的心理暗示,如"我可以戒酒""我很强大"等,可以帮助人们增强自信心和戒酒的决心。这里的暗示可以理解为积极的期待。有研究表明,积极的期待会无意识之中影响到个体的行为表现。让人熟知的实验如罗深塔尔效应(rosenthal effect)又称皮格马利翁效应(pygmalion effect),是指人们的期望和信念会影响他们对他人的看法和行为,从而影响被期望者的行为和表现。这种效应最早由美国心理学家罗伯特·罗深塔尔和列昂·贝尔在 20 世纪 50 年代的一项实验中发现。在实验中,研究者告诉老师们,他们选出了一些学生,这些学生在智力测试中表现出色,预测他们将在未来表现出色。实际上,这些学生被随机选出,与其他学生没有任何区别。结果发现,这些被期望的学生在未来的表现确实比其他学生更好,这是因为老师们对他们的期望和信念影响了他们的行为和表现。罗深塔尔效应在教育、管理、心理治疗等领域都有重要的应用价值。它提醒我们,我们的期望和信念会影响我们的看法和行为。在戒酒过程中,个体更高的期望也是最终达到更好效果的重要条件之一。

(四)转移注意力应对戒酒后的情绪波动

戒酒后可能会出现情绪波动、焦虑和抑郁等问题,这就需要个体学会处理和调节自己的情绪,如看书、听音乐、运动、旅游等。对于产生酒精依赖的人来说,戒酒是一件较为困难的事。所以在戒酒期间应该找一些自己感兴趣的事情来转移注意力,降低对酒的依赖,从而达到更好的戒酒效果。

(五)其他的注意事项

首先,建立良好的支持系统,对酒精成瘾者戒酒也有很大的帮助,如加入戒酒支持小组或社区,与其他戒酒者分享经验和感受,互相支持和鼓励,可以帮助人们更好地戒酒。其次,处理戒酒后的诱惑也应得到重视,戒酒后可能会面临各种诱惑,如饮酒场合、朋友的邀请等,这就需要个体学会应对和处理这些诱惑,如寻求支持、转移注意力等方式。最后,培养健康的生活方式,如均衡饮食、适量运动、良好的睡眠等,也有助于其身体和心理的恢复。

总之,戒酒的心理学方法需要从多个方面入手,包括认知、情感、行为等方面,通过积极的心理调适和行为改变,帮助人们戒酒并保持健康的生活方式。

第三节　网络成瘾

一、网络成瘾的定义与类型

(一)网络成瘾的定义

有研究表明,全世界有超过 4 亿人患有网络成瘾。根据中国青少年网瘾研究调查报告,我国城市青少年网民中网瘾青少年约占 14.1%,约 2 404 万人,而非网瘾青少年中有 12.7% 的青少年有网瘾倾向,人数约为 1 800 万。由此可见,随着互联网和智能手机的快速发展,网络成瘾成为整个社会乃至全球都应关注的问题。

网络成瘾是随着个人电脑和手机的广泛使用以及互联网的快速发展而形成的一种成瘾方式。目前,世界上各学者对"网络成瘾"一词的界定并没有给出一个标准。1994 年,纽约精神病学家戈德堡(Ivan Goldberg)首次提出了网络成瘾一词,认为网络成瘾属于机体的一种应对机制,并对网络成瘾的症状进行了描述。网络成瘾者过度地使用网络,会因此削弱自身在学业、工作、社会和家庭等方面的社会和身心健康功能。王澄华在 2005 年将网络成瘾定义为个体反复地使用互联网并对网络使用形成一种慢性的迷恋状态,同时产生难以抵挡的想要再次使用和增加使用时间的想法,不管是在生理还是心理方面都对网络使用产生了依赖感。陶然在 2008 年界定网络成瘾为个体由于多次过度地使用互联网而造成的一种精神行为障碍,其主要的表现为对网络产生强烈的再次使用的欲望。

由此可见,不同的学者对网络成瘾的定义有所不同。本章,我们将网络成瘾理解为个体对网络使用的强烈渴求和无法自控的行为,这种行为已经严重影响到个体的日常生活、工作和人际关系,甚至对身心健康造成了负面影响。网络成瘾的表现包括长时间沉迷于网络游戏、社交媒体、在线购物等,无法控制自己使用网络的时间和频率,以及出现戒断症状等。

（二）网络成瘾的类型

1. 社交网络成瘾

社交网络成瘾是指一个人沉迷于社交网络,无法自拔,经常使用各种社交平台,包括但不限于微信、QQ、微博、Facebook、Instagram 等,甚至会影响日常生活和工作。其主要表现:第一,频繁使用社交网络,成瘾者会经常使用社交网络,无论是在工作时间还是休息时间,甚至在睡觉前和醒来后也会使用社交网络;第二,忽略现实生活,成瘾者会忽略现实生活中的人际关系和社交活动,而把更多的时间和精力投入虚拟社交网络中;第三,控制能力缺失,成瘾者无法控制自己使用社交网络的时间和频率,即使他们知道这样做会影响到自己的生活和工作,也无法停止;第四,社交焦虑的产生,成瘾者会因为社交网络的使用而产生社交焦虑,在现实中害怕与人交流,更喜欢通过社交网络来满足自己的社交需求。

2. 游戏成瘾

游戏成瘾是指个体对游戏的使用产生了强烈的依赖和渴求,无法自控,影响个人的日常生活和社交功能。游戏成瘾是一种行为成瘾,与药物成瘾和赌博成瘾等一样,都会对个体的身心健康产生负面影响。

游戏成瘾的表现:第一,游戏时间过长,影响个人的日常生活和工作学习,个体每天将大量的时间用于虚幻的游戏世界之中;第二,无法控制自己的游戏行为,无法停止或减少游戏时间;第三,对游戏产生强烈的渴求和兴奋感;对现实生活失去兴趣和热情,当个体严重沉溺于游戏世界中时,会出现逃避现实的愿望;第四,出现身体和心理上的问题,如失眠、头痛、焦虑、抑郁等,每当准备入睡时,总是回忆之前的游戏画面,不能自拔,难以入睡。

3. 购物成瘾

购物成瘾也被称为购物依赖症或购物狂热症。它是指一个人对购物的强烈渴求和无法控制的欲望,导致频繁地进行购物行为,甚至超出了自己的经济能力和实际需求。我们这里讲的购物成瘾主要是指网络购物成瘾,网络购物成瘾的人往往会感到内心的空虚和不安,通过网络购物来寻求短暂的满足感和快乐感。然而,这种行为会导致财务问题、人际关系问题和心理健康问题等。治疗购物成瘾需要综合考虑心理、行为和社会因素,包括心理治疗、药物治疗和家庭支持等。网络购物成瘾的主要表现:第一,频繁地进行网络购物行为,无法控制自己的购物欲望;第二,网络购物行为超出了自己的经济能力和实际需求,导致财务问题;第三,网络购物成了应对负面情绪的一种方式,如焦虑、压力、孤独等;第四,网络购物成了生活中的重要部分,甚至成了自己的一种生活方式,影响了个人的工作、学习和社交生活;第五,购物行为会导致人际关系问题,如与家人、朋友和伴侣的关系受到影响。

4. 资讯成瘾

资讯成瘾是指对获取新闻、信息、娱乐等内容的过度依赖和沉迷,导致个人生活、学习、工作等方面受到影响的现象。这种现象在互联网和智能手机时代越来越普遍,人们可以随时随地获取各种信息,但同时也容易陷入信息过载和分心的状态。资讯成瘾可能会导致注意力不集中、时间管理困难、社交障碍等问题,需要适当控制和管理自己的信息获取行为。资讯成瘾的表现包括频繁刷新社交媒体、新闻网站、短视频等,无法控制自己的浏览时间,甚至影响到睡眠和正常的社交活动。此外,资讯成瘾还可能导致焦虑、抑郁、缺乏自信等心理问题。

5. 色情成瘾

色情成瘾指个体沉迷于浏览色情内容,无法自拔,经常浏览色情网站、看色情小说、图片和视频等。色情成瘾的个体会主动浏览与色情相关的内容,甚至成为自己的一种思维习惯。严重的色情成瘾个体,在大量浏览不良信息的基础上,会影响其正确的世界观、人生观与价值观的建立。尤其是对于未成年人而言,他们作为整个社会相对较于特殊的群体,在自我意识与两性意识建立的初期,更应避免色情成瘾现象的产生。

6. 网络赌博成瘾

网络赌博成瘾是指个体沉迷于网络赌博,经常进行各种赌博活动,甚至会导致财务问题和家庭破裂。一些实验已经证明,赌博给人的快感与刺激神经细胞释放多巴胺有着密切的关系。赌博可以增加多巴胺的分泌,使成瘾者感到兴奋和开心。当然,尽管赌徒知道自己屡赌屡输,越赌越大,可就是无法控制自己参与赌博。

★知识链接

人民网科普中国"成瘾症"系列报道

孩子酷爱玩游戏,是成瘾了吗?

游戏成瘾,学术名称为游戏障碍,已被世界卫生组织界定为一种疾病。早在2019年世界卫生组织召开的第72届世界卫生大会上,"游戏障碍"作为新增疾病,被纳入"成瘾行为所致障碍"疾病单元中。相关决议将于2022年1月1日正式生效。

游戏成瘾更常见于一些青少年群体,其中男性居多。从全球范围来看,游戏产业比较发达的地区偏多,比如亚洲。不同游戏的成瘾在性别上会有些差异,比如在策略类游戏中,男性游戏成瘾的概率会更高一些。

如何判断是否游戏成瘾?

游戏成瘾和物质成瘾有些类似,首先是一种失控性行为,如难以控制游戏时长、频率、场合。因此,判断是否游戏成瘾有三个重要依据:①这一行为是否已经成为一种比较固定的行为模式,且有失控的特征;②游戏行为是否对重要的职能领域造成了负面影响,包括是否造成学业成绩下滑、互动沟通减少、人际关系变差等;③游戏是否成为了生活的优先选项,接触游戏之后,是不是宁愿打游戏也不想做平时喜欢的事情。

值得注意的是,如果短期内孩子出现了上述现象,不一定就是患有游戏成瘾。世界卫生组织给出了一个参考时间,即最近这一年是否有这些行为、存在这些特征。但若症状足够严重,未达一年也能判断已经成瘾。

为什么会游戏成瘾?

致使游戏成瘾的原因是多方面的,与人格特质、社会因素、家庭环境甚至遗传性特质都有关系。人格特质方面,喜欢新鲜事物、内心压抑想寻求发泄、有社交需求但因为不擅长在现实中与人交往,都是容易游戏成瘾的原因;社会因素层面包括互联网和游戏产业的发展,孩子获取手机和游戏更加便捷。

许多游戏成瘾的背后都隐藏着亲子问题,缺乏家庭互动的孩子容易通过游戏寻求补偿。如果父母有酒精成瘾病史,甚至有毒品滥用的病史,可能也会导致孩子游戏成瘾。

游戏成瘾如何治疗?

游戏成瘾的形成有一个过程,出现苗头时便可及时进行早期干预和治疗。此外,还需针对具体病因"对症下药"。游戏成瘾出现多会伴随其他疾病,比如焦虑症、抑郁症、多动症等,如果存在这些问题需要一并治疗。

因此,如果家长发现孩子有游戏成瘾的症状,可以带孩子到正规医院的精神科或心理科寻找专业人士帮助,先预判是否成瘾,以及是否存在其他相关疾病,再接受相应的医学治疗。治疗过程中,家长可以多倾听孩子的想法,增加沟通,并给予建议,比如,引导孩子思考打游戏是否会带来不好的影响,如何解决问题等。(选自人民网)

二、网络成瘾的危害

(一)网络成瘾影响身体健康

长时间使用电脑、手机等电子设备容易导致眼睛疲劳、颈椎病、手腕疼痛等身体不适。具体而言,长时间盯着电脑屏幕、手机屏幕等电子设备会导致眼睛疲劳、干涩、视力下降等。网络成瘾的个体往往长时间坐在电脑前或手机前,缺乏运动,容易导致肥胖和身体功能下降。个体过度使用电子设备会导致大脑处于持续兴奋状态,使人难以入睡。此外,网络成瘾者常常熬夜使用电子设备,导致睡眠不足,影响身体健康和精神状态。长期下去,网络成瘾可能会导致睡眠障碍和其他健康问题。

(二)网络成瘾影响心理健康

网络成瘾者常常会出现情绪不稳定、易怒、焦虑、抑郁等心理问题,甚至会出现孤独症、精神分裂等严重疾病。网络成瘾者往往无法与现实生活中的人进行正常的社交互动,导致社交障碍。研究表明,网络成瘾与孤独症有一定的关联,长时间沉迷于网络会导致人们失去与现实社会的联系,从而产生孤独症的相关症状。

(三)网络成瘾影响学业与工作

网络成瘾者常常会因为沉迷于网络而忽略学业、工作,导致成绩下降、工作效率低下。长时间沉溺于网络会占用大量时间和精力,使人无法集中注意力和专注于学习和工作。此外,网络成瘾可能会导致失眠和睡眠不足,这会影响大脑的正常功能,使人变得疲惫和无精打采,同样影响学习和工作表现。因此,尤其是对于学生,若想避免网络成瘾对学业产生负面影响,需要控制网络使用时间,养成健康的生活方式,培养良好的学习和工作习惯。

(四)网络成瘾影响家庭关系

网络成瘾者常常会因为沉迷于网络而忽略家庭,导致家庭关系破裂,与家人产生矛盾。原因在于网络成瘾者可能会忽视家庭责任,如不关心家人的健康、学习和生活,甚至不履行自己的家庭义务。随着沉迷于网络时间的增多,导致家庭成员之间的沟通减少,互动变得单调和枯燥。长期沉浸于网络世界,也会使个体的情绪产生变化,出现易怒、暴躁等,这会导致家庭氛围变得紧张和不愉快。有些网络成瘾者甚至会花费大量的金钱在网络上,这会对家庭的经济状况产生影响,同时可能导致家庭财务问题。

三、网络成瘾的影响因素

(一)心理因素

有研究表明,部分网络成瘾者通常具有焦虑和抑郁等负面情绪,他们通过网络来逃避现实生活中的问题和挑战,从而形成对网络的依赖和沉迷。网络成瘾者通常也有缺乏自信和自我价值感的表现,他们通过网络来获得虚拟的成就感和认可,从而达到强化的作用。认知行为理论认为,人们的思维、情绪和行为是相互关联的,网络成瘾是一种负向认知和情绪的结果,人们在网络上获得的满足感和快感,会让他们形成一种负向认知和情绪,进而导致网络成瘾。也有一些学者认为,网络成瘾是一种自我控制能力的缺失,人们无法自我控制自己的网络行为,因此会形成一种网络成瘾的行为模式。

(二)社会文化环境因素

社会环境、文化背景、同伴压力等因素也会影响网络成瘾的发生。随着互联网技术与智能手机行业的不断发展,人们可以通过各种设备随时随地接入网络,使得网络成为人们日常生活中不可或缺的一部分。在这样的背景下,人们很难摆脱网络对于自身的影响。社交媒体的普及使得人们可以更加方便地与他人交流、分享信息和经验,从而增加了人们对网络的依赖性。随着科学技术不断走进校园,越来越多的工作和学习任务需要通过网络完成,使得人们对网络的依赖性又进一步增加。如何正确处理好网络与生活的关系这一问题,越来越成为我们应该思考的话题。

四、网络成瘾的治疗

(一)心理治疗

心理治疗可以帮助患者了解自己的行为模式和思维方式,并提供技能和策略来控制网络使用。例如认知行为疗法,其核心思想是通过改变个体的思维方式和行为模式,从而改变其不良的心理状态和行为习惯。具体来说,认知行为疗法通常包括以下几个步骤。第一,评估,医生会对患者进行全面的评估,了解其网络成瘾的症状、影响和原因;第二,目标设定,医生会与患者一起制订治疗目标,明确要达到的效果和时间;第三,认知重构,医生会帮助患者识别和改变其不良的思维方式,如负面自我评价、过度担忧等;第四,行为干预,医生会帮助患者建立健康的行为习惯,如规律作息、锻炼身体等;第五,维持,医生会与患者保持联系,帮助其巩固治疗效果,预防复发。此外,精神分析学派认为通过探索患者的潜意识和情感,帮助他们了解自己的内心世界,也是减少患者对网络的依赖和渴求的关键。有必要说明的是,在戒除网瘾过程中,向患者提供有关网络成瘾的信息和知识,帮助他们了解网络成瘾的危害和影响,从而增强他们对网络成瘾的意识和警惕性也是十分必要的手段。与其他成瘾性行为一致,通过帮助患者与家人建立更健康的关系,减少家庭压力和冲突,也是减少其对网络依赖的有效方法。毕竟,当一个人遇到如网络成瘾这样的困难时,更需要良好的社会支持给予其强大的心理支撑,帮助患者克服网络成瘾的困难和挑战,从而增强他们的自信心和自尊心。

(二)药物治疗

目前,还没有专门针对网络成瘾的药物治疗。但是,一些药物可以帮助减轻与网络成瘾相关的症状,例如抑郁、焦虑和注意力不集中等。需要注意的是,这些药物只能在医生的指导下使用,并且需要根据个体情况调整剂量和用药时间。此外,药物治疗只是治疗网络成瘾的一部分,还需要结合心理治疗、行为疗法等多种治疗方法进行综合治疗。

★知识链接

如何帮助孩子克服网络成瘾

随着人们生活水平的提高,自媒体的不断升级和创新,越来越多的电视网络、竞技游戏充斥着人们的生活,让很多人都沉迷其中,但成瘾容易,戒掉难,尤其是一些自制力差的孩子。那么,孩子网络成瘾的原因有哪些?家长又该如何帮助孩子克服网瘾呢?

重庆三一八医院精神科主任顾庆乐表示,网瘾为网络成瘾的简称,是指上网者由于长时间地和习惯性地沉浸在网络时空当中,对互联网产生强烈的依赖,以至于达到了痴迷的程度而难以自我解脱的行为状态和心理状态。

孩子网络成瘾的原因

父母陪伴的缺失

父母在陪伴中缺失,不能在孩子身边陪伴他们成长,或者用物质陪伴代替亲情的陪伴,孩子要什么买什么,就是不陪孩子共度亲子时光。长此以往,孩子物质世界很丰富,但精神世界一片空白,只有利用网络来填补精神的空白。

生活中游戏的缺失

"游戏"是孩子最喜欢的一种娱乐方式,其实游戏不光是网络游戏,很多生活中的游戏同样是有趣的,可由于孩子认知力的缺乏,他们参与的游戏种类很少,所以只能依靠网络游戏。

同伴社交的缺失

人是群居动物,而如果孩子与同伴相处得不好,没有社交,不会交朋友,他们就会用网络来补充自己的社交,让自己的内心得到满足,弥补现实生活中社交的不足。

如何帮助孩子克服网络成瘾

父母做到有效定期的陪伴

不想孩子依赖网络,父母要及时站好自己的"岗位",不要让自己的"岗位"被游戏替代,固定和孩子游戏的时间,有一定的亲子时光。有效的陪伴,定期的沟通,让孩子和父母关系更亲近,父母才会成为孩子的依靠,减少孩子依赖网络行为的出现。

父母要做孩子的好榜样

父母和孩子建立平等的亲子关系,用倾听的方法解决争端。首先从自己做起,有节制地使用手机等电子产品,做孩子的好榜样。让孩子自己反思与网络的关系,自己合理安排时间。

锻炼孩子的自主性

给孩子一些机会,让他们从小选择自己应该做的事情,做错了自己承担后果,做对了自己承担喜悦。如果父母把孩子所有的事情都安排好,他们的好奇心得不到满足,更容易偏向网络,因为在那里,他们是可以完全做主的。

顾庆乐提醒,父母们不妨反思一下自己,是不是孩子在成长中有缺失的地方。找到其中的症结所在,才能对症下药,帮孩子克服网络依赖。(选自人民网)

参考文献

[1]车文博.心理咨询大百科全书[M].杭州:浙江科学技术出版社,2001.

[2]常雅娟,李素梅,江慧,等.网络成瘾的界定及形成机制研究综述[J].现代商贸工业,2017,38(27):56-58.

[3]林以正,王澄华,吴佳辉.网络人际互动特质与依恋型态对网络成瘾的影响[J].中华心理学刊,2005,47(3):289-309.

练习题

一、多项选择题

1.成瘾行为可分为(　　　　)

　　A.物质成瘾　　　　　　　　　　　　B.精神成瘾

　　C.习得成瘾　　　　　　　　　　　　D.幻想成瘾

2.大学生吸烟成瘾的原因有哪些(　　　　)

　　A.好奇心理　　　　　　　　　　　　B.张扬心理

　　C.跟风心理　　　　　　　　　　　　D.宣泄情绪心理

3.酒精成瘾是由于饮酒所带来的愉悦感和奖赏效应,使得个体不断地出现寻求饮酒的行为,从而成瘾。这句话没有体现哪些理论(   )

A.奖赏理论   B.社会学习理论
C.动力学理论   D.精神分析理论

二、简答题

1.请简述烟草成瘾的操作性条件反射理论。
2.请简述烟草成瘾的心理依赖理论。
3.请简述戒烟的心理学方法。
4.请简述酒精成瘾的影响因素。
5.请简述酒精成瘾的奖赏理论。
6.请简述酒精成瘾的社会学习理论。
7.请简述酒精成瘾的治疗方法。
8.请简述网络成瘾的分类。
9.请简述网络成瘾的危害。
10.请简述网络成瘾的影响因素。
11.请简述网络成瘾的治疗策略。
12.请简述精神分析理论。
13.请简述自我控制理论。
14.请简述网络成瘾。
15.请简述吸烟成瘾的生物学理论。
16.请简述压力理论。

练习题答案

第九章
不同年龄阶段人群与心理健康

深圳幼儿园:关注内在成长,护航心理健康

深圳幼儿园创办于 1953 年,是深圳市教育部门直属的公办幼儿园。成立多年来,深圳幼儿园秉持"一切以幼儿的发展为核心,让在园的每一名幼儿都能健康、快乐成长"的办园宗旨,关注每一名幼儿的内在成长力量,以社会主义核心价值体系引导幼儿的个性心理品质发展,为幼儿健全人格的培养奠定基础。

经过不断探索实践,深化课程建设,如今,深圳幼儿园构建形成了"全领域育心"的课程体系,为幼儿的成长和发展奠定了坚实而良好的基础,取得了较好的成绩,得到了家长和社会的广泛认可与较高赞誉。

关注童心 建立素养导向的目标体系

如果说人才培养是一个大系统,素质培养是分系统,那么心理健康就是子系统。

深圳幼儿园以国家关于幼儿心理健康教育的相关政策为指南,研究提出了"四维三阶"心理健康教育目标体系。该体系强调培养具有健全人格的幼儿,并设置了明确的成长目标,主要包含"恰当的自我意识、有效的情绪管理、良好的社会适应、积极的学习品质"四个维度。

"'四维三阶'心理健康教育目标体系是具有普适意义的基础性目标,强调面向所有幼儿,平等地对待每一名幼儿的心理发展。"该园有关负责人说,"该体系提出,在基础性目标层面(源头)不区别对待普通幼儿和特殊幼儿,'一视同仁'关爱每名幼儿的'童心'。心理健康教育的个性化差异不是体现在目标上,而是体现在课程、策略、方法和空间的细节。"

在教育课程体系方面,深圳幼儿园构建形成"1+1+N"心理健康教育课程体系,充分发挥课程整体育人功能,全力实现"全领域、全过程、全员育心",为促进幼儿心理健康发展和幸福感提升提供全方位支持。

其中,第一个"1"指发展性心理健康教育课程,是幼儿心理健康教育课程的主体部分,通过把心理健康教育目标整体浸润在小、中、大三个年龄阶段的课程内容之中,循序渐进、螺旋上升,形成《心理健康教育综合活动主题手册》。在活动设计中,采用"认知、体验—感悟、提升—再认知、体验—再感悟、提升"的活动设计模式,通过感知体验,进而导之以行,最终实现"习以成性"。

第二个"1"是干预性心理健康教育课程系列,主要针对出现心理行为问题的幼儿,通过案一例的课程(活动)设计针对性干预方案,帮助幼儿治愈或缓解心理问题。学校坚持"接纳独特性、温柔地坚持、家园协作、保护隐私"的干预原则,搭建起全方位综合干预模式,主要包含建立个案、制定方案、实施方案、多途径评价干预效果四大环节。

"N"指的是渗透式心理健康课程模块。在"一日生活"、各领域活动等常规性保教活动中融会贯通心理健康教育理念,彰显和发挥其育心价值,包括优化"一日生活"各个环节,关照幼儿心理"微变化";完善各领域活动内容,针对性融合幼儿心理教育等。

守护童心 创设协同共建的生态系统

基于"全纳教育"的园本文化,深圳幼儿园充分发挥幼儿园、家庭和社区协同推进的作用,逐渐形成心理健康教育的生态支持系统,给予"全领域育心"以强有力的保障和支撑。

在打造专业亲和的教师队伍方面,该园构建"双专业"教师培训体系,建立以教育学和心理学双专业为基础的培训体系,并通过专家讲座、交流会、研讨活动和团体辅导等多元方式,引领教师持续提升心理健康教育教学水平。

在"双专业"教师培训体系下,深圳幼儿园教师心理健康教育教学水平逐步提高,全部教师都获得了心理健康教育相关证书。

同时,深圳幼儿园努力营造温暖包容的团队氛围,让教师在愉悦的心情中提升心理健康教育专业能力,自觉开展"全领域育心"。该园每学年定期开展10余次有关教师心灵成长的团建活动,强化团队归属感;为教师提供面对挑战的成长平台,主要包括加强园本培训,引领教师专业发展,拓展成长平台,鼓励教师迎接挑战等。

此外,深圳幼儿园还以课题研究促进教师心理建设和专业发展,即有意识地将课题研究与心理健康教育实践相结合,逐渐搭建起一个全方位、不同层面、不同角度的幼儿园心理健康教育课题群,其中包括国家级别1项、省级3项、市级4项以及区级26项。

在全方位加强多元开放的家园合作方面,深圳幼儿园充分尊重和赋予家长知情权、参与权和决策权。幼儿园与家长一起明确课程部成立的意义、目标与工作内容,对推动幼儿园心理健康教育的工作与构建和谐家园的关系起到积极作用。

同时,深圳幼儿园积极推动家长共同开展课程建设,鼓励家长发挥各自的专业优势、积极参与到幼儿园的各项课程建设活动中,如参与课程建设、为课程提供资源、参加多样课程实践等。在课程建设中,与家长共同研讨、挖掘课程资源、共建心理健康教育实践基地,让家长成为幼儿园特色课程的参与者和受益者。

深圳幼儿园还致力于搭建家长互助成长平台。不少家长虽意识到心理健康教育对幼儿成长发展的意义,但不知具体如何操作。针对这些情况,幼儿园为家长提供了许多互助成长平台,如家长学校、家教沙龙和家长工作坊,家园携手,促进幼儿身心的健康成长。

教育助力 获得社会广泛认可和赞誉

凭借"四维三阶"目标体系、"1+1+N"心理健康教育课程体系和幼儿园家庭社区三方协同共建生态系统这三方面教育助力,深圳幼儿园幼儿心理健康水平显著提升,心理及行为偏差等问题得到有效干预。

"我园发展性(预防性)与干预性心理健康教育实施效果显著,幼儿心理健康水平呈现逐年整体提升趋势,幼儿任性、退缩、多动等行为偏差现象显减少。"该园有关负责人说,经过《幼儿心理健康调查问卷》测查,幼儿心理健康得分为连续变量且符合正态分布。

心理健康教育课程成为了学校品牌。多年来,深圳幼儿园致力于通过比赛、论文、著作、培训课程、对外开放、讲座、育儿讲堂等多途径扩大行业影响力。

"我们承办了6期幼儿园新秀教师系列之心理专题培训,罗湖区30余所省、市、区级幼儿园共300余人赴深圳幼儿园学习'全领域育心'。"该负责人说,"我园30余次受邀针对全国各地的幼儿园进行分享活动,推广心理健康教育经验;接待来自全国各地的高校专家、幼儿园园长及教师等同行参观学习,辐射人员达5 000余人次。'1+1+N'心理健康教育课程体系受到专家的高度肯定和关注。"

在心理健康教育实践探索的同时,该园积极承担向家长普及心理健康教育常识的社会责任,广泛参与学前儿童心理健康教育宣传,义务承担由深圳市妇联、深圳市教育部门等联合举办的大型公益活动"育儿讲堂"10余次,10余人次参加深圳新闻广播"先锋898"品牌育儿节目《妈妈宝宝》的直播等,家长受众群体达上万人。一系列活动促进了家长对学前儿童心理健康教育重要性的认识,获得了社会广泛认可和赞誉。(选自人民网)

第一节　幼儿期

一、幼儿的定义

幼儿(child)是指年龄为 1 ~ 6 岁的孩子。幼儿在身体和心理上都还没有成熟,因此需要大人们的细心照料。但是,因为一些大人受到传统观念的影响,他们往往只注重儿童体态体格的发育,而忽略了儿童心理素质水平的提升,因此,他们在教养方式和教育行为上存在着认知上的偏差,导致越来越多的孩子出现了独立性差、心灵脆弱、情绪不稳定等问题,这些都会对幼儿以后的学习和发展造成阻碍。在目前的学前教育发展中,重视幼儿心理健康教育是一个不容忽视的重要研究范畴。

二、幼儿心理健康的标准

幼儿心理健康标准多种多样,经过归纳总结,其具体表现在以下几个方面。第一,行为发展,符合平均水平。行动是思考的出发点。从本质上说,人类的思考是一个内化性和可逆性的行为。因此,运动发育总体上与常模一致,是幼儿心理健康的首要标志。第二,语言的运用,要合乎语境。幼儿语言习得具有阶段性和规律性。无论幼儿处于何种发展阶段,他们使用的语言都必须符合他们的语言环境。第三,热衷于游戏。一个心理健康的幼儿,会全身心地投入到游戏之中,去发现并体验游戏带来的快乐,在游戏过程中,他们可以发挥自己的聪明才智,增长自己的知识经验,拓宽自己的交往范围,享受游戏带来的愉悦。第四,性格开朗,善于表达自己的情绪。一个健康的幼儿,其情绪应该是明朗的,并且在学会语言后,能够通过言语来表达内心的情感,比如"我很开心""我很难过""我不想再做什么"等。第五,年龄特点,具体化且清晰可见。幼儿的年龄特点是:好奇心强、活泼好动、喜欢学习、热情、直率、积极主动。由于每个幼儿的性格、生活阅历等因素,其具体表现可能各不相同,但这种年龄特征具有普遍性。第六,对环境有较强的适应能力。一个心理健康的人,能够迅速地适应内外环境的变化,并能够及时地调整自己的心态与行为。而心理健康状况不好的人,往往会表现出对环境变化的不适应,幼儿也是如此。

三、幼儿发展与心理健康

(一)幼儿动作发展与心理健康

动作发展对幼儿心理健康的影响是非常重要的。幼儿期是儿童身体发展的关键时期,也是儿童认知和情感发展的关键时期。在这个时期,幼儿通过运动、探索和互动来发展身体和大脑。

运动能够促进幼儿身体的发展,包括肌肉、骨骼、神经系统和心血管系统的发展。同时,运动还能够促进幼儿的认知和情感发展。通过运动,幼儿可以探索周围环境,发现新事物,建立自信和自尊心。此外,运动还能够帮助幼儿发展社交技能,如合作、分享和沟通。因此,幼儿的动作发展和心理健康是密切相关的。家长和教师应该鼓励幼儿积极参与各种运动和活动,帮助他们发展身体和大脑。同时,也要注意幼儿的情感需求,给予他们充分的关注和支持,帮助他们建立健康的自我认知和情感表达能力。

(二)幼儿语言发展与心理健康

语言能力的发展可以促进幼儿的认知和情感发展。通过语言,幼儿可以表达自己的想法和感受,理解和掌握新的知识,建立和维护人际关系,以及解决问题和应对挑战。幼儿的语言能力也与自尊心和自信心的发展有关。当幼儿能够有效地表达自己的想法和感受,得到他人的认可和回应,他们会感到更加自信和自豪。语言能力的缺失或延迟可能会影响幼儿的心理健康。如果幼儿无法有效地表达自己的想法和感受,他们可能会感到沮丧、孤独和无助。这可能会导致情绪问题、社交问题和学习问题。幼儿的语言能力也与家庭环境和教育质量有关。如果幼儿在家庭和学校中得到了充分的支持和鼓励,他们的语言能力和心理健康可能会更好。

(三)幼儿情绪发展与心理健康

幼儿情绪的发展会影响他们的心理健康。如果幼儿能够有效地表达自己的情绪,得到他人的理解和支持,他们可能会感到更加自信和满足。相反,如果幼儿的情绪得不到有效的表达和处理,他们可能会感到沮丧、孤独和无助。幼儿的情绪发展也与自我认知和自我控制的发展有关。家庭环境和教育质量也会影响幼儿的情绪发展和心理健康。如果幼儿在家庭和学校中得到了充分的支持和鼓励,他们可能会更加自信和满足。相反,如果幼儿在家庭和学校中遭受了虐待、忽视或歧视,他们可能会感到沮丧、孤独和无助。幼儿的情绪发展和心理健康也与社交能力的发展有关。当幼儿能够与他人建立积极的关系,并在社交互动中表现出积极的情绪,他们可能会更加自信和满足。相反,如果幼儿在社交互动中遭受了排斥或冷漠,他们可能会感到孤独和无助。综上所述,幼儿情绪发展和心理健康是相互关联的。家庭和学校应该为幼儿提供支持和鼓励,帮助他们理解和管理自己的情绪,并促进他们的社交能力和自我认知的发展。同时,家长和教育工作者也应该注意幼儿的情绪变化,及时提供帮助和支持,以确保幼儿的心理健康和幸福感。

四、幼儿阶段常见的心理问题

幼儿阶段是儿童心理发展的重要阶段,常见的心理问题如下。

(一)分离焦虑

幼儿期的分离焦虑是指幼儿在与主要照顾者分离时出现的情感困扰和不安全感。这种焦虑通常在幼儿 18 个月到 3 岁出现,但也可能在更早或更晚的年龄出现。分离焦虑的表现包括哭闹、拒绝离开主要照顾者、担心主要照顾者的离开、担心自己会丢失或被抛弃等。这些表现可能会影响幼儿的日常生活和睡眠质量。如果幼儿的焦虑严重影响了他们的生活和发展,家长可以考虑寻求专业帮助,如儿童心理医生或心理治疗师。在日常生活中,家长可以采取一些措施来帮助幼儿缓解分离焦虑,例如建立稳定的日常生活和规律的作息时间,鼓励幼儿独立探索和玩耍,以及提供安全感和支持。

(二)社交焦虑

幼儿期的社交焦虑是指孩子在与人交往时,出现紧张、害羞、退缩、回避等情绪和行为。这种焦虑可能会影响孩子的日常生活和学习,甚至会对其未来的社交能力产生负面影响。幼儿期的社交焦虑可能由多种因素引起,如遗传因素、家庭环境、性格特点、社交经验等。家长可以通过给予孩子安全感和支持,鼓励孩子参与社交活动,教育孩子如何与人交往,培养孩子的自信心和自尊心等方式减轻其社交焦虑。

(三)多动症

幼儿期的多动症是一种常见的儿童行为障碍,主要表现为注意力不集中、过度活跃、冲动行为等。这种症状通常在儿童 6 岁前出现,可持续到成年期。幼儿期的多动症可能会影响孩子的学习和社交能力,导致他们在学校和家庭中遇到困难。因此,及早识别和治疗多动症非常重要。治疗多动症的方法包括行为疗法、药物治疗和家庭支持等。

（四）口吃

幼儿期的口吃是指幼儿在说话时出现重复、停顿、拖长音等现象,这是一种常见的语言发展问题。导致幼儿口吃的原因有许多,如遗传因素、大脑发育不成熟、紧张焦虑、语言环境不良等。

第二节　儿童期

一、儿童期的定义与特点

（一）儿童期的定义

根据不同的标准,儿童的定义有所不同,有的定义是指出生至18岁的未成年人,有的定义是指出生至14岁的未成年人。在这一部分中,我们将儿童定义为从出生到14岁的未成年人。其中,讨论重点为从度过幼儿期到14岁的未成年人。

（二）儿童期的认知发展特点

皮亚杰(Jean Piaget,1896—1980)是儿童心理学领域著名的学者之一,他对认知发展的研究做出了重大贡献。他的理论被广泛应用于心理学、教育学和发展心理学等领域。皮亚杰最为著名的是他所提出的道德发展论与儿童发生认识论。

皮亚杰把儿童的认知发展分成以下四个阶段。

1. 感知运算阶段

感知运算阶段(0~2岁)这个阶段的儿童主要的认知结构是感知运动图式,儿童借助这种图式可以协调感知输入和动作反应,从而依赖动作去适应环境。经过这个阶段,孩子们从一个只有反应行为的人,逐渐成长为一个有基本认识的、能够解决问题的人。

2. 前运算阶段

前运算阶段(2~7岁)儿童将感知动作内化到表象中,并建立起了符号功能,他们可以凭借心理符号(主要是表象)展开思维,从而使思维发生质的飞跃。

3. 具体运算阶段

具体运算阶段(7~12岁),在这一阶段,儿童的认知结构由前运算阶段的表象图式演化为运算图式。具体操作思考的特征:守恒、无我、可逆。在皮亚杰看来,这一时期的心智活动主要集中在抽象的概念上,属于运算性(逻辑性),而思维活动又需要具体的内容来支撑。

4. 形式运算阶段

形式运算阶段(12~15岁),在这一时期,孩子们的思维已经发展到了抽象和逻辑的程度。思维形式与思维内容无关,形式运算阶段的儿童可以不受现实的影响,将注意力集中在假设的命题上,可以对假言命题做出逻辑的、富有创造性的反应。同时,儿童还能进行假设推理。

二、儿童心理健康的影响因素

（一）家庭特征

首先,家庭氛围。家庭氛围是指家庭成员之间的关系和交流方式。一个温馨、和睦的家庭氛围可以促进儿童的心理健康,而一个充满争吵和冷漠的家庭氛围则会对儿童造成负面影响。其次,家庭经济状况。家庭经济状况对儿童的心理健康也有着重要的影响。有研究表明,家庭经济困难可能导致儿童焦虑、沮丧和自卑感的出现。当然也存在一种说法,家庭经济困难可能会帮助儿童形成坚强的意志,所谓"寒门出贵子"。最后,家庭成员的健康状况。家庭成员的健康状况也会对儿童的心理健康产生影响。例如,父母的慢性疾病可能会影响儿童的情绪和行为,因为他们可能需要承担照顾父母的责任,同时也可能会担心父母的健康,从而产生较强的压力感。

(二)教育理念

父母的教育理念对孩子的心理健康有很大的影响。父母应该尽可能地鼓励孩子、支持孩子、教导孩子,以帮助孩子建立健康的自尊心、情绪管理能力、社交技能和成功观念。

1.自尊心

父母的教育理念可以影响孩子的自尊心。如果父母鼓励孩子尝试新事物,并赞扬他们的努力和成就,孩子会感到自信和自尊心增强。相反,如果父母批评孩子的错误并贬低他们的价值,孩子可能会感到自卑和自尊心受损。

2.情绪管理能力

父母的教育理念可以影响孩子的情绪管理能力。如果父母教导孩子如何处理情绪并提供情感支持,孩子会更有可能学会控制情绪并处理压力和挫折。相反,如果父母对孩子的情绪不关心或者不支持,孩子可能会感到孤独和无助。

3.社交技能

父母的教育理念可以影响孩子的社交技能。如果父母鼓励孩子与他人交往,并教导他们如何与他人沟通和解决冲突,孩子会更有可能建立健康的人际关系。相反,如果父母不鼓励孩子与他人交往,或者不教导他们如何与他人沟通和解决冲突,孩子可能会感到孤独和难以融入社交圈。

4.成功观念

父母的教育理念可以影响孩子的成功观念。如果父母鼓励孩子追求自己的梦想,并教导他们如何设定和实现目标,孩子会更有可能具有积极的成功观念。相反,如果父母不鼓励孩子追求自己的梦想,或者不教导他们如何设定目标和实现目标,孩子可能会感到无助和缺乏动力。

(三)教育方式

1.严格教育

父母对孩子的要求非常严格,强调纪律和规矩,对孩子的错误行为进行严厉的批评和惩罚。采取这种教育方式的父母往往处于支配地位,父母是子女的权威,当儿童达不到父母的标准时,后果相对于其他教育方式来讲会更加严重。在这种教育方式下成长起来的儿童往往缺乏主见,相对较为懦弱,善于服从。

2.宽容教育

宽容教育表现为父母不会过分干预孩子的自由,尊重孩子的个性和兴趣,鼓励孩子自我发展。在这种教育环境中,儿童往往做事随心所欲,容易形成幼稚、自私、无礼等特点。

3.激励教育

父母往往通过奖励和赞扬来鼓励孩子的积极行为和优点,激发孩子的自信和动力。在这种环境下成长的儿童往往自信心较强,敢于创造,敢于为了目标勇往直前、义无反顾。

4.指导教育

指导教育环境下,父母通过引导和教育来帮助孩子认识和解决问题,培养孩子的独立思考和解决问题的能力。儿童在此环境中容易形成善于求助、善于独立思考的特点,处理问题有较强的自我意识。

5.漠视教育

漠视教育环境下,父母对孩子的教育缺乏关注和重视,忽视孩子的成长和发展,可能会导致孩子的自卑和消极。

父母的教育方式对儿童的影响是非常重要的,它可以直接影响到儿童的个性、性格、行为和思维方式。总之,父母的教育方式对儿童的成长和发展有着深远的影响,父母应该根据孩子的个性和特点,采取合适的教育方式来引导孩子成长。

（四）儿童应对挫折能力的培养

1. 培养自信心

鼓励进行赏识教育,让孩子相信自己的能力,家长鼓励儿童尝试新事物,培养做出自己的决定的习惯,并学会接受失败。研究表明,自信心的培养对于儿童的心理健康发展是极其必要的,有较高自信心的个体,往往更有利于其心理健康。

2. 培养独立性

让孩子学会自己处理问题和解决困难,让他们独立思考,找到解决方案。培养儿童的独立性有利于增加其领导力与创造性思维。研究表明,有领导力与创造性思维的个体在今后的生活中更容易实现自我价值。

3. 培养耐心

教孩子学会等待和坚持,让他们明白成功需要时间和努力。要注重儿童"延迟满足"能力的培养,家长不能一味地满足儿童的各种需要,这不利于儿童良好性格的培养。

4. 培养适应性

让孩子学会适应不同的环境和人际关系,让他们学会与人相处并解决冲突。增强儿童的社会适应能力。一方面,重视儿童适应新环境的能力;另一方面,重视儿童适应新交际圈的能力。良好的适应性也是心理健康的重要条件。

5. 培养积极心态

鼓励孩子看到问题的积极方面,学会从失败中吸取经验和教训,激励他们继续前进。

6. 培养团队合作精神

让孩子学会与他人合作,分享经验和资源,共同解决问题。

7. 培养自我调节能力

教孩子学会控制自己的情绪和行为,让他们学会冷静思考和应对挫折。

8. 关注儿童的心理韧性

目前,对心理韧性的定义主要有三种:结果性、过程性和质量性。结果性定义侧重于对心理韧性的定义,例如,心理韧性是指在受到严重威胁后仍能很好地适应和发展的现象。过程性定义把心理韧性视为一个动态发展变化的过程,如心理韧性是一个人对危险环境适应能力的动态变化过程;心理韧性是一种心理恢复力,指个体在面对巨大压力或危机时,通过一系列能力与特质之间的动态交互作用,使个体能够快速恢复并成功应对压力或危机的过程。质量性定义将心理韧性看作是个人的一种能力或品质,它是个体所具有的特征。例如,心理韧性是个体能够承受高水平的破坏性变化,同时表现出尽可能少的不良行为的能力。心理韧性是一个人在逆境中恢复自我,并能灵活应对不断变化的外部环境的能力。

我们应通过以下一些内容关注儿童心理韧性的发展。

第一,建立支持性的家庭环境。为儿童提供安全、稳定和支持的家庭环境,让他们感受到家人的爱和关怀。家人的支持和积极参与对于儿童的心理韧性发展至关重要。第二,培养积极的心态。教导儿童积极的思考方式,帮助他们树立积极乐观的态度面对困难和挫折。鼓励他们学会转变困难为机会,并相信自己有能力克服困难。第三,提供合适的挑战和机会。给予儿童适当的挑战和机会来培养他们解决问题和应对挫折的能力。这可以通过提供适龄的游戏、活动和学习机会来实现。第四,培养情绪调节能力。教导儿童有效地管理自己的情绪和情感,帮助他们学会应对压力和情绪困扰。这可以通过情绪认知训练、冥想和放松技巧等方式来实现。第五,培养适应性的应对策略。帮助儿童学会积极应对挫折和压力,利用问题解决和应对技巧来应对困难情况。鼓励他们主动寻求帮助和支持,培养社交支持网络。

通过关注儿童的心理韧性,我们可以帮助他们建立积极、健康的心态,增强应对困难的能力,从而更好地应对生活中的挑战。

（五）出生顺序

出生顺序对儿童的影响是一个复杂的问题,它涉及家庭环境、家庭文化、性格特点等多个方面。以下是一些可能的影响。

（1）长子或长女:长子或长女通常会承担更多的责任和期望,比如照顾弟弟妹妹、帮助父母等。他们也可能更加成熟、自信和有责任感。

（2）次子或次女:次子或次女通常会比长子或长女更加自由、独立和有创造性。他们也可能更加有竞争力,因为他们需要争取父母的关注和认可。

（3）最小的孩子:家中最小的孩子通常会受到更多的宠爱和关注,但也可能会感到被忽略或被孤立。他们可能更加外向、有趣和有幽默感。

（4）独生子女:通常会受到更多的关注和照顾,但也可能会感到孤独和缺乏社交技能。他们可能更加自立、成熟和有责任感。

（六）留守儿童

留守儿童是指由于父母或监护人长期在外务工、经商、务农等原因,而留在家乡或城市中的孩子。这些孩子通常需要独自面对生活和学习的各种问题,缺乏父母的关爱和照顾,容易出现心理健康问题。留守儿童的心理健康问题主要包括以下几个方面。

（1）孤独感:由于长期缺乏父母的陪伴和关爱,留守儿童常常感到孤独和无助,缺乏安全感。

（2）自卑感:由于缺乏父母的鼓励和支持,留守儿童容易产生自卑感,觉得自己不如别人。

（3）情感问题:由于缺乏父母的陪伴和关爱,留守儿童容易产生情感问题,如抑郁、焦虑、恐惧等。

（4）社交问题:由于长期独处,留守儿童缺乏与同龄人交流的机会,容易产生社交问题,如交往困难、孤僻等。

（5）学习问题:由于缺乏家长的教育和督促,留守儿童在学习方面可能存在问题,如学习成绩下降、学习动力不足等。

（6）行为问题:由于缺乏父母的管教和引导,留守儿童可能产生行为问题,如自闭、叛逆、偏执等。

为了解决留守儿童的心理健康问题,需要采取以下措施。

（1）加强家庭教育:父母应该尽可能地抽出时间陪伴孩子,关心他们的生活和学习,给予他们爱和支持。

（2）提供心理支持:学校和社会应该提供心理咨询和支持服务,帮助留守儿童解决心理健康问题。

（3）建立社交网络:学校和社区可以组织留守儿童之间的交流活动,帮助他们建立社交网络,增强社交能力。

（4）加强教育培训:学校和社会应当加强留守儿童的教育培训,提高他们的学习能力和自我管理能力。

（5）加强监管和保护:政府和社会应当加强对留守儿童的监管和保护。通过建立强制报告机制、完善应急处置机制、健全评估帮扶机制等措施加强对农村留守儿童关爱与保护。

★知识链接

远离父母,留守儿童都有哪些心理问题

一天,河南省12355青少年服务热线接到杞县一名留守儿童的电话,在了解情况后迅速将信息转交至"青翼家园",心理咨询师陈凤娟接待了这位留守儿童。

孩子名叫小雨(化名),正在上初中。陈凤娟回忆:"孩子是爷爷带着来的,进门后并不说话,全程都是爷爷在说。"爷爷表示,小雨学业压力大,与自己沟通不畅,还暴躁易怒。

了解了小雨的基本信息后,陈凤娟请爷爷在外等待,她和孩子单独沟通。爷爷离开后,陈凤娟让小雨从面前的人偶中选出3个,分别代表小雨自己和他的父母,并进行摆放。小雨的摆放呈三角形,代表小雨的人偶盯着父母的方向,代表父母的人偶则望向别处。"代表他父母的人偶处于不能正视小雨,但用余光也能看到他的位置。"陈凤娟说,通过摆放可以看出,小雨的内心是很渴望父母的陪伴的,同时对父母不在身边又有一些不理解和怨恨。小雨摆好后,便开始流泪,哭了约5分钟。

咨询时,小雨已有近一年的时间没有见过父母了。在他看来,父母外出工作和抛弃自己无异,因此内心缺乏安全感,易躁易怒;同时面对有父母陪伴的朋友,产生自卑心理。陈凤娟说,由于自卑,小雨越来越封闭自己,和外界接触变少,不愿意表达内心真实的需求。也因为自卑,在学习中遇到问题,小雨不敢问老师或同学,害怕被嘲笑。

和小雨沟通结束后,陈凤娟也建议他的爷爷做出适当调整。第一,调整自己的说话语气和说话方式,遇事不要直接指责;第二,增加和孩子的肢体接触,让小雨感受到爷爷是爱他的;第三,尊重孩子的意见,爷爷在做决定时可以适当征求小雨的看法。

小雨前后共参加了5次心理咨询,状况也渐渐好转。和父母沟通次数增多后,心理压力变小了,上课时候也更容易集中精力听讲,学习成绩也有所提高。

和父母长期分离,缺乏联结,小雨只是众多留守儿童中的一个小小缩影。根据咨询经验,陈凤娟将留守儿童常见的心理问题大体分为3类:一是和小雨相似,内心自卑,缺乏安全感;二是产生叛逆心理;三是堕落消极、沉迷游戏。(节选自中国青年网)

(七)家庭因素

1. 家庭环境

稳定的家庭环境对儿童的心理健康有着至关重要的影响。家庭环境的稳定性包括家庭成员之间的关系稳定,家庭住址的稳定以及家庭经济状况的稳定。这些因素对儿童的心理健康有着重要的影响。

2. 父母的关爱和支持

父母的关爱和支持对儿童的心理健康也非常重要。父母应当在日常生活中给予孩子足够的关注和关爱,鼓励孩子尝试新事物,支持孩子的兴趣爱好,以及在孩子面临困难时给予适当的支持和鼓励。

3. 积极的家庭氛围

积极的家庭氛围也对儿童的心理健康有着重要的影响。家庭成员之间的积极互动和交流可以促进儿童的社交能力和情感发展。家长应当鼓励家庭成员之间的积极互动,营造一个温馨、和谐、开放的家庭氛围,让孩子感受到家庭的温暖和爱。

4. 合理的家庭教育

家庭教育也是维护儿童心理健康的重要因素。家长应当根据孩子的年龄和性格特点,进行合理的家庭教育,包括培养孩子的自信心、独立性和责任感,培养孩子正确的价值观和行为准则,以及

帮助孩子建立健康的人际关系。

5.适当的家庭亲子互动

适当的家庭亲子互动也是维护儿童心理健康的重要因素。家长应当与孩子进行适当的互动,包括游戏、阅读、聊天等,增强亲子之间的情感联系,促进孩子的身心健康发展。

总之,家庭因素对儿童心理健康的维护至关重要,家长应当注重家庭环境、父母关爱和支持、家庭氛围、家庭教育和家庭亲子互动。

(八)维护儿童心理健康的社会因素

社会环境对儿童心理健康的影响也非常重要。以下是社会环境对儿童心理健康维护的影响。

1.社会支持

社会支持是指社会环境中的人们提供的各种形式的支持和帮助,包括情感支持、信息支持和实际支持。社会支持可以帮助儿童建立自信心和自尊心,提高应对压力的能力,从而促进儿童的心理健康。

2.社会文化

社会文化是指社会中的各种价值观、信仰、习俗和传统。社会文化对儿童的心理健康有着深远的影响。儿童在社会文化的熏陶下,形成自己的价值观和行为准则,因此,社会应当注重儿童的心理健康,营造一个积极、健康、有利于儿童成长的环境。

3.媒体影响

现代社会中,媒体对儿童的心理健康也有着深刻的影响。过度暴力、色情、恐怖等内容的媒体信息会对儿童的心理造成负面影响,甚至导致心理问题的出现。因此,家长和社会应当引导儿童正确看待媒体信息,避免过度暴露于负面内容。

(九)维护儿童心理健康的校园因素

学校环境是儿童成长过程中非常重要的一部分,对儿童的心理健康维护有着重要的影响。以下是学校环境对儿童心理健康维护的影响。

1.学习压力

学校是儿童学习的主要场所,学习压力是儿童面临的主要问题之一。过度的学习压力会导致儿童的心理健康问题,如焦虑、抑郁等。因此,学校应当合理设置课程和考试,减轻儿童的学习压力。

2.同伴关系

学校是儿童结交朋友和建立良好人际关系的重要场所。良好的同伴关系可以促进儿童的社交能力和心理健康,而不良的同伴关系则会对儿童的心理健康产生负面影响。因此,学校应当加强对同伴关系的引导和管理,帮助儿童建立良好的人际关系。

3.教育方式

学校的教育方式对儿童的心理健康也有着深刻的影响。过于严厉或者过于宽松的教育方式都会对儿童的心理健康产生负面影响。学校应当采用温和、公正、尊重儿童的教育方式,鼓励儿童积极参与学习和社交活动,提高儿童的自尊心和自信心。

4.安全保障

学校应当提供安全保障,保障儿童的身体和心理安全。学校应当加强校园安全管理,防止校园暴力、欺凌等事件的发生,同时也应当提供心理健康教育和咨询服务,帮助儿童处理心理问题。

5.环境氛围

学校的环境氛围也会对儿童的心理健康产生影响。学校应当创造积极、健康、和谐的校园氛围,鼓励儿童参与各种活动,培养儿童的兴趣和爱好,提高儿童的自我认知和自我管理能力。

第三节　青年期

一、青年的定义

根据WHO的年龄划分,青年是指15~44岁的个体。根据《2022年国民心理健康调查报告:现状、影响因素与服务状况》,青年是最有可能患上抑郁症的人,18~24岁年龄组患抑郁症的概率高达24.1%,远超其他年龄段。由此可见,青年人的心理健康状况值得越来越多的人关注。我们这里指的青年群体主要是指大学生群体。

二、大学生常见的心理困惑及心理健康标准

(一)学业压力

大学生的学业压力是指在大学学习过程中,由于学习任务的增加、学科难度的提高、竞争压力的增大等原因,导致学生感到压力和焦虑的现象。学业压力可能会对大学生的身心健康和学习成绩产生负面影响。以下是一些可能导致大学生学业压力的原因。

1. 学科难度的提高

大学的学科难度比高中大幅提高,新生需要适应更高的学习难度和更快的学习节奏。大学生基于其不同的专业,所学课程也有所不同。同时,大学的课程相对于中学时期的课程来看,更加得多样与复杂,需要大学生付出更多的精力来应对。

2. 学习任务的增加

大学课程数量和学习任务都比高中增加,新生需要花更多的时间和精力来完成学业。大学生活相对于中学生活表面上看起来更加自由、更加灵活。但是,相对于中学时期家长与老师的监督,大学生生活有了新的变化,在大学校园中,没有人像以前一样来监督大学生的学习,大学生若想让自己的大学生活过得更有意义,必须自主认真完成大量的学习任务。

3. 竞争压力的增大

大学生之间的竞争压力也比高中大幅增大,这可能会导致学生感到焦虑和压力。例如奖学金问题、评优评先问题、实习就业问题等。

4. 社会期望的压力

虽然当今时代大学生的数量越来越多,但是,家长、老师、同学和社会对大学生的期望并未因此而降低。基于我国现状,大多数大学生都是家中的独生子女,这就更加强了其自身的压力。

(二)人际压力

大学生的人际压力是指在大学生活中,由于社交圈子的变化、人际关系的复杂性、交友难度等原因,导致学生感到压力和焦虑的现象。人际压力可能会对大学生的身心健康和学习成绩产生负面影响。以下是一些可能导致大学生人际压力的原因。

1. 社交圈子的变化

大学生进入大学后,原来的社交圈子可能会发生变化,需要重新适应新的社交环境。

2. 人际关系的复杂性

大学生的人际关系比高中更加复杂,需要面对不同性格、背景和文化的人,这可能会导致大学生感到困惑和焦虑。

3. 交友难度

大学生在大学中交友可能会比高中更加困难,需要花费更多的时间和精力来建立新的人际关系。

4. 社会期望的压力

家长、老师、同学和社会对大学生的期望也会增加人际压力。

（三）恋爱与性的困惑

大学生恋爱与性的困惑是指在大学生活中,由于缺乏经验、社交圈子的变化、性教育不足等原因,导致学生在恋爱和性方面感到困惑和不安的现象。这种困惑可能会对大学生的身心健康和学习成绩产生负面影响。首先,大学生缺乏经验,不知道如何处理感情问题和性问题。其次,大学生社交圈子发生了变化,需要重新适应新的社交环境,这可能会导致学生在恋爱方面感到困惑。再次,大学生性教育不足,不知道如何正确地处理性问题。最后,家长、老师、同学和社会对大学生的恋爱和性方面也会有期望和要求,这可能会增加学生的压力和困惑。

（四）认知压力

心理学中的"约哈里窗口"理论根据人际传播双方对传播内容的熟悉程度,将人际沟通的信息划分为四个区域:开放区域、盲目区域、隐藏区域和未知区域。这个理论可以用来分析个体在人际交往中的信息沟通行为,以及在人际传播中可能存在的误解和偏见。其中,开放区域是指个体完全了解并能够清晰表达自己的信息,包括自己的感受、想法和需求等;盲目区域是指个体不完全了解自己的信息,可能存在信息不对称的情况,例如,个体可能不知道自己的性格特点、优点和缺点等;隐藏区域是指个体了解自己的信息,但可能因为个人偏见或者刻板印象等不愿意表达自己的信息,从而隐藏了自己的真实想法;未知区域是指个体不了解自己的信息,可能存在信息误解或者不确定自己的真实意图。通过"约哈里窗口"理论,我们可以更好地了解个体在人际沟通中的信息沟通行为,以及在人际传播中可能存在的误解和偏见。例如,对于一些人可能存在的信息误解,我们可以通过主动询问来了解对方的真实想法,或者通过一些沟通技巧来降低信息不对称的程度。

大学生理想与现实之间的矛盾是一个普遍存在的问题,它可能会影响个人的学习和生活,同时也会对社会的发展和进步产生影响。下面是一些可能导致这种矛盾的原因。

1. 理想与现实之间的差距

大学生会对未来充满希望和憧憬,但是他们的理想往往与现实存在较大的差距。例如,他们希望成为一名科学家或医生,但是现实可能是他们只能从事一些普通的工作。值得注意的是,当理想自我与现实自我差距过大时,容易让个体产生一些负面情绪,从而影响其心理健康,所以大学生在设立远大抱负理想的同时,一定要明确自身与理想自我的差距。

2. 对未来的不确定性

大学生对未来的不确定性可能会导致他们对自己的理想抱有不切实际的期望。例如,他们希望在大学期间就开始创业或者成为一名企业家,但是这些目标需要大量的时间和资源投入,而他们可能还没有准备好。

3. 社会压力和期望

社会对大学生的期望也可能对他们的理想产生影响。例如,一些家长和亲友希望他们的孩子能够进入名校或者从事一些高薪的工作,这可能会使他们的理想变得更加现实。

4. 缺乏实践和经验

大学生在实践和经验方面可能还存在一些不足。他们还没有充分地了解自己的兴趣和潜力,也没有机会参与到实际的工作和项目中去。

（五）自我管理压力

相对于中学,大学生面临更多的自我管理挑战和变化。大学相对于中学个体自我管理的变化如下。第一,自由度增加。在大学里,大学生的自由度和独立性增加,需要更多地自我管理。学生需要自己安排时间、选择课程、处理学业和社交等方面的问题。第二,压力增加。大学生面临的学习、生活和社交压力相对于中学生更大。他们需要更好地管理自己的情绪和应对压力,避免因压力过大而导致的身心健康问题。第三,学习方式改变。大学的学习方式与中学有很大不同,需要更多地自我管理。大学生需要自己掌握学习方法、选择适合自己的学习方式、管理学习时间和进度等。第四,社交圈子扩大。大学生的社交圈子相对于中学生更广,需要更好地管理自己的社交关系。他们需要学会与不同的人相处、处理人际关系和避免社交陷阱。

因此,大学生需要更加注重自我管理,学会自我调节和适应,以更好地应对大学生活中的挑战和变化。

（六）就业压力

大学生就业压力是当前社会普遍存在的问题。首先,大学生就业市场竞争激烈。随着高校毕业生数量的增加,就业市场竞争日益激烈,导致大学生找工作难度增加。其次,学历门槛提高。许多企业对应聘人员的学历要求越来越高,导致大学生毕业后可能需要继续深造才能满足企业的要求。再次,就业岗位匮乏。一些传统行业的就业岗位数量减少,而新兴行业的就业岗位又需要具备较高的专业技能和经验,导致大学生找工作难度增加。最后,就业观念不合理。一些大学生对就业的期望过高,对工作的选择和适应能力不足,导致就业压力增加。

为缓解大学生就业压力,需要大学生在校期间注重实践经验和专业技能的培养,增加自身的竞争力;同时,社会也需要加强对大学生就业的关注和支持,提供更多的就业机会和发展空间。

（七）大学生心理健康标准

1.智力正常

指大学生的智力应该是正常的,能够胜任日常的学习和生活任务。在大学生心理健康标准中,智力正常通常表示个体的智力水平在正常范围内,没有明显的智力障碍或认知功能问题。智力正常意味着一个人在认知能力、学习能力、问题解决能力和逻辑思维等方面与同龄人相当。这种状态下,个体通常能够较好地适应学习任务、处理信息和应对挑战。他们能够理解复杂的概念,运用逻辑推理解决问题,学习新知识和发展新技能。

2.情绪健康

大学生应该能够适应环境的变化,情绪稳定,不会经常出现情绪波动和过度紧张的情况。在大学生心理健康标准中,大学生的情绪健康要求个体在情绪方面的状态和功能处于良好的状态,能够有效地处理和应对情绪体验,进行适当的情绪调节并保持情感平衡。具体应做到以下几点。

（1）情绪认知:情绪健康的个体具备较高的情绪认知能力,能够准确地认识、理解和表达自己的情绪体验。他们能够区别不同的情绪,识别自己和他人的情绪状态。

（2）情绪调节:情绪健康的个体具备良好的情绪调节能力,能够自我调整情绪、应对压力和挫折。他们能够通过积极的情绪调节策略来管理自己的情绪,如倾诉、放松技巧、运动等。

（3）情感表达与沟通:情绪健康的个体具有积极的情感表达和沟通能力。他们能够适当地表达自己的情感和需求,与他人进行有效的情感交流,建立良好的人际关系。

（4）情绪稳定性:情绪健康的个体具备相对稳定的情绪状态,不容易过度波动或受外界事件的干扰。他们能够适应生活中的变化和挑战,保持情感平衡。

（5）积极情绪体验:情绪健康的个体能够体验到积极的情绪,如喜悦、满足、乐观等。他们能够寻找并培养积极的情绪体验,增强心理幸福感和抗压能力。

在评估大学生的情绪健康时,通常会考虑他们在情感体验、情绪调节能力、情感表达和沟通、情绪稳定性等方面的表现。情绪健康的评估可以帮助他们更好地了解和管理自己的情绪,提供相关的支持和干预措施,促进他们的心理健康和学业发展。

3. 反应适度

反应适度是指个体在面对外界刺激时能够做出适当的反应,既不过度兴奋,也不过度消沉。这种反应是在个体的意识控制下进行的,能够充分考虑到个体的生理和心理特点,并且能够与周围环境保持平衡。心理健康的人在面对各种刺激时,能够保持冷静的头脑,不会被情绪左右,能够根据自己的实际情况和周围环境的变化做出适当的反应。

在日常生活中,我们经常会遇到各种各样的刺激,如考试失败、与好友发生矛盾等。对于不同的刺激,个体的反应程度也不同。有些人面对这些刺激时会过度兴奋,情绪波动较大,难以自控;而有些人则能够保持冷静,控制自己的情绪,不受外界干扰。心理健康的人则能够根据自己的实际情况和周围环境的变化,适度地反应,既不过度兴奋,也不过度消沉。

4. 人格完整

在大学生心理健康标准中,人格完整指的是个体的人格结构和发展处于相对健全、稳定和统一的状态。一个人具有完整的人格表示他们的人格特质、价值观、行为模式和自我认同等方面的整合和协调。在评估个体人格完整时应该注意以下内容。

(1)一致性:人格完整的个体在不同的情境和角色中呈现出相对一致的人格特征和行为模式。他们的思想、情感、态度、行为等方面具有相对的稳定性和连贯性。

(2)自我一体感:人格完整的个体能够体验到自我一体感,即对自己的认同感和自我价值的连贯性和稳定性。他们对自己的个体特点、能力、价值观念等具有清晰的认识和积极的自我评价。

(3)健康的人格特质:人格完整的个体通常表现出健康的人格特质,如开放性、宜人性、外向性、责任心和情绪稳定性等。这些人格特质有助于他们有效地应对生活中的挑战、与他人建立积极的关系,并发展个人潜力。

(4)自我整合:人格完整的个体能够整合和平衡不同的人格部分和内在冲突,形成相对统一的自我认知和自我发展。他们能够认识和接纳自己的优点和缺点,并在行为中展现出适当的自我管理和自我调节能力。

人格完整并不意味着个体没有任何人格缺陷或挑战,而是指个体在一定程度上能够整合和协调自己的人格特征,并发展出相对稳定和健康的人格结构。人格完整与个体的心理健康和适应能力密切相关,它对个体的学习、社交和情感健康等方面的发展起到关键的推动作用。

评估大学生的人格完整性通常需要综合考虑个体的人格特征、行为表现、自我评价和发展历程等方面的信息。在关注大学生的人格完整性时,可以提供相应的心理支持和干预措施,帮助他们更好地理解和发展自己的人格,实现全面的心理健康和自我成长。

5. 意志健全

在大学生心理健康标准中,意志健全指的是个体的意志力和自我控制能力处于健全和有效的状态。意志健全的个体能够有目标地引导自己的行为、克服困难和延迟即时满足,以实现长期的目标和价值。意志健全的大学生应该做到以下内容。

(1)自我激励:意志健全的个体能够自我激励,即能够在没有外部压力或奖励的情况下保持自我动力,全情投入并坚持从事特定任务或活动。他们能够找到内在的动力和乐趣,持续努力并实现目标。

(2)延迟满足:意志健全的个体能够延迟即时满足,愿意推迟短期的快乐或享受,以获得更大的长期回报。他们能够抵制诱惑、克服冲动和自制力不足,更能够坚持目标并抵御干扰。

(3)自我控制:意志健全的个体具备较强的自我控制能力,能够管理自己的情绪、冲动和行为。

他们能够冷静地评估情境,做出明智的决策,避免冲动行为,同时能够适应变化和应对挑战。

(4)目标设定与追求:意志健全的个体能够设定明确的目标,并通过积极的努力、计划和执行实现这些目标。他们能够制订具体的步骤和策略,坚持不懈地朝着目标努力,并克服困难和挑战。

(5)自律性:意志健全的个体表现出较强的自律性,能够约束自己的行为,遵循规则和义务。他们能够充分利用时间、管理资源,并在面对挑战和诱惑时做出明智的选择。

意志健全与个体的心理健康和学业发展紧密相关。它对大学生的自律、学习成果和目标实现起到关键的推动作用。评估意志健全性通常需要考虑个体的自我激励、延迟满足能力、自我控制能力、目标设定和自律性等方面的表现。提供相关的支持和干预,帮助大学生发展和强化意志健全性,有助于他们更好地应对挑战、提升学习动力和成果。

6.社会适应良好

大学生应该能够适应不同的社会环境和文化背景,具有良好的人际交往能力和团队合作精神。拥有良好适应能力的大学生应该符合以下几点要求。

(1)社交技能:社会适应良好的个体具备积极、有效的社交技能,能够与他人进行沟通交流、合作和解决冲突。他们能够表达自己的想法和情感,并尊重他人的观点和感受,建立良好的人际关系。

(2)适应环境:社会适应良好的个体能够适应不同的社会环境和社会角色。无论是在学校、工作场所还是社交场合中,他们能够理解并遵守相应的规则、价值观和行为准则,同时能够适应和应对社会变化和压力。

(3)合作能力:社会适应良好的个体能够有效地与他人合作,共同解决问题和实现共同目标。他们能够倾听和理解他人的需求,表达自己的意见和贡献,并妥善处理不同的观点和冲突。

社会适应良好对个体的心理健康和整体幸福感具有重要影响。评估社会适应良好性通常需要综合考虑个体的社交技能、人际关系质量、适应能力、合作能力和价值观等方面的表现。为了帮助大学生社会适应良好,可以提供相应的支持和培训,促进他们与他人建立积极和健康的关系,增强自信和适应能力,培养良好的社会参与意识和行为。

7.心理特点符合年龄特征

大学生的心理特点应该符合其年龄特征,如思维敏捷、记忆力好、情感丰富等。具体而言,大学生的心理特征应与生理年龄相匹配。

三、大学生保持心理健康的方法

(一)掌握心理卫生知识

大学生作为社会的重要群体,承担着学习、就业、人际交往等多重压力,心理健康问题越来越受到社会的关注。了解和掌握一些基本的心理卫生知识,对于大学生自身的成长和发展以及预防心理问题的产生都具有重要意义。首先,了解心理健康的知识可以帮助大学生更好地认识自我,提高自我意识和自我调节能力。通过了解自己的情绪变化、意志品质、人格特点等方面的情况,大学生可以更好地了解自己的优势和不足,进而采取有效的措施来提高自身的心理素质。其次,掌握一些心理健康的知识可以帮助大学生更好地应对各种压力和挑战。在面对就业压力、学习压力、人际交往等方面的困难时,了解相关的知识和技巧可以帮助大学生更好地调节自己的情绪和行为,保持心理平衡和稳定。最后,了解心理健康的知识可以帮助大学生更好地保护自己的心理健康。了解一些常见的心理问题,如抑郁、焦虑、情绪不稳定等,可以帮助大学生更好地认识自己的情绪状态,采取有效的措施来缓解和预防这些问题。

(二)情绪的调节

大学生可以通过多种方式来做好情绪调节。第一,注意休息和睡眠。保持足够的睡眠时间和良好的睡眠质量有助于放松身心,缓解紧张情绪。第二,进行适当的运动。运动可以释放身体的紧张情绪,增强身体的代谢和循环能力,有助于缓解压力和焦虑。第三,学会放松。可以通过冥想、瑜伽、泡澡等方式来放松身心,调整呼吸和心态,缓解紧张情绪。第四,寻求帮助。如果感到情绪问题比较严重,可以向家人、朋友或心理咨询师等寻求帮助,他们可以给予支持和建议。第五,寻找支持。可以加入心理健康俱乐部、心理社团等组织,与其他同学交流和分享自己的情绪问题,获得情感上的支持和鼓励。

(三)建立合理的生活秩序

大学生建立合理的生活秩序要懂得规划时间,合理规划时间可以帮助他们更好地安排自己的学习、生活和社交活动,避免浪费时间和精力。大学生要学会制订计划,制订明确的计划可以帮助他们更好地掌握自己的时间,更好地利用时间资源,提高生活效率。大学生要合理安排饮食,合理安排饮食可以帮助他们保持身体健康,提高学习和生活的效率。保持良好的生活习惯可以帮助大学生养成健康的生活方式,提高生活质量。除此之外,如果感到生活秩序出现问题,可以向家人、朋友或心理咨询师等寻求帮助,他们可以给予支持和建议。

(四)树立合理的奋斗目标

大学生要了解自己的兴趣、能力、价值观和优势,这样可以帮助他们更好地认识自己,从而更好地制订自己的奋斗目标。学会分析自己当前的情况和条件,可以帮助大学生更好地了解自己的实际情况。懂得建立计划,根据自己的实际情况和条件,提出合理的计划和行动方案,可以帮助大学生更好地掌握自己的时间和资源,提高生活效率和质量。坚持不懈是成功的关键,大学生需要有耐心和毅力,不断地调整和改进自己的计划和行动方案,直到达到自己的奋斗目标。此外,不断学习可以帮助大学生更好地掌握新的知识和技能,从而更好地适应社会的变化和发展,提高自身的竞争力和适应性。

(五)建立良性的人际关系

良性的人际关系是指双方的关系是基于真诚、理解、尊重和信任的基础上建立起来的。这种关系可以为人们提供支持和帮助,促进个人的成长和发展。建立良性的人际关系是大学生成长和发展的重要因素之一。大学生在交往过程中要学会真诚待人,这是建立良性人际关系的基础。尊重是建立良性人际关系的前提,大学生应该尊重他人的意见、观点和隐私,以建立良好的人际关系。良好的人际关系需要良好的沟通,大学生应该学会倾听、理解和表达自己的想法和意见。此外,建立信任是建立良性人际关系的关键。最后,应避免冲突的产生,学会理解与宽容。

★知识链接

将心理健康教育纳入教育体系　为大学生筑牢"心屏障"

当代大学生的心理健康问题,必须引起全社会高度重视。高校作为培养人才的主阵地,更要做好大学生的教育引导、疾病预防和心理疏导等工作。

江南三月,春暖花开。然而对于常州机电职业技术学院(以下简称常州机电职院)专业心理教师来说,却是一个忙碌的季节。

2022年3月29日,科技日报记者走进常州机电职院西南校区,看见几位心理教师正在通过线下、线上相结合的方式,倾听着学生的心声,耐心地回答着不同的心理问题,针对性地提出不同建议。

常州机电职院学工处心理健康教育咨询中心主任李玲玲告诉记者,常州机电职院已先后为5.6万名在校大学生提供心理辅导,帮助他们消除内心的困惑,为未来的工作、生活,做好"心理准备"。

需高度重视高校心理健康教育

在李玲玲看来,大学生心理健康问题是一个亟待解决的、十分复杂且重要的现实问题。从大学生心理问题产生的根源来看,影响大学生心理健康的主要有社会因素、家庭因素、环境因素、情感因素四大类,且发生的行为表现、发病机理等各不相同。

"当今社会竞争日益激烈,生活环境、生活节奏不断变化,让在校大学生的心理压力也不断增大。去年,常州机电职院就有4 000多人次在校生接受了不同方式的心理支援。"李玲玲说,春秋两季学生的心理问题尤为突出,直接影响到大学生的健康成长,更影响到青年人才队伍建设。

在常州机电职院党委书记沈琳看来,"当代大学生的心理健康问题,必须引起全社会高度重视。高校作为培养人才的主阵地,更要做好大学生的教育引导、疾病预防和心理疏导等工作"。

李玲玲介绍,常州机电职院把大学生心理健康教育纳入学生全程教育体系建设,有针对性地开设人际关系、情绪调控、恋爱心理、生命教育、消费心理等专题必修课,提高大学生抗御心理疾病、人际沟通等的能力,让每个学生在日常学习生活中都能自觉对自己的行为和健康负责,提高自身心理健康水平。

常州机电职院副校长黄宝玲介绍,目前常州机电职院已建有1个校心理健康教育领导小组、1个校心理健康教育咨询中心、7个二级学院心理辅导站,并从在校生中选拔出一支高素质的心理健康服务志愿者队伍,形成体系化、网格化、上下贯通的心理健康教育格局。

构建"家校医社"联动育人模式

在常州机电职院领导眼里,解决好大学生心理健康问题,也是培养创新创业人才中一项十分重要的工作。高校决不能让在校学生由于心理问题,而影响到其正常的学习和生活,更不能让心理问题成为学生成才路上的绊脚石。

目前,常州机电职院建立起"学校—学院—班级—宿舍"四级工作网络格局,构建"四季活动引领、教学咨询并进"心理健康教育模式,先后荣获"全国高职院校心理健康教育先进集体""江苏省大学生心理健康教育与研究示范中心"等荣誉称号。

相关专家提出,新《精神卫生法》实施以来,规范了高校的心理咨询活动,但在实际操作过程中,如何整合各方资源、形成合力,帮助存在心理问题的学生,日益成为各大高校所面临的难题之一。高校应进一步建立心理健康教育工作多部门联动机制,树立"全员育人、全程育人、全方位育人"理念,调动各方资源,构建"家校医社"联动育人模式,让全社会参与进来,共同维护大学生的心理健康安全。(选自中国科普网)

第四节　中年期

一、中年的定义与特点

一般来讲,超过60岁就视为进入老年期,中年期则是指年龄在45～60岁的人。这类人经常会出现知识在积累增长、经验日益丰富,但是人体的生理功能却在不知不觉中下降等特征。中年人的身心特点有了新的变化。

在生理特点上,中年人的身体开始出现一些生理上的变化,如代谢率的下降,皮肤的老化等。在心理特点上,中年人的心理状态也会发生一些变化,如情绪的波动,自我认知的变化,对未来的担忧等。在社会角色上,中年人的社会角色开始发生变化,如父母角色的转变,职业角色的变化等。在健康问题上,中年人的健康问题也比较突出,如高血压、糖尿病、心脏病等。在生活方式上,中年人的生活方式也会发生一些变化,如更加注重健康、更加关注家庭和社交圈等。在自我认知上,他们开始思考自己的人生价值和意义,对自己的人生目标和追求有更加清晰的认识。

二、中年人的心理健康常见的问题

(一)婚姻

婚姻质量与心理健康之间存在着密切的关系。婚姻质量对心理健康状况会产生影响。研究表明,婚姻质量好的人更健康,他们的身体更健康,心理更稳定,更少出现焦虑、抑郁等问题。婚姻质量好的人会更幸福,他们更有自信,有更积极的态度面对生活,更容易获得生活满足感。相反,婚姻质量差的人更容易出现心理问题,例如焦虑、抑郁、疲劳等问题,这些问题可能会影响他们的身体健康。婚姻质量差的人更容易出现家庭暴力,这种暴力不仅会对身体造成伤害,还会对心理健康造成严重影响。

具体来说,心理健康的人更容易建立和维护健康的婚姻关系,因为他们能够更好地理解和满足对方的需求,包容和支持彼此,从而提高婚姻的质量。这种健康的婚姻关系可以减少夫妻之间的冲突和矛盾,增强夫妻之间的信任和亲密感,从而提高婚姻的幸福感和满意度。相反,不健康的心理状态会影响婚姻关系的稳定和发展,导致婚姻破裂的风险增加。例如,一些夫妻可能会因为彼此之间的沟通障碍、情感不满足等问题而产生矛盾和冲突,这些问题会影响到婚姻关系的稳定和发展。此外,一些不健康的心理状态,如抑郁、焦虑等,也会影响到夫妻之间的情感交流和互动,从而降低婚姻的幸福感和满意度。

因此,要提高婚姻的质量,中年人需要注重心理健康问题的预防和管理,建立积极向上的生活态度,保持良好的心理健康状态。同时,家庭成员之间也需要加强沟通和理解,关注彼此的情感需求和身心健康,共同维护和谐、稳定的婚姻关系。

(二)工作

工作质量对于中年人来讲是一个独特的影响因素,由于中年期的特殊性,如果一个人的工作质量不高,可能会导致他产生沮丧、无助、焦虑等负面情绪,从而影响他的心理健康。相反,如果一个人的工作质量很高,他可能会感到自信、满足和有成就感,从而促进他的心理健康。此外,工作环境和工作内容对心理健康也有很大的影响。一个良好的工作环境可以给予员工良好的情感和社交支持,从而提高他们的心理健康。有挑战性和有意义的工作内容可以促进员工的自我实现和成长,从而增强他们的心理健康。因此,为了保持心理健康,人们需要关注自己的工作质量和工作环境,并积极寻找适合自己的工作内容,以提高自己的工作满意度和心理健康水平。

(三)经济

中年人的经济压力与心理健康之间存在密切的关系。经济压力可能导致人们感到无助和无能为力,这可能会导致焦虑和抑郁。这些情绪问题可能会进一步影响个人的生活质量和工作表现。另外,经济压力可能会导致人们感到压力,这可能会影响他们的身体健康。研究表明,压力可能导致心脏病、高血压、糖尿病等健康问题。经济压力还可能会导致人们无法支付医疗费用,这可能会导致健康问题得不到及时治疗。经济压力也可能会对人际关系产生负面影响。经济困难可能会导致人们感到孤独和无助,这可能会影响他们与家人和朋友的关系,甚至可能导致人们与他们的伴侣之间的冲突和分歧。在自尊心方面,经济压力可能会影响人们的自尊心。无法支付账单和满足日常需求可能会导致人们感到无助和无价值感,这可能会影响他们的自尊心和自信心。

因此,经济压力对于中年人的心理健康和身体健康都有着重要的影响。为了保持良好的心理健康,人们需要采取积极的措施来应对经济压力,例如建立预算计划、寻求财务帮助和寻求心理治疗等。

（四）中年危机

中年危机,也称"灰色中年",多发生在 39～50 岁。若发生在 40～65 岁的男性身上,又叫"四十综合征"。人到中年以后会出现生理、行为上的不适应和心理上的不平衡。男性在这一时期可能会感受到衰老的威胁,而女性在 45 岁之后也会进入绝经期。在这一时期,无论是男性还是女性在家庭和社会中的地位会受到挑战,家庭中的子女开始成家立业,一些工作被年轻人取代,这种身份的改变,打破了他们长久以来形成的生活习惯,他们的内心会产生焦虑、紧张、自卑等情绪。

三、中年人心理健康问题应对策略

当中年人的心理健康出现问题时,可以采取如专业咨询、社会支持和改变生活方式等多种方法进行应对。在专业咨询方面,如果中年人感觉自己的心理健康出现了问题,不要犹豫,寻求专业的心理辅导或治疗是十分必要的。专业的心理医生可以帮助找到问题的根源,并提供有效的治疗方案。值得注意的是,应该摒弃有心理疾病才开始进行心理咨询的想法,当生活中遇到压力或挫折且无人可以倾诉时,也可以通过心理咨询来缓解问题。中年期也应重视社会支持对个体的影响,与家人、朋友、同事等建立良好的关系,寻求他们的支持和理解。这可以帮助个体减轻压力和焦虑,提高自尊和自信心。中年人要保持积极的心态,保持积极的心态可以帮助个体更好地应对挑战和困难。中年人要学会尝试寻找乐趣和快乐的事情,保持乐观的态度,在此期间,应建立健康的生活方式。保持健康的生活方式可以帮助保持身体和心理健康。定期锻炼、健康饮食、充足的睡眠和放松技巧都是保持健康生活方式的重要组成部分。最后,学会应对压力是保持心理健康的关键。个体可以通过尝试使用放松技巧,如深呼吸、冥想和瑜伽等,以减轻压力和焦虑。

第五节　老年期

一、老年的定义与特点

（一）定义

国际规定,60 周岁以上的人为老年;《中华人民共和国老年人权益保障法》第 2 条规定老年人的年龄起点标准是 60 周岁,即凡年满 60 周岁的公民都属于老年人。随着社会老龄化的日益加重,中国的老年人越来越多,所占人口比例也越来越高,2010 年我国 60 岁及以上老年人已达 1.77 亿,占总人口比重 13.2%;2014 年人口数达到 2.1 亿,占总人口比重 15.5%;2022 年人口数达到 2.8 亿,占总人口比重 19.8%。

（二）特点

老年人依据其阶段的特殊性有着独特的特征。第一,老年人自我认同感弱。老年人常常感到自己的价值和地位已经降低。第二,老年人常感到孤独。因为他们的朋友和亲人可能已经去世或者不在身边,所以孤独感较强。第三,老年人有对未来的不确定感。老年人可能会担心自己的未来,比如健康状况、经济状况、社交生活等。第四,老年人由于处于高龄阶段,很可能会产生对死亡的恐惧。第五,老年人对过去的回忆。老年人常常会回忆过去的经历和人物,这些回忆可能会带来快乐,也可能会带来悲伤。

二、老年人常见的心理健康问题

老年人常见的心理健康问题有孤独感、自卑、情绪不稳定、固执等。随着年龄的增长,老年人的社交圈子会越来越小,容易产生孤独和被遗弃的感觉。随着身体功能的减退,老年人可能会产生自卑心理,认为自己老了。由于身体功能下降,老年人的情绪波动会更大,容易出现情绪不稳定的情况。由于生活经验和社会地位的变化,老年人可能会变得固执和叛逆,不愿意接受新鲜事物。老年人出现抑郁、焦虑等心理健康问题,需要及时采取措施进行干预和治疗。

三、老年人心理健康问题应对策略

(一)适当运动

适当运动对老年人心理健康有着重要的影响。适当的运动可以提高老年人的身体素质和免疫力,增强抵抗疾病的能力,减少精神压力和焦虑感,促进身心健康。首先,适当的运动可以增强心肺功能,增加肺活量和血液循环,促进全身血液循环,改善机体的新陈代谢,提高机体的免疫力和抗病能力。其次,适当的运动可以减轻身体疼痛和不适,如肌肉疼痛、关节疼痛等,可以改善老年人的睡眠质量,增强身体的抗痛能力。再次,适当的运动可以提高自信心和自尊心,运动可以增强老年人的心理承受能力,使老年人更加积极、乐观地面对生活。最后,适当的运动可以改善情绪和促进心理健康,如减轻抑郁、焦虑等情绪问题,增强老年人的心理韧性。

(二)保持稳定的人际交往

保持稳定的人际交往对老年人心理健康有着重要的影响。人际交往可以让老年人感受到社会的关爱和支持,增强自信心和自尊心,减少孤独感和被遗弃的感觉。保持稳定的人际交往可以帮助老年人提高社交能力,增强人际交往的自信心和自尊心,从而更好地适应社会。保持稳定的人际交往可以帮助老年人减轻压力和焦虑感,增强心理承受能力,从而提高心理健康水平。

(三)子女的关爱

子女的关爱对老年人心理健康有着重要的影响。老年人在晚年时期,渴望得到子女的关爱和照顾,这可以减轻他们的孤独感和失落感,提高他们的生活质量和心理健康水平。以下是子女关爱对老年人心理健康的具体影响:研究发现,有子女关爱的老年人比没有子女关爱的老年人更容易感到快乐和满足。这是因为子女的关爱可以减轻老年人的孤独感,让他们感到被需要和被关注,从而缓解他们的身心疲劳和情绪波动。子女的关爱可以让老年人感受到家庭的温暖和亲情的关怀,增强他们的自信心和自尊心,从而提高他们的生活质量。子女的关爱可以让老年人得到情感上的安慰和支持,从而缓解他们的身心疲劳。除此之外,子女的关爱可以促进老年人的心理健康,如提高情绪稳定性、缓解心理压力等。

(四)积极的心态

老年人积极的心态对其心理健康有着重要的影响。积极的心态可以让老年人更加乐观、开朗和自信,减少焦虑和抑郁等负面情绪的发生。以下是老年人积极心态对其心理健康的具体影响。

(1)增强自我认知:积极的心态可以让老年人更加清晰地认识自己,增强自我价值感和自信心,从而更加积极地面对生活中的挑战和困难。

(2)提高社交能力:积极的心态可以让老年人更加积极地参与社交活动,结交新朋友,扩大社交圈子,从而提高社交能力和社交质量。

(3)改善睡眠质量:积极的心态可以让老年人更加放松和愉悦,减少失眠和焦虑等睡眠问题的发生,从而改善睡眠质量。

(4)减少焦虑和抑郁:积极的心态可以让老年人更加积极地应对生活中的压力和挑战,减少焦虑和抑郁等负面情绪的发生,从而提高生活质量和心理健康水平。

★知识链接

优化服务,提高老年人心理健康水平

心理健康是健康的重要组成部分。2020年,我国60岁及以上人口为2.6亿人,占总人口比重18.7%。随着老龄化程度不断加深,老年人的心理健康问题日益凸显。

"老年人心理健康问题,事关老年人的生活质量、无数家庭的幸福美满和整个社会的和谐安宁。关注和推进老年人心理健康工作,既是实施积极应对人口老龄化国家战略的必然选择,也是推进社会治理体系和治理能力现代化的内在要求,意义重大。"国务院发展研究中心公共管理与人力资源研究所所长李兰表示。

李兰说,老年人的心理健康是多种经济社会因素共同作用的结果,老年人的身体健康、子女及其陪伴状况、经济条件、知识水平、社会参与程度、对退休生活的适应能力等都会影响到心理健康。改善老年人心理健康须多措并举、综合施策。针对目前我国心理健康服务体系不够健全、管理和服务能力滞后等问题,应从深化健康中国建设的战略高度,在加强养老保障、推进城乡基本公共服务均等化的基础上,不断优化心理健康服务,提高老年人心理健康水平。

一是要高度重视全民心理素质尤其是老年人心理健康问题。鼓励各地将加强心理健康教育与服务作为健康中国建设的重要内容,纳入当地经济和社会发展规划,加大全民心理素质尤其是老年人心理健康教育与服务的财政投入。逐步建立覆盖城乡的心理健康服务网络,提高基层精神卫生医疗服务能力,特别是在乡村振兴战略中高度关注农村留守、空巢等家庭老年人的心理健康问题,使农村老年人也能有机会接受心理健康相关知识与信息。

二是充分发挥社区作用,加强老年人心理健康服务供给,全面开展"老年人心理关爱"活动。社区是老年人日常生活的重要空间,有条件的地方应搭建基层心理健康服务平台,依托城乡社区综合服务设施建立心理咨询室,配备心理辅导人员。丰富老年人精神文化生活,积极组织面向老年人的读书、棋牌、健身等社区活动,促进老年人之间互动交流。同时要强化重点人群的心理健康服务,充分了解与掌握老年人心理健康状况及具体需求,加强对老年人心理健康的评估与干预。

三是着力加强心理健康专业人才队伍建设。加强应用型心理健康专业人才的培养,鼓励养老护理、老年管理与服务、医学、社会工作等专业开设老年人心理健康相关课程,依托养老院、科研院所等建设一批心理健康实践基地。加强精神科医师、老年科医师、医务社会工作者、社区工作者等老年服务从业人员的心理健康知识、治疗技能与伦理道德培训,提高对老年人常见心理健康问题的识别干预能力,实现从业人员理论素养与实践技能的全面提升。

专家建议,要大力扶持心理健康类社会组织发展。充分发挥心理健康类社会组织在社会心理服务体系建设中的重要作用。通过政府购买服务等形式,支持引导社会组织积极参与老年人心理健康教育、咨询等服务,完善社区、社会组织、社会工作者三社联动机制,不断提高服务的专业化水平。鼓励具有心理健康相关专业知识背景的志愿者,积极通过"邻里守望"等活动,向老年人提供心理咨询等服务。(选自人民网)

参考文献

袁祖英,杨璇.浅谈幼儿心理健康教育优化方法[C]//中国国际科技促进会国际院士联合体工作委员会.教育教学国际学术论坛论文集(四).2022:201-205.

练习题

一、单项选择题

1.( )指社会环境中的人们提供的各种形式的支持和帮助,包括情感支持、信息支持和实际支持

    A.社会支持   B.心理健康标准

    C.幼儿情绪   D.情感支持

2.( )是指社会中的各种价值观、信仰、习俗和传统,对儿童的心理健康有着深远的影响

    A.社会文化   B.价值体验

    C.情感表达   D.情感支持

3.中年危机又称为( )

    A.三十五综合症   B.四十综合症

    C.五十综合症   D.五十五综合症

4.老年人依据其阶段的特殊性有着其独特的特征,以下选项中不属于其特征的是( )

    A.自我认同感弱   B.常感到孤独

    C.有对未来的不确定感   D.社交复杂

二、多项选择题

1.以下哪些符合幼儿的心理健康标准( )

    A.动作发展,符合常模   B.语言运用,符合语境

    C.情绪稳定,表达准确   D.热爱游戏,善于游戏

2.以下不属于大学生心理健康标准的有( )

    A.情绪健康   B.无孤独感

    C.无焦虑感   D.智力正常

3.以下选项中是心理学中的"乔哈里窗"理论所包含的分区的有( )

    A.开放区   B.盲目区

    C.社交区   D.情感区

4.意志健全的大学生应该满足( )

    A.自我激励   B.自我控制

    C.自律性   D.提前满足

三、简答题

1.请简述幼儿的心理健康标准。

2.请简述幼儿动作发展与心理健康的关系。

3.请简述家庭特征对儿童心理健康的影响。

4.请简述教育理念对儿童心理健康的影响。

5.请简述幼儿期的分离焦虑。

6.请简述幼儿期的社交焦虑。

7.请简述儿童认知发展的前运算阶段的特点。

8.请简述儿童认知发展的形式运算阶段的特点。

9.请简述心理韧性的定义。

练习题答案

第十章

常用心理干预技术

第一节　行为改变干预技术

行为主义常被称为心理学发展的第一势力,该思潮萌生于 19 世纪末 20 世纪初,学界常以 1913 年行为主义心理学鼻祖约翰·华生(John Broadus Watson,1878—1958)发表《行为主义者眼中的心理学》作为其诞生的标志。行为主义心理学打破了用内省方式研究意识的传统,主张通过实验的方法来研究行为,其探索的主要问题是:特定行为的发生条件,不同外界刺激对行为可能产生的影响,以及某一行为结果可能对后续行为产生的作用等。虽然行为主义因忽略内部心理活动与机制对个体心理发展的重要性等原因受到了诸多批评与抨击,但其通过严格程序来研究心理学的科学取向,还是为心理学的科学化发展提供了强大动力。20 世纪 50 年代以后,行为主义主要作为一种研究取向活跃在心理学的应用研究领域,就心理干预技术而言,最为人们所关注的就是运用行为主义技术对儿童或成人的某些特殊行为进行干预与改变。

一、主要理论

1.经典条件反射理论

经典条件反射理论亦称巴甫洛夫条件反射理论,由伊万·彼德罗维奇·巴甫洛夫提出。巴甫洛夫与心理学相关的研究主要集中在高级神经活动领域,其主要学术思想有:①创立以条件反射理论为核心的高级神经活动学说,并根据反射形成的不同条件将其分为非条件反射与条件反射两大类;②揭示条件反射活动形成与消退的基本规律,并发现了基本的神经过程;③根据神经活动过程中的强度、灵活性和平衡性的不同,提出气质类型的高级神经活动类型学说;④提出两种信号系统学说。

巴甫洛夫在实验中发现动物自动分泌唾液总是在一些特定条件下发生,于是他便以狗为研究对象开展了被后世称为经典条件反射作用的一系列实验。在实验中,利用特殊装置(图 10-1)将狗捆绑在实验台上,实验台连有一根导管可以从狗的唾液腺直接收集唾液,并配有记录唾液分泌滴数及总分泌量的装置。正常情况下,狗只有在吃到食物的时候才会分泌唾液,食物是有效刺激;铃铛的响声并不会引起唾液的分泌,铃声是中性刺激。实验开始,实验者先让铃声响起,几秒以后再给狗喂食,使铃声与食物多次配对出现,这样当只有铃声没有食物时,也能引起狗的唾液分泌,此时的铃声便成了食物的信号,即条件刺激。巴甫洛夫认为中性刺激和有效刺激会在大脑皮质上形成两个兴奋灶,由于多次以同样的程序相继出现,两个兴奋灶便会联系起来,形成暂时的神经联结,即铃声也可以引起唾液分泌,这就是条件反射的基础,中性刺激与有效刺激之间关联的建立便被称为条件反射。

后续的相关研究证明,随着实验条件的改变,已经形成的条件反射也可能发生变化,经典条件反射也存在着退化、泛化、分化的基本规律。

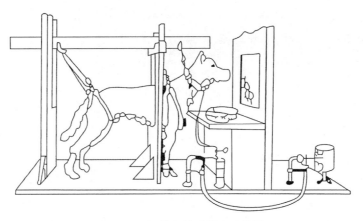

图 10-1　经典条件反射实验装置

巴甫洛夫和华生通过各自关于实验性神经症的研究工作都得到了相似的结论，即人类的某些疾病可以在经典条件反射的基础上形成，因此，也可以根据条件作用的规律加以干预和消除。华生相信人类的所有行为都是学习和外界条件的综合作用结果，正如他在研究报告中所宣称的那样：给他一打健康的婴儿和一个由他控制的环境，无论婴儿父母才华和能力如何，他可以按照他的意愿把其中的任何一名婴儿训练成他想让其成为的人，可以是医生、律师、艺术家、商人，也可以是乞丐和强盗。

华生是最早将巴甫洛夫的条件反射理论应用于人类行为实验的行为主义心理学家。在这些针对人类开展的条件反射实验中，最著名同时也最饱受争议的便是华生与助手雷诺主导的小阿尔伯特恐惧实验（制约情绪反应实验）。

华生假设某种情绪体验重复出现时都伴随着相应的特定事物，那么这种特定事物便会自动地使当事人产生对应的情绪体验。为了验证这一假设，华生将目光锁定在了小阿尔伯特身上。初见时阿尔伯特还不足 9 个月，因为是孤儿，他一直都生活在医院里，医生认为他各方面的发展都是正常和健康的。通过让小阿尔伯特接触大白鼠、兔子、面具、毛绒玩具、白色的织物等物品，华生和助手发现小阿尔伯特对这些物品并没有产生恐惧情绪，甚至还会表现出好奇和兴趣。同时，实验者还尝试在小阿尔伯特身后用锤子突然敲响 1.2 米的铁棒，突然出现的巨大声响让小阿尔伯特因受到惊吓而大哭，产生了和其他人一样的恐惧情绪。

正式实验开始在两个月以后，此时的小阿尔伯特已经 11 个月大，有了较强的爬行和其他自主活动能力。实验者首先向小阿尔伯特呈现了大白鼠，可爱的小动物马上引起了他的兴趣，当他准备伸手去触摸大白鼠时，身后突然响起了铁棒被突然敲击的巨大声响，小阿尔伯特表现出了极度的恐惧，在其情绪被安抚以后，实验者会安排大白鼠和噪声配对出现。在第一阶段一周内共 7 次的配对出现以后，当再次向小阿尔伯特呈现大白鼠时，即使没有出现噪声，小阿尔伯特依然会因恐惧而崩溃大哭，并试图离开实验环境。

随后，实验者又通过一系列实验证明，小阿尔伯特对大白鼠的恐惧不仅能迁移到兔子等其他类似的事物之上（即泛化），而且对特定事物的恐惧情绪也可以迁移到不同的场景当中。例如，即使到了实验室以外更宽敞、人更多的场所，小阿尔伯特看到大白鼠和兔子时依然会感受到明显的恐惧。

华生和他的助手本打算对小阿尔伯特进行重建条件反射训练，以便消除他在实验中习得的恐惧体验，但因为小阿尔伯特被领养离开了医院，因此矫正实验没有进行。这也是华生一直被世人所诟病的原因之一。

除了华生，琼斯、赫尔、沃尔普等人也曾在巴甫洛夫条件反射理论基础上开展过一系列的行为改变实验。

2. 操作性条件反射理论

操作性条件反射理论亦称工具性条件反射理论,重要创始人是美国心理学家斯金纳。斯金纳深受逻辑实证主义和操作主义的影响,强调要在自然科学的范畴开展研究,认为心理学要研究环境和机体行为间可被观测的函数关系,而不必关注其内部的生理、心理和情感过程。

斯金纳进行实验的主要装置被称为斯金纳箱,其本质是对桑代克迷箱的改进。斯金纳箱的基本结构一般包括:一根可按压的杠杆、一个食物储存器、一个可以承接食物的小盒,可通过操作杠杆使储存器中的食物落入小盒内。以小白鼠实验为例,一只被禁食若干小时的小白鼠被放入箱内,它会开始四处探索,在无意中压到杠杆,小盒中出现了肉丸。小白鼠开始并没有注意到杠杆和肉丸之间的关系,但是多次重复出现之后,小白鼠就会形成“压杠杆”与“掉落肉丸”之间的条件反射,经过训练小白鼠甚至可以掌握以一定的频率压杠杆才能获得食物的“技能”。在操作性条件反射建立的过程中,反馈起到很重要的作用,即行为的发生与否有赖于行为后得到的是强化还是惩罚。在刚才提到的小白鼠实验中,如果按压杠杆引起的不是食物掉落,而是没有食物或者被电击,小白鼠相应地就会减少或避免按压杠杆的行为。

3. 社会学习理论

社会学习理论最主要的创始人为美国著名心理学家阿尔伯特·班杜拉。该理论认为人、行为、环境三个因素相互独立,同时在彼此又存在交互决定的作用,即人可以通过行为创造环境,这些被创造出来的环境条件又会通过交互的方式对人的行为产生影响,三者之间是相互连接的。

班杜拉在社会学习理论中还提出了观察学习的概念,即个体(学习者)可以通过观察他人的行为及结果而得到替代强化,个体倾向于模仿并习得该行为。例如,当学生 A 看到自己的同学 B 因努力学习而得到老师的公开表扬时,学生 A 也倾向于努力学习,以使自己更有可能被老师公开表扬。观察学习也被称为替代学习,它并非一种简单的模仿,而是个体在观察他人行为的基础上,结合自己的已有认知经验,进行分析、评价后将目标行为概括为抽象表征存储于头脑中,以便更好地指导自己的行为。通常来讲,目标行为发出者的特点(如是否具有特异性)、观察者自身的特点(如观察能力、已有经验)、奖赏结果是影响观察学习效果的重要因素。

班杜拉在早期做过一系列经典的观察学习实验,比如,他曾选择 66 名男女各一半的幼儿园儿童作为实验对象,将这些儿童随机分为 A、B 两组,并分别组织他们观看一段影片。影片的前半部分都是主人公进入一个房间后开始暴力击打玩具娃娃,并伴随有对玩具娃娃的恶性语言攻击。A 组儿童看到的后半段影片是房间随后进来一个成年人,对主人公进行了言语表扬,并给予其糖果作为奖励;B 组儿童看到的后半段影片是后来进入房间的成年人严厉训斥并惩罚了主人公。观看完影片后便要求两组儿童逐一进入与影片环境相似的房间当中,面对房间中放置的玩具娃娃,班杜拉发现 A 组儿童表现出了更多攻击行为,而 B 组儿童的攻击行为很少。随后,实验者鼓励儿童模仿影片中的主人公,并承诺模仿得越像获得的糖果奖励就越多,结果,两组儿童都表现出了明显的攻击行为。

二、主要技术、操作方法与步骤

(一)强化疗法

1. 强化疗法技术要点

强化疗法,即操作性行为疗法,是指以强化为手段达到增加良好行为,抑制或消除不良行为的心理治疗方法。根据强化物性质与给予阶段的不同,强化疗法有以下类型。

正强化(positive reinforcement):通过给予某种正性刺激而使个体适应性行为的频率、概率、强度等增加的过程。例如,当饥饿的动物出现某种目标行为反应时及时提供食物,那么动物做出该类行为的概率就会增加,随着食物给予的次数越多,目标行为出现的频率也越高。

负强化(negative reinforcement):即当个体表现出目标行为反应时,通过减少或取消厌恶刺激的方式增加个体后续目标行为的出现概率和强度。

惩罚(punishment):即当个体出现需要被抑制或消退的不良行为时,给予个体一个令其痛苦的厌恶性刺激,以减少后续不良行为的过程。通常在行为改变程序中还存在另外一种可得到奖励的替代行为或有相应的信号提示错误、存在逃避惩罚可能性的情况下,使用惩罚的效果比较好。单独或过多的惩罚应该被慎用,因为这样做往往不能从根本上改变不良行为,只能起到暂时性抑制的作用。当不再实施惩罚或不良行为动机的强度高于惩罚带来的不利影响时,不良行为依然会出现,且原有不良行为的频率和程度可能出现愈演愈烈的趋势。

强化疗法在具体实践中,根据强化程序的不同,主要包括正强化技术、渐隐技术、消退技术、内隐强化技术、代币强化技术等。下面以正强化技术为例进行详细介绍。

正强化技术是强化疗法中最基本的技术之一,是指通过奖赏的方法帮助个体建立良好的适应性行为。可以用于奖赏的正强化物有很多,按照其内容的不同可以分为:①一次性消耗类实物,如水果、零食等;②实物基础上的体验性活动,如看电视、去郊游、玩喜欢的娱乐设施等;③可拥有、可保存的实物,如获得好玩的玩具、好看的衣服、一定数量的金钱等;④与社会需求相关的精神类强化物,如夸奖、赏识、自豪感等。

根据强化物的性质,还可以分为:初级强化物(可直接满足个体的某种需求)、次级强化物(本身不具强化作用,但可与初级强化物发生联系后产生作用)和社会强化物(与人交往时,具有社会意义的各类符号)。

在使用正强化技术时,选择恰当的具体行为、适当地正强化物、注意强化时机是决定技术使用成败的关键。

2.操作方法与步骤

正强化技术实施步骤如下,以"矫正7岁儿童啃指甲行为"为例。

(1)准备阶段:分析行为背景、确定目标行为、选择正强化物等。

1)基本信息:小新今年7岁,智力正常,他非常喜欢啃指甲,有时甚至会将手指啃至流血,家长多次强力干预后情况依然没有好转,班主任王老师建议尝试采用正强化技术改变小新的不良行为。

2)目标行为:啃指甲。

3)确定行为基线:观察小新出现啃指甲行为的规律,制作行为观察记录表,记录在没有外界干预的情况下小新啃指甲出现的时间和频次,确定目标行为基线(图10-2)。

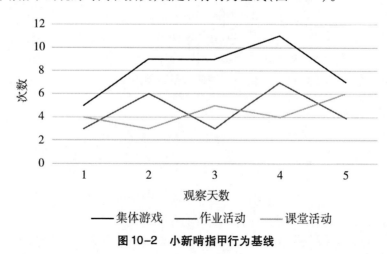

图 10-2　小新啃指甲行为基线

4)分析行为背景:①家长对小新年幼时的啃指甲行为过于关注,并采取了粗暴行为制止,在脱离家长的强力干涉环境后该行为再次出现;②小新性格较为内向,在与他人交往时会表现出一定的焦虑情绪,通过啃指甲的方式缓解自身的不良情绪;③小新对周围人的制止表现出了较强的抗拒心理,并未真正认识到习惯性啃指甲可能带来的负面结果;④关于啃指甲的行为,小新没有被实施过正强化干预。

5)选择正强化物:通过与小新及其家长谈话,确定对小新有效的正强化物,并按照由弱到强的顺序进行排序,如小红花、玩具汽车、听音乐、老师的当众表扬、和妈妈去游乐园、最新款乐高积木、全家一起旅行等。

(2)实施强化阶段

1)第1周:教师多次将频繁啃指甲的坏处以亲切的态度告知小新,并表示"老师特别希望你能改掉这个习惯,如果你做到了,老师给你一朵小红花,咱们一起试试怎么样"。当小新逐渐理解老师的意思后,表现出接受改变的意愿,即可开始进入观察。在观察中,只要小新能在接收到老师的象征性提醒后停止行为、行为次数较基线水平有下降,就立即给予奖励。在实施强化干预前,应提前与家长沟通,并取得家长的理解和配合。

2)第2周:在日常生活中,有意识地利用合适的契机对小新进行强化。比如,通过对基线行为观察发现小新在进行集体游戏时啃指甲的行为最突出,那么在集体游戏时发现小新没有啃指甲或表现出积极行为(如主动与其他同学玩耍),就要及时对其进行言语肯定,并给予适当的奖励。当小新取得明显进步时,可提高正强化物的等级。

3)第3周:前两周的强化行为需要进一步巩固,以使小新的行为更稳定。

4)第4周、第5周:继续推进强化矫治进度。经过3周的矫治,小新啃指甲的行为已经得到了较明显矫治,但依然没有完全消失,要考虑选择更有吸引力的正强化物,充分调动小新的主观能动性。老师观察到小新很在意他人对自己的看法,而且由于父母工作很忙陪伴时间较少,他特别渴望能和家人共度欢乐时光。在行为强化的中后阶段,可以用更高的要求匹配更高奖励的方式,继续实施强化矫治。比如,当小新可以在不用他人提醒的条件下连续1天不啃指甲,就可以在班会等公开场合对其良好的意志行为提出表扬;当他可以连续1周几乎不出现啃指甲行为时,可以获得和妈妈一起去游乐园的奖励。

(3)脱离与追踪:经过5周的矫正,小新啃指甲的不良行为已基本得到矫治,要开始考虑拉长观察周期、降低强化的频次和强度,并逐渐以社会性强化物取代具体实物强化物,逐渐实施强化脱离程序,帮助小新顺利地过渡至自然状态。强化程序结束以后还应考虑继续对目标行为进行追踪观察,若目标行为再次出现则要考虑继续实施正强化或采取其他矫正程序。

(二)系统脱敏疗法

1.系统脱敏疗法技术要点

系统脱敏疗法(systematic desensitization therapy)又被称为"缓慢暴露法""敏感递减法",由美国心理学家沃尔普首创。该疗法的作用原理是利用对抗性条件作用或交互抑制原则达到减弱或减退特定行为的目标,即在同一刺激环境中同时出现两种作用反应,其中一种作用反应的增强会抑制另一种作用反应。受交感神经系统功能的影响,在个体感到恐惧和焦虑时会出现呼吸加快、心跳加速、血压升高、皮肤电位变化明显等特点,而在个体感到放松时这些反应正好相反。因此,行为心理学家主张在行为矫正程序中可以通过先不断呈现并适应较弱刺激的方式使机体的生理不断适应,避免突然出现加强刺激可能给机体带来的强烈生理变化。在实践操作中通常会在舒适和充分放松的情境下,安排患者逐渐接近让其感到恐惧或焦虑的事物,并逐渐提高恐惧刺激的强度,以使患者对恐惧刺激的敏感度降低,直至完全消失。

系统脱敏疗法经常被用于恐惧症的治疗,在治疗过程中通常选择"放松"作为"恐惧"的对抗反应。

2.操作方法与步骤

系统脱敏疗法的基本操作步骤如下。

(1)对患者的心理与行为进行全面分析评估,确定环境刺激与行为反应之间的关系,其中还包括对患者进行完整的精神病学评估。

(2)训练个体学会肌肉放松技术,并指导其反复练习,直至熟练。放松的方式有很多,常见的有整体放松全部肌肉和逐步放松各个肌肉群(渐进放松)两种放松程序,"紧张—放松"相结合的方式也能取得比较理想的放松效果。在学习和训练的初期,指导者可为患者提供行为示范和供其私下练习的指导语样板,以便患者能良好掌握放松技术。肌肉放松训练最终要求患者可以随心放松全身肌肉。

(3)与患者一起将可能引起其焦虑反应的刺激情境由弱至强进行等级排序,建立刺激等级量表。建立刺激等级量表是系统脱敏技术成败的关键,在量表资料收集阶段应确保患者充分参与,并将所有可引起恐惧、焦虑的情境都涵盖在内;相邻两个等级引起的恐惧反应可通过肌肉放松的方式抵消为宜。在确定刺激情境时,要帮助患者对所有的刺激情境都能形成清晰的表象。

(4)指导患者进行放松,在完全放松状态下由最弱等级的刺激情境开始想象,若感觉恐惧、焦虑便进行放松,至机体可以适应该情境,然后由完全放松的状态开始进入更高一级的刺激情境,如此反复,直至所有的刺激情境都不再引起患者的焦虑反应。

系统脱敏疗法对于患者超出特定情境范围的焦虑和恐惧有较好的干预效果,常被用于恐惧症、焦虑症、特定性心理障碍、药物滥用等疾病的治疗。

★知识链接

系统脱敏疗法操作案例

患者小兰在经历 2008 年汶川地震以后出现了与地震相关(诱发因素可为摇晃、高楼、地震新闻等)的明显焦虑症状,可以使用系统脱敏疗法对其进行干预。

步骤1:确定焦虑等级

治疗师与小兰一起完成焦虑等级量表,确定主观不适单位,以 5 分制评定为例。该过程要求小兰能理解评分标准,并学会用该标准衡量自己的感受,能为自己在不同场景中的焦虑程度打出适当的分数(表10−1)。

表10−1　刺激场景与焦虑评分匹配

刺激	评分
听到地震相关的新闻	1
看见地震相关报道的画面	2
进入高楼	3
地震后满地狼藉的办公室	4
余震时摇晃的场景	5

步骤2:放松训练

让小兰选择一个舒服的姿势坐靠在治疗椅上,指导其紧握拳头,然后松开;咬紧牙关,然后松开。反复多次练习,引导小兰在这个过程中领悟紧张和放松对应的不同感受。然后由前臂开始,依次放松头部、面部、颈部、肩部、前胸后背、腰部、臀部、大腿、膝盖、小腿、脚部等不同身体部位。多次练习,直至小兰能够完全掌握放松的方法,并能做到在日常生活环境中可以随意放松。

步骤3：脱敏干预

脱敏从练习放松开始，当小兰完全处于放松状态后，开始引导其想象恐惧程度最低的场景，若能生动细致地想象自己处于该场景且不产生焦虑情绪，便可想象进入更高一级的焦虑场景。

治疗师：请你告诉我你现在的情绪如何？

小兰以一个手指示意焦虑评分为1，表示有些紧张。

治疗师：好的，下面我们进行放松练习，让整个身体尽量放松。

小兰停止想象，放慢呼吸依次进行渐进性放松练习，直至全身肌肉放松。数分钟后小兰示意焦虑评分为0，表示心情恢复平静。

治疗师：请再次想象你听到了广播里正在播放有关地震的信息。

小兰开始闭目想象，这次没有焦虑的情绪出现，表明这一级脱敏完成。根据已经制定的焦虑等级量表，逐一重复这样的想象，放松，再想象，再放松练习，直至完成焦虑评分5分的一级，表明系统脱敏疗法完成。在脱敏之间或脱敏之后，将新建立的反应迁移到现实生活中，即现场脱敏，不断练习，巩固疗效。脱敏过程需要8～10次，每日一次或隔日一次，每次30～40 min。（案例摘自 孙学礼《医学心理学》）

（三）厌恶疗法

1.厌恶疗法技术要点

厌恶疗法（aversion therapy）即使用令人厌恶的刺激消除或减弱不良情绪及相应不良行为，是经典条件原理在行为矫正中的重要应用之一，也可被视为交互抑制原理在行为治疗中的特殊应用。在治疗实践中，多会通过直接或间接的想象以使目标行为的强化物与厌恶刺激发生联系，并将两者多次配对出现，这样目标行为的强化物将不再具有强化作用，且出现因厌恶刺激而产生的厌恶行为，以此最终实现对不良行为的矫治。例如，在游戏成瘾患者的治疗当中，当患者想玩游戏的时候就对其施以电击刺激（使患者产生厌恶与逃避），多次重复后，每当患者想玩游戏就会产生厌恶感而逃避。

一般而言，治疗师会在治疗开始前选择厌恶刺激（也可以由患者自己选择），常用的厌恶刺激有电击、让人产生不愉快情绪的气味、致吐药物、口头描述或主动想象厌恶场景等。接下来，在接近患者生活的自然环境中令厌恶刺激与不良行为同时出现或先于不良行为出现，使得厌恶刺激与不良行为（刺激物）配对成功，从而使患者对不良行为形成厌恶或回避反应。在厌恶治疗过程中，首先要确定已经寻找到患者不良行为的焦虑基础，并对其进行治疗以后才加以实施；其次要注意厌恶刺激奏效的时间必须同不良行为引发的时间相重合，且厌恶刺激的呈现不应采取逐渐增强的方式，而是直接呈现最高强度。在治疗结束后，要进行必要的追踪，对因治疗出现的副作用及时干预。

厌恶疗法主要用于强迫症、性变态、药物成瘾、酒精成瘾以及其他一些不良行为（如啃指甲、拔毛发等）的矫正。因厌恶疗法在治疗的过程中会使患者感受到痛苦或疼痛、产生副作用的可能性较大，故此种疗法在伦理方面一直饱受争议，选择该技术需要慎重，且要确保治疗者是能够充分理解和驾驭该技术的专业人士。

2.操作方法与步骤

在临床实践中，经常使用的厌恶疗法有电击厌恶疗法、药物厌恶疗法、想象厌恶疗法三种。下面以电击厌恶疗法操作为例进行具体介绍。

第一，要确定靶行为，即要消除的不良行为。要注意选定的靶行为应该是单一且具体的。如某强迫患者在看到与食物相关的场景时头脑中总是出现卫生间内发生的令人作呕的画面，且还有一些其他强迫行为，那么选择靶行为时一次选一个，比如把看到食物时头脑中出现变态画面作为目标行为。

第二,确定厌恶刺激,即一定强度的电击。在选定环境下,一旦头脑中出现相应的变态画面便给予电击。

第三,选定刺激强度。与患者一起确定电击刺激的强度和次数,电击强度应该要足够引起患者产生痛苦或厌恶情绪。

第四,每次电击持续至靶行为消失后停止,令患者休息几分钟,再进行第 2 次环境刺激,依然坚持出现靶行为就给予电击刺激。通常,每次治疗的总时间为 30 min 左右,可完成数次反复电击治疗。

第五,对患者的治疗效果进行评估,增加或降低治疗的频次。

(四)放松训练

放松训练(relaxation training)即通过系统地、有意识地降低机体紧张度,从而达到放松心理的效果。在开始放松训练之前,准备好相应的指导语,推荐使用与放松指导语相适应的轻柔背景音乐,以帮助放松对象更好地进入状态。我们以想象放松为例,做以下范例。

现在我们将开始一段奇妙的旅行,请把注意力放在自己的身体上,跟着我的声音关注自己、调整自己,我需要你摘下眼镜,调整到一个让自己舒服的姿势后轻轻闭上眼睛。

在我们的旅行中,外面的噪声可能会时不时响起,但它并不会对你造成影响,要把注意力集中在自己的身体上。

你准备好了吗? 如果准备好了,请动动你右手的示指。

好,现在我们就开始这段旅行。

首先,请深深地吸气,慢慢地呼气,再来一遍,深深地吸气,慢慢地呼气。

跟着我的声音,我们一起来到一片美丽的森林,小溪静静地流,小鸟开心地唱,你甚至可以闻到路边野花发出的淡淡清香。顺着小道往森林深处走,越来越静谧,你能感受到风的温暖,你找到一片舒服的地方,静静地躺下,安心地感受着大自然的美丽与欢愉。

这时一束温暖的光透过树叶,暖暖地照在你的头顶,你觉得头部特别放松,这股暖流将从这里向你的全身流淌。

暖流从头顶流向你的额头,你紧锁的眉头舒展开了,真舒服,你觉得额头很放松,脸上的每一块肌肉都特别放松,你觉得舒服极了……

接着,暖流流向了你的颈部,你觉得颈部放松了,血液流动非常畅快……

暖流继续流向你的双肩,你的双肩放松了,肩膀上的每一块肌肉都得到放松,特别得舒展,血液流动很畅快,你感到暖暖的,非常舒服……

暖流开始流向你的手臂,你的上臂、小臂、掌心,随着暖流的经过都开始变得柔软而温暖,暖流流过的地方,每一块肌肉都得到了放松,所有的疲惫都从你的指尖慢慢流走……感受这种放松而美妙的感觉……

这股暖流继续向你的身体流淌,它流向了你的前胸后背,你觉得前胸后背的肌肉都特别得放松,你腹部难以准确定位的不舒服和炎症在慢慢地消除,你的感觉好极了! 你的腰部非常舒服,非常放松,你的髋关节放松了,臀部的每一块肌肉都得到了彻底的放松。请你体会这种放松后的舒服和愉悦,你感到自己的每一根神经都得到了最好的休息,你的精神非常的愉快,身心舒畅……

现在暖流继续流动,它慢慢地流向你的大腿,你大腿上的每一条肌纤维都非常放松,你的膝关节也放松了……

暖流慢慢地流向你的小腿,你的小腿放松了,踝关节放松了,脚后跟脚掌心都放松了,体验一下脚掌心那种舒服放松的感觉,非常的舒适……

慢慢地这股暖流流向你的脚趾间,你的脚趾非常放松……

好,现在我们再感受一次暖流带给你的放松……

你的头部放松了,你紧锁的眉头放松了,你的颈部放松了,你的双肩也放松了,你的手臂放松了,你的掌心放松了,你的腿部放松了,你的脚部放松了,你所有的疲惫烦恼都随着暖流慢慢流走,当这种烦恼和疲惫都消失的时候,你有一种无忧无虑的感觉,这种感觉真好!

现在你觉得浑身放松、心情舒畅,暖风徐徐,吹过你的整个身躯,还有一丝淡淡的水草的香味,你闭上眼睛深深陶醉在这片水波荡漾的美丽风景中,你觉得心胸特别得宽广,心情特别得愉快,全身的肌肉都非常得放松,好,感受这种放松而愉悦的感觉。

现在你浑身充满了力量,心情特别愉快,头脑很清醒,思维很敏捷,你的反应很灵活,眼睛也开始有神气,你将要缓缓站起身,慢慢地沿着刚才走过的小路回到现实。

我从 10 数到 1 的时候,你将会慢慢地睁开眼睛,回来现实中,恢复正常状态。

10,你感到舒服无比,慢慢醒来。

9,你觉得身心很舒服,感觉越来越清醒。

8,你的身体慢慢恢复正常的感觉。

7,你越来越清醒。

6,你内心平静安详。

5,你越来越清醒。

4,你感觉全身充满了力量。

3,你越来越清醒。

2,你就要醒来了,感觉很舒畅。

1,睁开眼睛,回到现实,揉揉耳朵,擦擦脸,你感觉神清气爽、充满力量!

第二节 精神分析干预技术

正如谈起心理学就绕不开精神分析流派一样,心理咨询和治疗师经常利用精神分析技术进行中、长程心理干预。

精神分析疗法,又被称为心理分析法,是心理治疗与干预领域第一个较为系统的治疗方法,也是较常使用的治疗方法。

通常,学界认为"精神分析"一词最初由弗洛伊德在 1895 年出版的《癔症研究》(与布洛伊尔合著,又译《歇斯底里研究》)一书中正式提出,而 1900 年《梦的解析》一书的出版,则标志着精神分析学派的创立。弗洛伊德等人主张心理学应该研究人的潜意识,十分强调潜意识在个体精神活动中的主体地位。因此,以弗洛伊德为代表的经典精神分析流派主张通过研究潜意识、探析个体的童年情结、解开情结的方式进行个体心理干预。

一、主要理论与适应范围

(一)主要理论

1.潜意识

弗洛伊德早期的心理地形理论将人的心理分为意识(表层)、前意识(中层)、潜意识(深层)3 个基本层次,并认为心理学应将潜意识作为主要研究对象。精神分析理论认为,人类个体和群体的所有行为都是在内在欲望或者动机(尤其是性欲冲动)的驱使下完成的,这些欲望与动机很难甚至永远也不能进入意识层面,因此被称为潜意识或无意识(unconscious),它是人类社会形成和发展的基本内在动力。精神分析技术就是通过分析个体的潜意识内容、释放其被压抑的愿望与冲动,使个体可以正确地认识自己、摆脱不良情绪,进而达到治疗疾病的目的。

潜意识的内容往往是原始的、冲动的、非逻辑的,它们不因时间而改变或者有序排列,也不进行价值判断、无所谓道德,主要借助知觉材料表达、无语言参与。虽然,潜意识的内容在正常状态下大多都不能被人们觉察到,但它们却影响着人们意识和行为的方方面面。可以说,对个体的潜意识进行研究能够找到"我为什么是这样一个人"的真正原因。

2. 人格结构

弗洛伊德在心理地形理论基础上提出了"三我"的人格结构模型,即人格是有本我(id)、自我(ego)、超我(superego)三部分组成的(图10-3)。

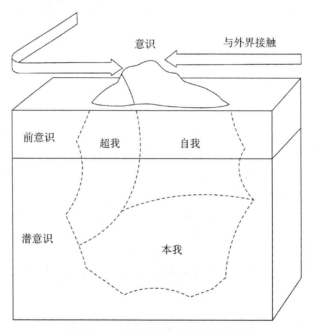

图 10-3 弗洛伊德晚期的人格结构

本我,人格结构中最原始、最本能的潜意识部分,蕴含了巨大的非理性力量,是一切活动的根本内驱力。弗洛伊德曾将"本我"比作一匹没有被驯服的野马,意在强调本我遵循快乐原则、具有强大原始力量的特点。

自我,人格结构中的管理和执行部分。在本我的基础上发展而来,同时又受到超我的评价与监督,当本我违背超我时会受到惩罚,进而产生自卑感或罪恶感。自我最主要的功能是保持个体人格结构的完整,实现人格不同成分之间、个体与环境之间的协调。"自我"贯穿于整个心理地形图,它既能体现对潜意识(本我)的压抑与防御;又能发挥前意识的功能,实现对过往经验的有效调动;还可体现意识的支配性,实现个体与外部客观世界的连接与交互。"自我"要同时满足本我、超我、客观现实的共同要求,既要努力实现三者的协调,又要保持自身的自主性,拒绝三者的过分要求,避免个体过度焦虑甚至自我的崩溃与解体。

超我,人格结构中最为规则与道德的部分。超我是个体幼年期接受父母管教和社会化的产物,是父母及社会传递给个体的文化伦理规范,包括了良心和自我理想。前者是衡量自我为善的标尺,为个体提供行为指导;后者是衡量自我为恶的下限,为个体行为设置"不能为"的标线。超我的主要功能一方面体现在对自我进行观察、监督、奖赏与惩罚,另一方面体现在为本我设置禁令,并亲自执行或要求自我执行禁令。

"三我"的成分并不是固定不变的,事实上自我人格发展的过程也是"三我"不断较量、对抗与压抑的过程,"三我"的力量动态平衡,则个体的人格发展便会健康、和谐、正常;反之,则会出现人格发展异常。

3.力比多与情结

在精神分析流派的理论体系中,力比多(libido)是一个很重要的概念,它指驱动人行为的所有原始内部动力,是人生来就具有的。弗洛伊德早期将其视为性欲,即性本能、性冲动。需要说明的是,此处的"性"并非仅局限于生殖意义,而是泛指一切身体器官的快感。后期弗洛伊德又对该理论进行了修正和完善,力比多被用来代指一切与生相关的能量,即生的本能,人的发展即性心理发展的过程,要经历口腔期、肛门期、性器期、潜伏期和生殖器期几个阶段。

根据力比多在不同人格层次中的作用方式,成人的人格可分为三种不同类型,即:性爱型,体现来自本我的需求,喜欢追求爱,对所爱的人有特殊依恋,害怕失去爱,若无法良好适应现实,容易罹患歇斯底里症;自恋型,追求自我保护,独立性、进攻性、行动力强,若出现适应不良,易罹患精神病;强迫型,全力满足超我要求,以自我理想和良心为行为准则,害怕有损于规则和道德,不怕失去爱,若出现适应不良,更易罹患强迫性神经症。当然,在现实生活中除了以上三种人格类型外,还有人表现为兼具两种人格类型特点的混合型。

情结(complex)最早是由荣格提出的,代指那些被压抑在个人潜意识中的情绪、思想、知觉和记忆的群集。情结的核心通常是有意义的个人(如父亲、母亲)或者其他事物(如金钱),这些核心具有磁性吸引作用,可以使很多相关经验附着其上,形成强大的能量,进而对个体的心理和行为产生极大影响。

4.心理防御机制

心理防御机制(psychological defense mechanism)被用来代指一种当遭受紧张性、挫折性刺激时避免或减轻个体可能出现的负性精神压力,进而使个体心理保持平衡与稳定状态的潜意识心理活动。

心理防御机制的理论由弗洛伊德在1894年发表的《防御性神经精神病》中首次提出,随后又在其他著作中对其自我保护功能假说和常见类型进行了较详细的阐述,弗洛伊德的后继者也对该理论进行了一定的发展。具体来看,潜意识中一些难以被接受的驱动力(如性冲动、破坏冲动)会为个体带来焦虑和其他负性体验,而利用压抑、否认、投射、退行、合理化、升华等心理防御手段,可以帮助个体消除或者减轻负性体验,进而达到维护心理平衡的目的。心理防御机制属于潜意识的功能,但其中涉及的方法对帮助个体摆脱临时困境、避免陷入心理崩溃较为有效,因此,人们在现实生活中要有意识地使用这些方法。弗洛伊德认为,心理防御机制从根本上来讲具有伪造或曲解现实的特点,无法真正地解决问题,心理健康的个体通常也不会长期依赖或极端使用单一的防御方法来应对来自内外的冲突与挑战。事实上,长期极端使用某些特定的防御手段(如否认、压抑、退行)会造成个体对客观现实认识的扭曲,有损于个体的心理成长和人格发展。

常见的心理防御机制如表10-2所示。

表10-2　常见的心理防御机制

防御机制	含义
合理化	用可接受的理由解释自己的行为
压抑	将本我的强烈冲动从意识领域排出
退行	从较高的心理发展阶段退回到早期发展阶段的行为

续表 10-2

防御机制	含义
反向形成	为控制一些不允许的冲动,有意识地采取与真实想法相反的行为
否认	潜意识地否认某种痛苦的现实或重新解释痛苦的经历
投射	把自己内心不被允许的冲动、态度投向他人或他物
升华	将不被社会允许的冲动以被允许的方式表达出来
理智化	以理性的态度应对外界的威胁与挑战

(二)适用范围

弗洛伊德作为一名精神病学医生,在自己的医疗实践中逐渐形成了一套精神分析的治疗技术,该套技术最初主要用来治疗包括癔症、强迫症在内的精神神经类疾病。随着弗洛伊德及其后继者对该理论与方法的不断修正、完善,其适用范围也在不断扩大。目前,精神分析的相关技术主要用于各类神经症及部分人格障碍与精神障碍的治疗。

以精神分析为理论取向进行的心理咨询与治疗多为中程(半年至 1 年)、长程(2~4 年,甚至更长)治疗。

二、主要技术、操作方法与步骤

(一)主要技术

1. 自由联想

不加限制地让来访者说出进入意识的所有内容,无论这些内容是怎样荒谬、微小甚至难堪。治疗师则是根据患者叙述的内容对其进行分析和解释,帮助患者将压抑在潜意识中的痛苦和冲动释放出来,进而达到治疗疾病的目的。

精神分析学家认为,自由联想是有意义的、连续的,如果来访者能持续联想下去,就会越来越接近潜意识。治疗师通过来访者的表达发现其潜意识中长期隐秘存在的冲突,并通过对这些冲突的分析帮助来访者逐渐领悟、实现自我成长。

事实上,自由联想并非真正的完全自由,联想的方向是由潜意识的力量来决定的。在实践操作中,来访者可能会出现被潜意识束缚、难以准确表达出真实的自己,此刻治疗师要适时进行必要的干预,以帮助来访者更好地触及与表达其内在压抑的冲突。

2. 释梦

梦(dream)是睡眠中发生的一种极端形式的无意想象,主要表现出无意性、被动性和梦境的离奇与荒诞性。精神分析理论认为,梦不仅有外显的内容,还有内隐的意义。弗洛伊德曾将梦比喻为通往个体潜意识的"皇家之路",通过梦可以实现与自我的沟通。但因为潜意识具有隐藏和压抑的特点,故这种沟通并不总是顺畅的,梦境通常是做梦者的愿望被压缩、替代后的外显内容。

在弗洛伊德看来,个体被压抑的冲突、愿望和情感在梦中可以得到释放(隐性梦),但因自我防御机制的存在,这种释放不得不加以"伪装",以使其不会对自我产生威胁性的冲击(显性梦)。因此,除去梦境的伪装性,就能看到其本来的样子。在实践中,先把梦的内容分为不同部分,再对做梦者性格、兴趣、爱好、生活阅历等做出解释,接下来通过自由联想和对梦中意向的解读来实现探索做梦者潜意识的目的。

3. 移情

移情(transference)是指个人将对某人或某事的原有情感无意识地转移到其他人物或事物之上

的心理过程。

在心理干预过程中常见的移情有两种类型,第一种是来访者将自己对特定对象的情感无意中转移到治疗师身上。比如,在与治疗师交谈过程中,来访者发现治疗师在讲到某句话时的语气和自己已故的父亲很相似,这会触发其对父亲的思念以及对没有参加父亲葬礼的愧疚,来访者因为对父亲的这些感情使得其对治疗师的态度发生改变,从某种程度上把治疗师当作自己的"父亲"。这类移情通常根据转移情感的状态分为正移情和负移情,前者是来访者潜意识地将对特定对象的崇拜、依恋、喜好等积极情绪转移到治疗师身上,后者是来访者潜意识地将对特定对象的愤怒、仇恨、攻击等消极情绪转移到治疗师身上。移情的第二种类型是由治疗师指向来访者的,被称为反移情,即治疗师将自身对某个特定对象被压抑的冲突和情感转移给来访者。比如,治疗师自身因婆媳问题心理有过创伤体验,且这种创伤一直没有被处理好,当来访者的问题涉及相似情境时,治疗师潜意识地将自己对婆婆的感情或自身受到的创伤体验转移给来访者。

（二）操作方法与步骤

精神分析取向的心理治疗一般要求治疗环境保持安静且不被打扰,来访者以较为舒适的状态半卧于躺椅之上,治疗师坐在躺椅一侧偏后的位置。具体操作常被分为四个基本步骤。

第一步,面质。鼓励来访者诉说自我内心的隐秘伤痛,比如自己被至爱、隐私、家丑伤害的经历,自己内心深处的负罪感、内疚感等。在进行下一步治疗之前,必须使来访者回避的问题明朗化,且要其自认对此有明确的察觉。

第二步,澄清。找出问题的本质,将要分析的问题置于尖锐的焦点之下。

第三步,解释。剖析来访者身心症状的象征意义,即对来访者进行精神分析。解释的对象包括离奇的梦境、复杂的心理感受、怪异的行为、不寻常的体验等。即通过自由联想、梦的解析等方式暴露出来访者的潜意识内容,找到其问题的症结所在,并进行相应的转移与解释。

第四步,通修,即对来访者施加教育和影响。来访者开始内省自身存在的问题,思考问题之间的关系,进而克服心理阻碍(阻抗),建立新的心理行为模式。在这个过程中,有些治疗师会严厉地指出来访者的问题,并给出改正方案,以矫正来访者偏离的人格,使其逐步回归到正常生活当中。

第三节　认知调整干预技术

认知是指个体认识和理解事物的心理过程,涉及知识的获取、使用和操作等,涵盖思维、想象、价值与价值体系等内容。通俗来讲,认知是指一个人对特定事物和对象的认识和看法,特定事物与对象可以是自己,也可以是他人,还可以是环境。个体对事情不同的认知会产生不同的情绪、情感体验,以及不同的行为反应。例如,就学校来说,学生会认为学校是管束自己、让自己学习、有着丰富社会关系的地方,学生的家长会认为学校是孩子学习规则、丰富知识、家长可能会被请去谈话的地方,更多的人可能会认为学校是一个单纯的、教书育人的地方。所以,学校是什么地方? 问题的关键不在于客观上学校是什么地方,而是不同的个体将学校认知为什么地方。

正如古希腊哲学家埃皮克迪特斯所言:"人不是被事情本身所困扰,而是被其对事情的看法所困扰",认知行为改变理论看到了个体的认知信念在行为形成和学习过程中的重要作用,该理论的拥护者认为造成个体情绪困扰的主要原因是其头脑中不合理甚至错误的认知信念与思维模式。因此要实现情绪调整和行为改变的目标,必须使患者认识到自己认知的不合理之处,并调整和重建其认知信念与思维模式。

下面将介绍两种主要认知调整干预技术。

一、理情行为疗法

理情行为疗法(rational emotive behavior therapy,REBT)是由美国心理学家阿尔伯特·艾利斯(Albert Ellis)于20世纪50年代创立的。理情行为疗法的治疗整体模型是"ABCDE",是在艾利斯的"ABC理论"基础上建立的。他认为人的情绪和行为障碍不是由于某一激发事件(A)直接所引起,而是经受这一事件的个体对它不正确的认知和评价引起了相应的错误信念(B),最后导致在特定情景下的情绪和行为后果(C),即ABC理论。

艾利斯总结出人们经常出现的十种不合理信念,内容为:①人应该得到生活中所有对自己很重要的人的喜爱和赞许。②有价值的人应该在各方面都比别人强。③任何事物都应按自己的意愿发展,否则会很糟糕。④一个人应该担心随时可能发生的灾祸。⑤情绪由外界控制,自己无能为力。⑥过去的历史是现在的主宰,过去的影响是无法消除的。⑦任何问题都应该有一个正确、完满的答案。⑧对有错误的人应该给予严厉的责备和惩罚。⑨逃避困难、挑战与责任要比正视它们容易得多。⑩要有一个比自己强的人做后盾才行。

进一步分析总结发现,人们常见的不合理信念有三大特征。

(1)绝对化:典型句式为必须、一定、(不)应该。

(2)过分概括:典型句式为总是、一直、从来、所有。

(3)糟糕至极:典型句式为都完了,不可能有希望了。经常与"恐怖化"配合出现,其典型句式为万一。

理情行为疗法认为,人们的情绪障碍是由人们的不合理信念所造成,因此简要地说,这种疗法就是要以理性治疗非理性,帮助求治者以合理的思维方式代替不合理的思维方式,以合理的信念代替不合理的信念,从而最大限度地减少不合理的信念给情绪带来的不良影响,通过以改变认知为主的治疗方式,来帮助求治者减少或消除他们已有的情绪障碍。

该疗法的实施常包含四个阶段:心理诊断阶段、领悟阶段、修通阶段(与不合理信念辩驳)、巩固与再教育。

阶段一:心理诊断(psychodiagnosis)

这是治疗的最初阶段,首先治疗者要与来访者建立良好的工作关系,帮助来访者建立自信心。其次摸清来访者所关心的各种问题,将这些问题根据所属性质和来访者对它们所产生的情绪反应分类,从其最迫切希望解决的问题入手。

阶段二:领悟(insight)

这一阶段主要帮助来访者认识到自己不适当的情绪和行为表现或症状是什么,产生这些症状的原因是自己造成的,要寻找产生这些症状的思想或哲学根源,即找出它们的非理性信念。

阶段三:修通(working through)

这一阶段,治疗者主要采用辩论的方法动摇来访者的非理性信念。用夸张或挑战式的发问要求来访者回答他有什么证据或理论对A事件持与众不同的看法等。通过反复不断地辩论,来访者理屈词穷,不能为其非理性信念自圆其说,使他真正认识到,他的非理性信念是不现实的、不合乎逻辑的,也是没有根据的。开始分清什么是理性的信念,什么是非理性的信念,并用理性的信念取代非理性的信念。

这一阶段是本疗法最重要的阶段,治疗时还可采用其他认知和行为疗法。如布置来访者完成认知性的家庭作业(阅读有关本疗法的文章,或书写与自己某一非理性信念进行辩论的报告等),或进行放松疗法以加强治疗效果。

阶段四:巩固与再教育(reeducation)

也是治疗的最后阶段,为了进一步帮助来访者摆脱旧有思维方式和非理性信念,还要探索是否还存在与本症状无关的其他非理性信念,并与之辩论,使来访者学习到并逐渐养成与非理性信念进行辩论的方法和习惯。如通过对来访者进行解决问题的训练、社会技能的训练等,使其建立起用理性方式进行思考的习惯,进而便可达到建立新的情绪反应方式的目标。

在理情行为疗法的整个过程中,由于与非理性信念进行辩论(disputing)是帮助来访者的主要方法,并由此获得所设想的疗效(effect),所以在ABC理论基础上所建立的该疗法可以"ABCDE"五个英文首字母作为其整体模型,如下。

A(activating events)诱发性事件。

B(believes)由A引起的信念(对A的评价、解释等)。

C(emotional and behavioral consequences)情绪和行为的后果。

D(disputing irrational believes)与不合理的信念辩论。

E(new emotive and behavioral effects)通过治疗达到的新的情绪及行为的治疗效果。

理情行为疗法中最常用的、最具特色的两种治疗技术是与不合理信念辩论的方法及合理情绪想象技术。

与不合理信念辩论技术为艾利斯所创立。这一辩论方法的施治者必须积极主动地、不断地向来访者发问,对其不合理的信念进行质疑。提问的方式,可分为质疑式和夸张式两种。

合理情绪想象技术是理情行为疗法中最常用的方法之一。它与心理治疗中通常所用的想象技术既有联系又有区别。它也是需要由治疗者进行指导,帮助来访者进行想象的技术。

★知识链接

一例因考试失利引起焦虑的案例报告

1.一般资料

(1)人口学资料:张某,女,汉族,19岁,某高校大二学生,独生女,父母健在,身体健康,家庭经济状况良好。经询问其父母均无人格障碍和其他精神病障碍,家族无精神病史。

(2)个人成长史:张某出生在一个小城镇,足月顺产,发育正常,身体健康。张某从入学起学习成绩一直名列前茅,由于英语成绩出众一直担任英语课代表。对自己要求很是严格,追求完美,是父母和亲朋心目中的好孩子,老师眼中的好学生,同学中的佼佼者,大学之前一直生活在优等生的光环之下。

(3)精神状态:着装整洁,貌龄相称,智力正常,表情偶有焦虑。据反映最近一个月经常感到心烦,自觉对事情提不起精神来,认为自己一无是处。

(4)身体状况:自幼身体健康,未患过严重疾病,近期体检没有明显生理问题。最近一个月有入睡困难、易惊醒的情况,没有食欲。

(5)社会功能:能按时上下课,但注意力不集中,白天没精神,学习效率低下。近一个月不愿主动与人交流,倾向于独处。

2.求助者主述和个人陈述

主述:一个月前得知自己没有通过大学英语四级考试,自觉很受打击,不愿意相信也不能接受这个事实,把自己定位为一个失败者。从此开始出现入睡困难、易惊醒、情绪低落、不能专心学习、不愿主动与人交往等症状。

个人陈述:我从来没有因为自己的学习如此难为情,我的学习成绩一直很好,就连各种竞赛我也能取得优异成绩,父母、老师、亲戚都夸我聪明、懂事,高考失利后经过一段时间的失落,我很快就恢复了积极的学习状态,我把度过一个精彩的大学生涯当成了新的目标。我很喜欢英语,从小学三年级开始学习英语,英语也一直是我的强项,我甚至打算下学期参加托福考试,没想到这次英语四级我居然只考了那么几分,要知道四级的题目是那么简单,平时不怎么学习的人都过了,可是我……坦白说,我从来没有这么失败过,感觉很没面子,父母一定会对我失望,我不敢把这个事情告诉父母,我一直是他们的骄傲,我怕他们听了会对我很失望、会伤透心。我觉得我开始生活在黑暗中,一下从优等生的天堂跌入了地狱。每天晚上辗转反侧、难以入眠,睡着后又特别容易被一点小动静惊醒。我不得不开始怀疑自己,我真的有能力给自己创造一个好的未来吗?现在学习效率很低,脑子就是一团乱,莫名总想发脾气,觉得很不安……

3. 治疗师的观察和印象

初次独自一人来治疗,求助者表现得有礼貌,衣着整齐,精神疲惫,情绪低落,讲话吐字清晰,但声音较低沉,言语表达流畅且有条理,无幻觉、妄想,无智能障碍,自知力完整,有主动求助的愿望。

4. 评估和诊断

(1)诊断结果:求助者的心理和行为问题是非病理性的情绪反应问题,属于一般心理问题范畴。

(2)诊断依据:对照症状学标准,该来访者表现出焦虑、烦躁的症状。从严重程度标准看,该来访者的强度不甚强烈,面临考试的焦虑上,没有影响逻辑思维,无回避行为和泛化的现象,没有对社会功能造成严重的影响。从病程上来看,时间较短,不足两个月。同时,对其进行心理测验,结果也支持该诊断结果。

5. 咨询目标

根据以上评估与判断,与张某协商,确定咨询拟达到以下目标。

(1)近期目标:消除张某的焦虑情绪。运用理情行为疗法,以较低焦虑水平,改变其不合理信念。

(2)长期目标:完善来访者的个性,形成正确的自我概念,提高抗挫折的能力,正确对待失败,促进来访者的心理健康和发展,达到人格的完善。

6. 咨询方案的制订

(1)主要咨询方法和使用原理

咨询方法:理情行为疗法

理情行为疗法(rational emotive behavior therapy,REBT)由美国著名心理学家艾利斯于 20 世纪 50 年代创立,是帮助求助者解决因不合理信念产生的情绪困扰的一种心理治疗方法。该方法旨在通过理性分析和逻辑思辨的途径,改变求助者的非理性观念,以帮助他解决情绪和行为上的问题。理情行为疗法的核心理论是 ABC 理论,在 ABC 理论模式中,A 是指诱发性事件;B 是指个体在遇到诱发事件之后相应而生的信念,即个体对这一事件的看法、解释和评价;C 是指继这一事件后,个体的情绪反应和行为结果。通常人们认为,人的情绪的行为反应是直接由诱发性事件 A 引起的,即 A 引起了 C。ABC 理论指出,诱发性事件 A 只是引起情绪及行为反应的间接原因,而人们对诱发性事件所持的信念、看法、理解,即信念 B 才是引起人的情绪及行为反应的真正和直接原因。

具体方法:引导来访者自我探索,找出自身存在的不合理信念,治疗师对此进行发问、质疑,启发来访者积极思考,帮助来访者以合理信念代替不合理信念,进而促使来访者形成积极性行为,消除不良情绪和不适行为。

(2)咨询时间与费用

咨询时间:经过协商每周进行 1 次咨询,每次咨询时间为 50 min,共进行 5 次咨询。

咨询收费:校内学生咨询,不收取费用。

7.咨询过程

(1)咨询阶段的划分:①咨询关系建立和心理诊断阶段;②实施心理帮助的咨询阶段;③巩固与结束阶段。

(2)具体咨询过程

1)第一次咨询

目标:建立咨询关系,使来访者感到被尊重、被接纳。向来访者说明心理咨询的性质和相关的权利和义务,收集资料,进行心理诊断,并与来访者商定咨询方案。

方法:摄入性会谈相关技术。

过程:①填写咨询登记表,询问基本情况。②摄入性会谈,通过倾听、共情、无条件积极关注,让来访者倾诉,使其不良情绪得到充分宣泄,建立良好的咨询关系。③解释什么是心理咨询,介绍心理咨询中有关事项和规则,介绍双方的责任、权利和义务。

布置家庭作业:让来访者回忆、记录自己出现不良情绪时的想法和观念。

2)第二次咨询

目标:确定来访者的心理问题,制订咨询目标和方案,向求助者介绍理情行为疗法的基本理论,并根据ABC理论对来访者的问题进行初步分析和诊断。

方法:心理测验,合理情绪疗法。

过程:①给来访者做心理测验;②与来访者协商,确定咨询目标和咨询方案;③向来访者介绍理情行为疗法的基本理论;④根据ABC的基本主张理论对求助者的问题进行初步分析和诊断。

诱发事件A:英语四级考试失利(失败)。

不合理信念B:我一直努力学习英语,且英语成绩一直很好,这次英语四级考试很简单,更何况那些英语成绩一般的同学都顺利通过了,所以我肯定能得高分,至少肯定能顺利地通过。

情绪反应和行为结果C:结果与预期相去甚远,情绪表现——情绪低落,心情烦躁,易怒。行为结果——学习兴趣降低,效率下降;不愿主动与人进行交流沟通。

布置家庭作业:记录自己大学期间人际关系中遇到的一些困惑,以及自己对此的想法。

3)第三次咨询

目标:进一步寻找和明确引发来访者不良情绪和行为产生的不合理信念,并与不合理信念辩论。

方法:与不合理信念辩论。

过程:根据来访者的家庭作业问题,寻找和确认不合理信念,并与不合理信念辩论。例如:如果同学喜欢我,就应该主动和我打招呼。

布置家庭作业:举一个自己不良情绪的例子,并进行合理的自我分析报告,以书面报告的形式写出ABC各项内容。

4)第四次咨询

目标:帮助来访者认识其不合理的信念导致了其焦虑,并帮助建立合理的信念。

方法:会谈法、认知重建法、行为放松训练。

认知重建过程:第一,通过心理学相关知识指出其不合理的信念。同时,调动来访者主动去克服不合理的信念。如"我也是普通同学,失利是很正常的。""即使这次成绩不理想,也不意味着以后考不好。"等。第二,抓住考试失利的核心问题,引导来访者从痛苦中走出来,并采用"与不合理信念辩论"的方法,建立起合理的信念。帮助张某识别造成考试失利的原因,识别紧随消极思维之后的行为后果,并建立积极的思维。如鼓励她纵向比较,坚定信心,看到自己的进步,相信自己下一次会更好的;考试中突然觉得什么也记不得了,别慌张,提醒自己这是正常现象,不必刻意回忆,在考题刺激下会慢慢想起来的。第三,巩固阶段,让其认识到不良情绪和行为产生的原因,帮助来访者学会以合理的信念代替不合理的信念,并对合理的信念进行鼓励和强化。

5)第五次咨询

目的:巩固咨询效果,结束咨询。

过程:①反馈咨询作业。来访者经过认真思考后,认为自己总是过高地要求自己,不允许自己失误,过分自责使自己不能面对困难。总是活在别人的评价中,给自己增添了不必要的烦恼。自己认识到这些不再苛责自己,只要达到自己的最好状态就应该是成功的。每个人都在别人的议论中,不必太看重别人的看法,最主要的是自己正确地看待自己。②在对求助者进行正面积极鼓励的基础上,进一步引导求助者深化认识,更深刻地领会引起个体情绪反应的原因不是事件本身,而是自己对事件的不合理认知。③和来访者愉快离别,结束咨询关系,帮助其消除焦虑情绪。

8.咨询效果评估

(1)来访者自我评估:情绪好转,睡眠问题得到解决,焦虑、痛苦的情绪已消失。能正确地认识客观事物,重新按正确的自我评价原则,把自己与别人进行了比较,发现自己有很多方面比别人强,对自己做了正确的归因,提高了自信,恢复正常的学习、生活,学习效率明显提高。

(2)治疗师评估:来访者情绪已好转,焦虑和痛苦的情绪已消失。改变了错误的认知,消除了不合理的信念,建立了合理观念。能以正常心态投入学习生活中去,咨询基本达到了预期目标。

二、贝克认知疗法

贝克认知疗法(Beck's cognitive therapy)由亚伦·特姆金·贝克(Aaron Temkin Beck)在对抑郁症治疗的临床实践中创建。贝克认为,认知产生了情绪及行为,因此,异常的情绪及行为源于异常的认知活动。

人们早期经验会形成相应的认知图式,这些图式决定着人们对事物的评价,并成为潜意识的一部分,在无形中对人的言行产生影响。当这些图式在面临严峻的现实时,便会有"负性自动想法"在脑中出现,这些自动观念被意识到以后便会出现抑郁、焦虑等情绪及行为问题。如此一来,负性认知和负性情绪互相加强,形成恶性循环。通常来讲,常见的负性认知有非黑即白绝对化、过分概括、放大和缩小、主观臆断等。

贝克认知疗法治疗常见技术包括以下几种。

(1)识别负性自动想法:该技术要求来访者即时记录自己遇事后的所思所想,并对自己经常出现的消极观念进行总结。

(2)识别错误认知:为了识别错误认知,治疗师应仔细倾听来访者记录的关于自动化思维、不同情境和问题的描述,并引导来访者总结归纳出一般规律和共性。随着来访者逐渐分析和识别自己的错误认知和图式,他们会逐渐意识到情境、自动想法和情绪反应之间的联系,并在治疗师的帮助下尝试应用新的认知来替代原有的不良认知和图式。

(3)真实性检验:治疗师应与来访者一起检验和辩论他们的预测、推论和假设是否合乎逻辑、实际和合理,以找出来访者的认知误区。治疗师还应鼓励来访者对自己的信念进行调查,以验证其正确性。通过真实性检验,来访者可能会发现,他们的消极认知和信念在大多数情况下是不符合实际的,这可能会有助于动摇他们的原有信念。

(4)苏格拉底式对话:是指治疗师不做主观判断,通过一系列刨根问底式的对话,让来访者在自己的想法中发现矛盾,以此帮助来访者自己改变自己的想法。例如:"你觉得学习很困难,对吧?是的。你觉得痛苦会随着时间的流逝而改变吗？不会。你从最开始接触学习就觉得这么痛苦吗？好像不是。这么说，学习并不是一直这么痛苦的。好像是的。所以，你是从什么时候开始觉得学习痛苦的呢？这么想来，可能是我努力学也学不好的时候觉得很痛苦吧……"

第四节　人本主义干预技术

二十世纪五六十年代，美国社会掀起了一股人本主义心理学热潮。不同于注重研究客观行为的行为主义流派和注重研究潜意识活动的精神分析流派，人本主义心理学流派非常强调人的自身价值和内在正面力量，主要代表人物有马斯洛、罗杰斯、奥尔波特等。人本主义学派认为理论系统来源于对心理障碍来访者的精神分析学派是残疾心理学，理论系统构建在动物实验基础上的行为主义流派是动物心理学，在人本主义学派看来，心理学的关注对象应该是正常人，所以，他们在干预中非常重视来访者个体的经历和体验，并认为建立良好的咨访关系是干预成功的关键。

二十世纪以来，西方社会出现了科学理性的极端发展和过于膨胀，而人的自我发展发生了异化，最终导致了人类社会生存价值感和生命同一性的丧失，个体更多地感受到了孤独和生命意义的缺失，而人本主义心理学认为该思潮是对这种现象的反思和反叛。人本主义认为应该关注人类个体本身存在的意义与其心理世界的动机性和目标性，解决现代人面临的各种困境关键在于重新确立人的尊严与价值，发掘人性的潜能并促进其自我实现。

人本主义认为，任何人都有积极向上、自我肯定、巨大的发展潜能，个体出现心理问题和心理疾病的关键就在于其自身的潜能受到了削弱或发展被阻碍，究其原因是个体的自身体验出现了冲突感、压抑感或发展受阻。因此，若能为个体创造一个良好的环境，帮助个体能够正常、通畅地与外部世界进行交流沟通，如此便可使个体的痛苦得到释放、情绪得到改善、不良适应问题得到解决、潜能得到激发。值得注意的是，人本主义心理学强调人性本善，这既是该理论的优势也是它的明显缺陷之一，因其在实践中很难找到实证性的支持，故有人评价其为"软弱的心理学"。

人本主义疗法(humanistic therapy)是建立在哲学基础之上，通过为求助者创造无条件支持与鼓励的氛围使来访者能够深化自我认识，发现自我潜能并且回归本我，来访者通过改善自知或自我意识来充分发挥积极向上的、自我肯定的、无限的成长和自我实现的潜力，以改变自我的适应不良行为，矫正自身的心理问题。简单的理解就是，人本主义心理治疗将人看作一个统一体，从人的整体人格去解释其行为，把自我实现看作是一种先天的倾向，认为应该从来访者自身的主观现实角度，而不是治疗师的客观角度去分析。

一、主要理论与适用范围

(一)主要理论

1.马斯洛的需要层次与自我实现理论

马斯洛认为人类行为的心理驱力不是性本能，而是人的需要，他将其分为两大类、七个层次，好像一座金字塔，由下而上依次是生理需要、安全需要、归属与爱的需要、自尊需要、认识需要、审美需要、自我实现需要。人在满足高一层次的需要之前，至少应先部分满足低一层次的需要。第一类需要属于缺失需要，也可称为匮乏性需求，为人与动物所共有，一旦得到满足，紧张消除、兴奋降低，便失去动机。第二类需要属于生长需要，也可称为成长性需求，为人类所特有，是一种超越了生存满足之后，发自内心地渴求发展和实现自身潜能的需要。满足了这种需要个体才能进入心理的自由状态，体现人的本质和价值，产生深刻的幸福感，马斯洛称之为"高峰体验"。

马斯洛认为人类共有真、善、美、正义、欢乐等内在本性,具有共同的价值观和道德标准,达到人的自我实现关键在于改善人的"自知"或自我意识,使人认识到自我的内在潜能或价值,人本主义心理学的要旨就是促进人的自我实现。

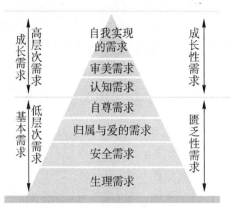

图 10-4　马斯洛的需要层次理论模型

2. 罗杰斯的自我观念理论

刚出生的婴儿并没有自我的概念,随着他与他人、环境的相互作用,开始慢慢地把自己与非自己区分开来。当最初的自我概念形成之后,人的自我实现趋向开始激活,在自我实现这一股动力的驱动下,儿童在环境中进行各种尝试活动并产生出大量的经验。通过对各种体验过的经验进行评估,儿童会发现有些经验会使他感到满足、愉快,有些则相反,满足、愉快的经验会使儿童寻求保持、再现,不满足、不愉快的经验会使儿童尽力回避。

在孩子寻求积极的经验中,有一种是受他人的关怀而产生的体验,还有一种是受到他人尊重而产生的体验,不幸的是儿童这种受关怀、尊重需要的满足完全取决于他人,他人(包括父母)是根据儿童的行为是否符合其价值标准与行为标准来决定是否给予关怀和尊重,所以说他人的关怀与尊重是有条件的,这些条件体现着父母和社会的价值观。罗杰斯称这种条件为价值条件,儿童不断通过自己的行为体验到这些价值条件,会不自觉地将这些本属于父母或他人的价值观念内化,变成自我结构的一部分,渐渐地儿童被迫放弃按自身机体估价过程去评价经验,变成用自我中内化了的社会的价值规范去评价经验,这样儿童的自我和经验之间就发生了异化,当经验与自我之间存在冲突时,个体就会预感到自我受到威胁,因而产生焦虑。预感到经验与自我不一致时,个体会运用防御机制(歪曲、否认、选择性知觉)来对经验进行加工,使之在意识水平上达到与自我相一致。如果防御成功,个体就不会出现适应障碍,若防御失败就会出现心理适应障碍。罗杰斯的以人为中心的治疗目标是将原本不属于自己的是经内化而成的自我部分去除掉,找回属于他自己的思想情感和行为模式,用罗杰斯的话说就是"变回自己""从面具后面走出来",只有这样的人才能充分发挥个人的潜能。

人本主义思想的实质就是让人领悟自己的本性,不再倚重外来的价值观念,让人重新信赖、依靠自身估价过程来处理经验,消除外界环境通过内化而强加给他的价值观,让人可以自由表达自己的思想和感情,自由健康发展。

(二)适用范围

从原则上来讲,人本主义疗法不仅适应于有心理困惑、心理障碍的人,还适应于正常人,该疗法尤其适用于那些具有抽象思维能力和自我指导能力的来访者。在实践中,人本主义疗法还被广泛运用于心理治疗以外的其他场景,如运用疗法在解决人际关系矛盾、亲子冲突等问题时都有着较好的效果。

二、治疗策略与过程

相对于其他疗法而言,人本主义疗法并没有严格意义上的特定技术或者方法,该疗法十分重视创建一种良好的关系氛围,治疗师常将自己作为工具,全身心投入与来访者的会谈中,通过自己的真诚、尊重、对来访者表示无条件积极关注等方式营造一种理想的关系。

在治疗实践中,人本主义疗法并不会把焦点集中于来访者有什么问题、为什么产生这些问题、用什么方法解决这些问题,而是积极关注如何营造一种良好的助人氛围,在这个过程中除了上面提到的治疗师态度外,积极倾听也扮演着很重要的角色。确切说,这种积极倾听包含了偶尔的开放式询问、情感反应、鼓励、自我揭示等内容。

下面是一位人本主义取向的治疗师在咨询中运用倾听技术对来访者进行情感支持的对话过程。

访:我很难去感受,有时候我搞不清楚我感到的是什么。

咨:你时常未曾意识到在你心头流过的是什么情感。

访:是这样。我相当难以搞明白我正感到什么,更不用说把那感受告诉别人了。

咨:所以,你也感到很难让别人懂得它们如何触动了你。

访:嗯,我总是把情感封闭起来,它们令人不安。

咨:不清楚你体验到什么情感,这令你不安,而假如你明白是什么情感,也令你不安。

访:有几分如此……在我小时候,如果我发脾气就会受到惩罚,如果我哭闹,大人就把我塞到我的房间里,并告诉我不许哭。我记得有时候只是高兴和嬉闹,也有人告诉我别疯,安安静静的。

咨:所以很小的时候你就懂得,你的情感会招来麻烦。

访:每当我刚刚开始要感受到什么的时候,就什么也没有,或者弄得像一团乱麻。就这样,我认为自己没有权利感到愤怒、性欲、欢乐、悲伤,或者随便什么,我只该做我的事,好好的,不要有抱怨。

咨:你仍然相信,把你的感受封闭起来、不表露它们,这样更明智一些。

访:对! 尤其是对我丈夫和孩子们。

咨:你的意思是说,你不让他们知道你内心的情况。

访:嗯,我对他们会对我的情感有兴趣这一点,太没有把握了。

咨:好像他们的确不在乎你内心的感受(此时当事人哭了)。此刻你感到了某种东西(当事人继续哭,一段沉默)。

访:我感到好难过,好绝望。

咨:你看,现在你能够感受,也能向我谈论它。

——摘自 江光荣《心理咨询的理论与实务》

从上面的对话中可以看到,来访者开始对自己的情感认识是很模糊、回避的,但随着治疗师的不断支持,来访者逐渐开始去触碰和清晰化自己的体验。

第五节　其他干预技术

一、空椅子技术

空椅子技术是格式塔流派常用的干预技术,是一种帮助来访者内心情绪得以外显的方法。该技术常使用两把椅子,要求来访者坐在其中一把椅子上,扮演一个角色,然后再换坐到另一把椅子上,扮演另一个角色,以此让所扮演的两方进行持续对话。

通过这种方法,可使来访者充分地体验冲突,并在扮演不同角色的过程中体验各角色的内心活动,进而帮助其理解冲突。通过不同角色的对话,帮助来访者对其内在的对立与冲突进行高层次的整合,即接受对立的存在并与之共存。

空椅子技术在实际操作中分为三种形式。

1.倾诉宣泄式

这种形式一般只需要一把椅子,把这把椅子放在来访者对面,假定某人坐在这把椅子上。来访者把自己内心想要对此人说却没来得及说的话,向"空椅子"表达出来,以此使自己内心趋于平和。这种形式主要可以应用于以下场景:①恋人、亲人或朋友由于某种原因离开自己或者去世(尤其是离开时未来得及告别、留有遗憾),来访者因此感到特别悲伤、痛苦,甚至悲痛欲绝,但无法找到合适的途径进行纾解。②椅子所代表的人曾经伤害、误解或者责怪过来访者,来访者因各种原因不能直接将负面情绪发泄出来,心中郁结,此时可通过对空椅子进行情绪宣泄,而使来访者的消极情绪得到纾解。③椅子代表的人是来访者非常亲密或者信赖的人,来访者由于种种原因,无法或者不便直接向其诉说内心的情感。

2. 自我对话式

当来访者的自我存在冲突时,通过两把椅子帮助来访者展开自我冲突之间的对话。来访者坐在一把椅子上,扮演自我的某一部分,坐在另外一把椅子上,就扮演自我另一部分,依次对话进而达到整合冲突的目的。这种形式主要适用于以下情景:①来访者因本该做的事情没有做,引起不良或者严重的后果时,常有强烈的内疚、负罪、自责等负性情绪。②来访者面对多个选择,无法做出决定,来访者因此逃避现实,甚至通过烟酒等方式麻醉自己。运用空椅子技术,可帮助来访者澄清自己的价值观,理性分析其中利弊,找到问题解决之道。

3. 他人对话式

该种情形用于自己与他人之间的对话,使用两把椅子,坐到一把椅子上面时扮演自己;坐在另一把椅子上时就扮演别人,使自己与他人两者之间展开对话,以站在别人的角度考虑问题,达到理解他人的目的。主要应用于两种情景:①来访者难以或不能体谅、理解或者宽容别人,并因此衍生了人际交往上的困难,而自己却不自知。②来访者存在社交恐惧,不敢或者害怕与他人交往。运用空椅子技术通过模拟人际交往的场景来减轻来访者在真实社交场景中可能产生的恐惧和焦虑,帮助来访者掌握一定的人际交往技巧。

二、家庭治疗干预技术

家庭对个体的心理发展有重要作用,早在一百多年前就有学者提出,来访者与其家庭构成了一个整体,如果我们只是单方面观察来访者,将会得出错误的印象。

以弗洛伊德为代表的精神分析学派,虽然在理论上很重视来访者与父母的人际关系,并认为来访者与父母之间所产生的情绪常常是心理疾病的根源,但精神分析治疗的重点是对来访者本身的分析及探讨父母对子女心理发展的影响,通过来访者与治疗者的关系来间接改善来访者对家人的想法和态度,在治疗过程中治疗者不与父母或其他家庭成员接触。因此精神分析疗法,属于个体心理治疗的一种。

20 世纪 40 年代以后,随着家庭医学的普及,人们越来越重视来访者的家庭情况以及家庭对精神疾病的影响。家庭治疗在 20 世纪 50 年代从集体心理治疗中衍生出来,20 世纪 50 年代后对精神分析治疗中来访者家庭的交流方式做了研究,激发了人们把家庭作为一个整体进行治疗的兴趣,研究者开始探讨家庭因素在儿童精神分裂症及其他精神障碍中的作用。1958 年,家庭生活的精神动力学提倡治疗者着眼点从求助者的个体立场推广到家庭的整体,才能体会到更深的心理层次。

20 世纪 60 年代中期,家庭治疗在欧美国家迅速开展起来。美国的许多城市都建立了家庭治疗的专门机构,并形成了各种治疗派别和理论模式。到了 20 世纪 70 年代,家庭治疗得到了进一步发展。不少学者研究认为,家庭治疗对各类精神障碍和行为问题均有较好的疗效。20 世纪 80 年代,欧美各国成立了许多以家庭治疗为中心的诊所,大力推行家庭治疗,并对理论进行了修正。

例如,以往认为孩子的心理行为问题与幼年的情绪发展有关,是早期父母养育不当的结果。现在的家庭研究者认为:父母与孩子的相互反应与影响形成了不良的亲子关系,而心理问题的出现并不是单方面的因素。近年来,家庭治疗在欧美国家迅速发展,精神疾病患者,尤其是精神分裂症患者家庭成员的情感体验及情感表达对精神疾病患者的病情有较大影响。各种形式的家庭治疗及综合家庭干预措施的实施为精神疾病的治疗和康复提供了有效的心理治疗方法。

三、森田疗法

(一)基本介绍

森田疗法又被称为"顺其自然疗法""莫利塔疗法",由日本东京慈惠医科大学的森田正马教授创立,主要用于神经症的治疗,是一种具有浓厚东方色彩的心理治疗方法。森田正马将神经症发作的基础称为疑病性素质,具有这种素质的个体会对自己的身心表现出极度的担心,对自己的身体感觉、情绪感受非常敏感,在一定诱发因素的作用下,个体更易倾向于认为自己处于病态。这种所谓的"病态"又会使个体的身心状态进一步恶化,进而加重其"病态"的感受,形成恶性循环,而个体在这种精神交互作用的推动下会陷入内心冲突,久而久之,神经症便形成了。具有疑病性素质的个体往往还追求完美,客观现实与主观感受之间的强烈冲突是加重他们神经症症状的重要原因。

森田认为,单纯依靠理智并不能治疗神经症,只有个体在情感上真正能淡然处之,才可能最终达到治疗的目的。当负面体验出现时,越是将注意力集中于此越是会加重体验的强度,若个体能接受这种感受,并能与之和谐相处,那么负面感受对个体的影响就会逐渐弱化。

因此,森田疗法的理念核心在于"顺其自然",即让负面体验自由发展,把自己要做的事情当作关注的目标,也就是一边接受负面体验不做抵抗、不把其当作负担和压力,一边带着症状去生活、工作和学习。概括来讲,就是"顺其自然,为所当为"。

(二)实施过程

森田疗法的基本操作过程通常为 40 d 左右,标准式疗法要求来访者在此段时间内住院配合治疗,可分为绝对卧床、轻作业、重作业、生活训练等四个阶段。

1. 第一阶段

绝对卧床期,4~7 d,对失眠、焦虑、苦闷情绪有较显著的缓解作用。该阶段要求来访者除了进食、排便、洗脸外,始终保持卧床的状态,且要保证来访者处于隔离状态,禁止聊天、会面等社交活动,同时禁止读书、画画等消遣活动。本阶段的主要目的是让来访者疲惫的身心得充分的休息,并使其苦闷烦躁的负面情绪在情绪规律中顺其自然地消失。治疗者要注意观察来访者的状态,排除非神经症性来访者,并对来访者的病情做出诊断。

2. 第二阶段

轻作业期,4~7 d。该阶段依然保持来访者与外界社交的隔离,不同之处在于,除了每天限制的7~8 h 卧床以外,其他的时间来访者可以进行以室外为主的简单活动,比如晒太阳、呼吸新鲜空气、完成一些简单的工作、写日记等。该阶段的目的在于让来访者在实践中感受忽略体验可以与坚持行动并存,尝试以平常心对待自己的体验。治疗者要注意鼓励来访者行动,以使他们尽可能不去关注自己的负面体验。当来访者表现出更多的主动性,并渴望进行更多的活动时,便可以进入新的治疗阶段。

3. 第三阶段

重作业期,1~2 周。经历了轻作业期,来访者此刻渴望参加较重的体力劳动,以使自身处于更健康的状态。来访者可以选择整理房间、田间劳作等任何需要耐心和坚持的重体力劳动,可以开始适当读书,并鼓励来访者写劳作日记,日记要求不谈病症,只记录劳作的过程。该阶段的主要目的在于引导来访者通过努力劳动,感受自己在劳作过程中的坚持与耐心,并体会努力获得成功后的喜悦与成就。治疗者在该阶段要注意引导来访者体会劳作本身的兴趣,让来访者切身感受到努力坚持工作本身就可以缓解负性症状。

4.第四阶段

生活训练期,也可以被称为社会康复期、出院准备期,常为1~2周。来访者白天可以回归原有的社会生活,指导其逐渐开始重新扮演原有的社会角色,晚上回到病房,并坚持写治疗日记,在真实的社会环境和人际交往中继续体会"顺其自然",从根本上提高自身自我疗愈的能力。该阶段的主要目的在于训练来访者适应外界变化,为其重新回归社会生活做准备。

在使用森田疗法的过程中,关键在于要让来访者自己去感受和体验,建立顺其自然、为所当为的个人准则,治疗者要避免对来访者进行过多的说教,强化的重点要集中在对来访者积极劳作感受的赞同,而非来访者的症状。

森田正马的后继者认为神经症来访者长时间受疑病情绪的影响,其对现实的判断已经出现了失真或者扭曲,可以理解为神经症来访者的主诉与客观现实本身往往存在较大差距,甚至有一定的虚构倾向。因此,新森田疗法主张就在真实的社会生活中对来访者进行治疗,除了采用的劳作内容,还可以有更丰富的活动,甚至可以辅以必要的药物治疗,在治疗中不问过去只注重现实、不问情绪只管行动。这样的理念使得森田疗法的治疗效率更高,适用范围也更广了。

在临床上,森田疗法一般不能作为单一的治疗手段,尤其是针对心理和人格结构没有发展成熟的青少年来访者,通常需要配合药物治疗、精神分析治疗、家庭治疗等多种治疗方法,才能更好地解决来访者面临的问题。

参考文献

[1]彭聃龄.普通心理学[M].5版.北京:北京师范大学出版社,2019.

[2]江光荣.心理咨询的理论与实务[M].北京:高等教育出版社,2012.

[3]郑雪.人格心理学[M].3版.广州:暨南大学出版社,2022.

[4]陈青萍.现代临床心理学[M].北京:中国社会科学出版社,2012.

[5]王辉.行为改变技术[M].南京:南京大学出版社,2021.

[6]艾伦·E.艾维,玛丽·布莱福德·艾维,卡洛斯·P.扎拉奎特.心理咨询的技巧和策略:意向性会谈和咨询[M].陆峥,何昊,石骏,等,译.上海:上海社会科学院出版社,2018.

[7]孙学礼.医学心理学[M].北京:高等教育出版社,2013.

练习题

一、单项选择题

1.下面疗法经常被用于中、长程治疗的是(　　　　)

　　A.行为疗法　　　　　　　　　　　　B.认知疗法

　　C.人本主义疗法　　　　　　　　　　D.精神分析疗法

2.3岁的小宇在姥姥家的橱柜上发现一个玻璃瓶里装了很多彩色的小豆豆,他以为是糖豆,拿起一个便放进口中,结果发现这种小豆豆很苦。从此,小宇对这种彩色的小豆豆很排斥,再也不愿意吃了。小宇这种行为的出现可以用(　　　　)加以解释?

　　A.条件反射理论　　　　　　　　　　B.强化理论

　　C.精神分析理论　　　　　　　　　　D.认知理论

二、简答题

1.请比较经典条件反射理论与操作性条件反射理论的异同。

2.请谈谈你对人本主义疗法的认识,并分析该疗法的优势和局限。

3.你认为一位合格的心理治疗师应该具备哪些品质?并思考为什么。

练习题答案

第十一章 临终关怀

生老病死是人生经历的自然发展过程，死亡是一种不可避免的客观存在，每个人都无法抗拒。临终是生命过程的最后阶段，在人生的最后阶段需要的是关爱和帮助。同时，随着社会的发展和医疗科技的不断进步，很多既往认为的绝症逐步成为慢性进展性疾病，如癌症、艾滋病等。患者的预期寿命不断提高，人口老龄化也意味着绝大多数人在死亡之前的很多年，都会经历一种甚至几种慢性疾病的折磨，这也给家庭带来很大的心理、精神和经济等方面的压力，使得患者和家属更需要外界的帮助。尽管医疗科技进步大幅地延长了人均寿命，但是在目前医学条件下，仍有一些疾病是无法治愈的，以治愈为目标的医护模式不足以应对患者日渐衰退的健康状况，这些患者生命质量很差，因此引伸出发展相应医护照顾模式的必要性。

健康管理人员在临终关怀中发挥着重要的作用，所以应掌握相应的理论知识和技能，了解临终患者身心两方面的反应，帮助临终患者减轻痛苦以提高其生存质量；引导患者勇于面对死亡，帮助临终患者舒适、安详、有尊严并无遗憾地度过人生的最后时期；给予家属心理、社会及精神上的支持和安慰，使其保持良好的身心健康。

第一节　概　述

19世纪以来出现的"临终关怀"是实现人生临终健康的一种重要方式，也是医学人道主义精神的体现。临终关怀作为一种社会文化现象，越来越被社会认可和重视，享受临终关怀是人的一项基本权利。健康管理人员应掌握相关的理论知识和技能，了解患者的身心反应，帮助临终患者减轻痛苦以提高生存质量，引导患者树立正确的死亡观，使其正确面对死亡。

一、临终关怀的概念

（一）临终关怀

临终关怀（hospice care），起源于中世纪，又称为"安息护理""安宁照顾""终末护理""善终服务"等。临终关怀是由社会各层次（护士、医生、社会工作者、志愿者以及政府和慈善团体人士等人员）组成的团队向临终患者及其家属提供的包括生理、心理和社会等方面的一种全面性支持和照料。其目的在于使临终患者的生命质量得以提高，能够无痛苦、舒适地走完人生的最后旅途，并使家属的身心健康得到维护和增强。目前，我国将临终关怀、舒缓医疗、姑息治疗等统称为临终关怀。

（二）临终关怀学

临终关怀学是一门新兴学科，主要的研究内容是探讨临终患者心理、生理特征和为临终患者及家属提供全方面照护。根据研究的范围和内容，有很多分支学科，诸如临终医学、临终心理学、临终护理学、临终关怀社会学、临终关怀伦理学和临终关怀管理学等。

二、临终关怀的发展史

(一)古代的临终关怀

古代的临终关怀在西方可追溯到中世纪西欧的修道院和济贫院,当时作为照料危重患者及濒死的朝圣者、旅游者的场所,使其得到最后的安宁。Hospice 始于 12 世纪,原指朝圣中途休息驿站。中世纪人们盛行朝圣,交通又不方便,途中许多人饥渴交迫或生病,休息站就成了供给旅客们温暖、养病及补充食物的地方。到了 19 世纪,交通较为发达,这种朝圣休息站已失去意义,人们就将Hospice 用作专门照顾无法治疗的患者相关医疗机构的代称。

(二)现代临终关怀

现代临终关怀运动的创始人——西西里·桑德斯(Cicely Saunders)在 1950 年代时是圣约瑟安临终关怀医院的护士,她看到一位年轻的癌症患者大卫疼痛至死无法缓解,此事让她刻骨铭心。大卫去世前留给她五百英镑作为基金,希望她将来设立一座更人性化的临终关怀医院,能够去除患者的身体痛苦,也给予心理及精神的照顾,给临终患者"一扇窗"。桑德斯有感于对癌症末期患者照顾的不足,又攻读了医学和社会学,1958 年成为医师,她身兼医师、护士及社工的背景,了解给予患者"全人照顾"的重要性。

1967 年,世界第一座现代化兼具医疗科技及爱心照顾的圣克里斯托弗临终关怀院在英国伦敦近郊锡典罕建立,桑德斯亲自带领医疗团队着手进行一系列的癌症疼痛及止痛研究。

圣克里斯托弗临终关怀院的一组医疗人员于 1976 年前往美国康州,协助美国人建立了第一座临终关怀医院。桑德斯在英国伦敦创办"圣克里斯托弗临终关怀院",被誉为"点燃了世界临终关怀运动的灯塔"。在圣克里斯托弗临终关怀院的影响及带领下,临终关怀运动在英国得到迅速的发展。20 世纪 80 年代中期,英国各种类型的临终关怀服务机构已发展到 600 多个,其中独立临终关怀机构达 160 多家。此外,美国、日本、阿根廷、法国、巴西、加拿大、德国、挪威等 70 多个国家和地区相继开展了临终关怀服务,也先后建起了临终关怀医院和相关机构。

(三)我国临终关怀的发展

我国的临终关怀起步相对较晚。1986 年中国香港成立了善终服务中心,中国台湾的马偕医院设立了临终关怀病房。1987 年,中国老龄事业发展基金会创办我国大陆第一所民办临终关怀医院——北京松堂关怀医院。1988 年天津医学院(现天津医科大学)在美籍华人黄天中博士的资助下,成立了中国大陆第一个临终关怀研究中心——天津医学院临终关怀研究中心,中心研究主任崔以泰被誉"中国临终关怀之父"。同一年 10 月在上海诞生了中国大陆第一家临终关怀医院——南汇护理院。

自天津医学院临床关怀研究中心成立以来,中国的临终关怀事业的发展大体经历了三个阶段,即理论引进和研究起步阶段、宣传普及和专业培训阶段及学术研究和临床实践全面发展阶段。我国的临终关怀事业正在朝着理论深入化、教育普及化、实施适宜化和管理规范化方面发展。2006 年4 月中国生命关怀协会在人民大会堂宣告成立,旨在协助政府有关部门开展临终关怀的立法和政策研究,实施行业规范化管理,推进临终关怀学的标准化、规范化、科学化、系统化的发展。协会的成立标志着中国的临终关怀事业迈出了历史性一步,是我国临终关怀事业的里程碑。2017 年 9 月发布的《国家卫生计生委办公厅关于开展安宁疗护试点工作的通知》,确定了全国第一批临终关怀工作试点市(区)在北京市海淀区、吉林省长春市、上海市普陀区、河南省洛阳市和四川省德阳市启动。2019 年 5 月《国家卫生健康委办公厅关于开展第二批安宁疗护试点工作的通知》确定了上海市和北京市西城区等 71 个市(区)启动第二批试点。试点项目推动了科学化、专业化、规范化及标准化的临终关怀服务体系的建立和实施。这是顺应我国社会、经济、文化发展的潮流,顺应医学模式转变的趋势,更是符合我国人口老龄化及人口众多的客观要求。

三、临终关怀的意义

随着人类社会文明的提高和科技的进步,医学模式已由过去的生物医学模式转化为现代的生物-心理-社会医学模式,但是无论医学怎样先进,人总难免一死。而如何提高临终患者尚存的生存质量,维护其人格及生命的尊严,使其更好地走完这一段生命历程,临终护理有着重要意义。其意义在于强调整体护理,即动用各种切实有效的措施,控制患者的症状,同时进行心理护理,尽可能地减轻他们精神上的痛苦,使患者在生命的最后阶段能够生活得舒适、有尊严、有意义。

(一)缓解临终患者的身心痛苦

任何生命都有终结的时候,在生命终结时都有所希望,而临终护理通过尽量满足临终者的合理要求,让他们感到生命的温暖,从而减轻身体或精神上的痛苦。

(二)维护临终患者的尊严

临终关怀护理是社会文明的标志。每一个人都希望生得顺利,死得安详。临终关怀护理正是为了让患者有尊严、舒适地到达人生彼岸而开展的一项社会公共事业,它是社会文明的标志。

(三)协助患者及其家属坦然地面对死亡

临终护理使临终患者正视生命的终结,使他们临终前在精神或机体上得到相对的舒适,从而冷静地处理一些事情并接受生命终结的事实。

临终护理使患者家属理性度过将要分离的时刻,使家属有一定的思想准备,克服亲人死亡所带来的痛苦,引导家属走出死亡的心理误区,勇敢地面对现实从而有效地办理一些患者或亲属应当办理的事情。

临终护理可提高死亡价值。死亡的价值就在于它在整个生命过程中所占据的时间是瞬间的,但它的影响却覆盖人的一生,成为推动生活的巨大动力。但通常人们对死亡感到恐惧,几乎每个临终的人都具有对疼痛与痛苦的恐惧,疼痛可通过药物来控制,而痛苦则指一种心情上的苦境,不能通过药物来克服,必须依赖人们的爱心与关怀。循序渐进开展死亡教育可以帮助患者及家属理解生命质量的真正含义,理解生与死是不可抗拒的自然规律,引导他们对死亡本质做深入思考,从而追寻人生意义和探寻心里深层的精神世界,提高其对死亡认知程度,消除患者和家属对死亡的恐惧。因此,临终护理弥补了死亡的缺陷,提高了死亡价值。

(四)临终关怀体现了医护职业道德的崇高

医护职业道德的核心内容就是尊重患者的价值,包括生命价值和人格尊严;临终关怀则通过对患者实施整体护理,用科学的心理关怀方法、高超精湛的临床护理手段,以及姑息、支持疗法最大限度地帮助患者减轻躯体和精神上的痛苦,提高生命质量,平静地走完生命的最后阶段。护理人员作为其中的具体实施者,使医护及相关人员树立对生命的尊敬和热爱,让患者及家属在这个最后阶段,感受到人性的光辉和医护道德的崇高,这充分体现了以提高生命价值和生命质量为服务宗旨的高尚医护职业道德。

四、临终关怀的内容

临终关怀不仅是一种服务,它是以临终患者为特定对象,研究和探讨临终患者及其家属的需求以及如何为他们提供全面护理的方法。其主要内容包括以下几点。

（一）满足临终患者及家属的需求

临终患者的需求包括生理、心理方面的需求；临终患者家属的需求包括对临终患者治疗和护理的要求、心理需求，并为其提供殡葬服务等。

（二）临终患者的全面照护

全面照护包括医疗护理、生活护理等方面，还应注意控制疼痛，并给予心理照护。心理照护要求恰当应用沟通技巧与患者建立信任关系，以了解患者的需求和促进其临终意愿表达，此过程可借鉴国外常用的COMFORT沟通模型和SAGE&THYME沟通模型，详见表11-1和表11-2。COMFORT沟通模型已成为美国肿瘤科护士沟通技巧培训的内容之一，SAGE&THYME沟通模型也被融合到医疗沟通课程中，在改善癌症治疗中的临终沟通效果方面显示出积极影响。临终关怀的核心是控制疼痛及其他不适症状，如恶心、呕吐、食欲缺乏、便秘、抑郁、惊厥及呼吸困难等，因为这些不适时刻困扰着患者并使其产生焦虑甚至恐惧。

表11-1　COMFORT沟通模型

要素	内容
沟通（communication）	倾听患者的疾病故事，了解患者和家属的需求
方向和机会（orientation and opportunity）	评估健康素养和理解文化背景
有意识地出现（mindful presence）	主动倾听，意识到自我照顾的需要
家庭（family）	观察家庭沟通方式，认识家属的沟通方式，满足家属的不同需求
开放（openings）	固定患者/家属的关键点，找到相似点，建立信任关系
相关（relating）	给予患者/家属多方面支持，将护理与生活质量领域联系起来
团队（team）	多学科团队合作

表11-2　SAGE & THYME沟通模型

要素	内容
环境（setting）	创造一个安静、保护隐私的环境
提问（ask）	提出问题"请问你在担心什么事情吗？"
汇总（gather）	汇总各种担忧的问题
共情（empathy）	回应"原来你有很多担忧的问题"
谈（talk）	询问患者得到谁的帮助和交流
帮助（help）	这些人做了哪些有帮助的事
你（you）	询问患者"你觉得怎么做会有帮助"
我（me）	询问患者自己可以帮助他做些什么
结束（end）	总结和结束沟通

（三）临终患者家属的照护

主要是为其进行心理疏导和提供情感支持。包括尽可能满足家属照顾临终患者的需要，鼓励家属参与患者的日常护理；多与家属沟通，耐心倾听，鼓励家属说出内心的感受；尽可能满足家属自身生理、心理及社会方面的需求。

（四）死亡教育

死亡教育是运用与死亡相关的医学、护理学、心理学、法律学、伦理学等对人们进行教育，帮助人们树立正确的生死观、生命伦理观、生命价值观，使受教育者能够珍爱生命、减少轻生和不必要的死亡，并能够正确地对待和接受死亡。其目的是帮助临终患者消除对死亡的恐惧心理，树立正确的死亡观，正确对待和接受死亡。

（五）临终关怀模式

临终关怀模式是临终关怀工作对临终关怀的总体观点、态度及提供照护标准和形式。临终关怀模式是在现代医学模式的基础上形成和发展的。随着世界临终关怀运动的开展，现代"临终关怀模式"逐渐发展为"多学科—整体性—姑息照护式模式"。但由于东西方文化背景的不同导致对死亡的态度有很大的差异，因此，中国的临终关怀项目应探讨适合我国国情的临终关怀模式。

（六）其他

其他还包括：临终关怀机构所采用的医疗体系；临终医护人员应遵循的医疗护理原则；临终关怀机构的管理、实施的研究与实践；临终关怀工作人员的构成与培训；临终关怀与其他学科的关系；临终关怀与社会发展的关系等。

五、临终关怀的组织形式和理念

（一）临终关怀的组织形式

1. 公立的临终关怀医院

公立的临终关怀医院是指不隶属于任何医疗、护理或其他医疗保健服务机构的临终关怀服务机构。具有医疗、护理设备，一定的娱乐设施、家庭化的危重病室设置，建立适合临终关怀的陪护制度，配备一定数量的专业医护人员，为临终患者提供临终服务，其中北京松堂关怀医院比较具有代表性。

2. 附属的临终关怀机构

附属的临终关怀机构又称机构内设的临终关怀项目，属于非独立性的临终关怀机构，是指在医院、护理院、养老院、社区保健站、家庭卫生保健服务中心机构内附设的临终关怀病区、临终关怀病房、临终关怀单元（病室或病床）或是附属临终关怀医院等。根据我国国情，目前医院附属的临终关怀病房相对较多，如吉林大学第一、二、三医院、山东省蒙阴县人民医院、天津医科大学第三附属医院、浙江杭州市萧山区第一人民医院、广西柳州钢铁集团有限公司医院等。临终患者中大部分还是在综合性医院的病房中走向生命的终点。但由于临终关怀医院与其他综合医院在服务的宗旨和原则上有重大区别，在实施过程中后者更容易注重对躯体疾病的治疗，而忽视对患者的舒适护理。

3. 居家式临终关怀

居家式临终关怀又称居家照护，是临终关怀服务的基本方式之一。患者住在自己家中，由患者家属提供基本的日常照护，由家庭临终关怀机构提供其所需的临终关怀服务，医护人员根据临终患者的病情定期进行访视，并提供临终照料。这类机构通常以社区为基础，以家庭为单位开展临终关怀服务。

由于我国医务人员短缺，社会工作者很少，家庭临终病房开展较少。但近几年来随着社区护理的开展家庭病床得到迅速发展，为家庭的临终护理提供了良好的条件，而且受中国传统文化的影响，患者大多愿意在熟悉而有深厚感情的环境中走完一生。因此，家庭临终病房形式在我国有较大的发展前途。

4. 癌症患者俱乐部

癌症患者俱乐部是一个具有临终关怀性质的群众性自发组织，而不是医疗机构。其宗旨是促进癌症患者之间相互关怀、相互鼓励、相互帮助,安详、愉悦地度过生命最后阶段。

专门医院独立服务性强,对设施要求较高,费用也高;而综合医院附设科室与病床则可以充分利用现有的物资资源,提供临终患者医疗、护理、生活照料,同时在心理上也可避免临终患者及家属产生被遗弃的不良感觉;家庭或社区临终关怀是以社区为基础,以家庭为单位开展的临终关怀,近几年来颇受欢迎,有逐年上升的趋势。

2004 年,WHO 公布英国、美国、德国、瑞士和法国临终关怀的初始数据显示多数人是死在医院。医院接收临终患者、实施临终关怀护理是不可避免的,很多都是慢性病或者是急性创伤后在无力挽救的情况下由治疗转为临终护理。但是绝大多数临终患者还是希望能够在家里接受护理。意大利高达 91% 的癌症临终患者获得家庭式护理,我国 80% 左右的临终患者选择家庭临终关怀服务方式。医院和家庭临终关怀各有利弊,医院有专业的技术人员和专业的技术设备,而家庭是临终患者的牵挂与精神支柱。

根据这两种模式的特点分析,未来发展分散的临终关怀家庭病床,与临终关怀医院相结合,可能会是我国临终关怀的主要模式。但是它的发展受家属对临终的认识水平和医务人员提供家庭临终关怀的水平制约。因此要提高社会整体对临终的认识水平,改变错误观念,及早确认临终状态并与临终关怀机构建立联系,加强医生与患者和家属之间关于疾病情况的交流,对临终患者及家属更有益。

(二)临终关怀的理念

1. 以照料临终患者为中心

临终关怀是针对各种疾病的晚期,治疗不再生效,生命即将结束的患者进行的照护。对于这些患者的治疗不再以治愈疾病为目的,而是通过对其全面的身心照料,提供姑息性治疗。主要是通过控制症状,减轻痛苦,消除焦虑、恐惧,获得心理、社会上的支持,使其得到最后的安宁。因此,临终关怀是从以治愈为主的治疗转变为以对症为主的照料。

2. 提高临终患者的生命质量

临终关怀不是以延长患者生存时间为目的,而是以提高其临终阶段生命质量为宗旨。给临终患者提供一个舒适的、有意义的生活,减轻痛苦,使其生命品质得到提高,在可控制的病痛中接受关怀,享受人生最后阶段的人间温情。

3. 维护临终患者的尊严和权利

临终患者仍有意识、思维、情感,仍有个人的尊严和权利。临终关怀强调尊重生命的原则,要求医护人员应注意维护临终患者的尊严与权利,在临终护理中允许患者保留原有的生活方式,尽量满足患者的合理要求,尊重个人的隐私权,让其参与到医护方案的制订等。

4. 注重临终患者家属的心理支持

临床护理的效果与家属的积极配合密切相关。对家属提供心理支持,可使其保持正常的心态,对患者在临终阶段的心理和精神方面起到重要的作用。因此,为临终患者进行全面照料的同时,对临终患者家属提供心理、社会支持,使其坦然地面对亲人的死亡。既为患者生前提供服务,又为家属提供居丧服务。

5. 加强死亡教育以使其接纳死亡

临终关怀将死亡视为生命的一部分,承认生命是有限的,死亡是一个必然的过程。虽然医务人员已经尽力对患者进行了治疗和护理,但仍不可避免地有患者因疾病不能治愈而死亡。临终关怀强调把健康教育和死亡教育结合起来,从正确理解生命的完整与本质入手,完善人生观,增强健康意识,教育临终患者,把生命的有效价值和生命的高质量两者真正统一起来,善始善终,以健全的身心走完人生的最后旅程。

六、临终关怀机构的基本服务项目

在临终关怀比较发达的国家和地区,临终关怀机构必须有临终关怀"执照"和"许可证"。在颁发证书前需要验证临终关怀机构的基本服务项目,即核心服务的能力是否符合条件。临终关怀机构的基本服务项目包括以下几种。

（一）姑息性医疗照护

临终关怀机构必须拥有一定数量的专业技术人员和设备,能够有效地控制和缓解临终患者的疼痛、吞咽困难及便秘等不适症状,能够为临终患者提供常规的姑息性医疗照护以满足患者的不同需要。

（二）临终护理

临终护理是采用姑息护理、心理护理以及社会支持等理论和技术为临终患者及家属提供全面的照护,从而达到让临终患者和家属接纳死亡并提高患者临终阶段的生命质量的最终目标。一般临终关怀机构必须拥有一定数量的经过专门培训的专业护士。

（三）临终心理咨询和辅导

临终关机构的基本服务项目包括对临终患者和家属提供临终心理咨询和辅导,对其进行心理和精神上的关怀。

（四）临终关怀社会服务

临终关怀社会服务又称临终社会支持,是临终关怀机构的基本职能之一。包括对临终患者以及家属的社会支持;在临终患者接受照护过程中所得到的各种社会支持以及临终患者去世一年内向其家属所提供的居丧照护。

七、临终关怀与舒缓疗护

临终关怀译自英文的 hospice care,舒缓疗护译自英文的 palliative care。美国"医学主题词"索引中将 hospice care 描述为"对临终患者提供的专业的支持性卫生保健服务,通过整体照护方法,在满足患者当前生理需求的同时,为患者及家属提供法律、经济、情感和精神上的支持咨询,并对已故患者的家属进行丧亲支持。"与 WHO 对 palliative care 的定义及内涵相比,两者在服务理念和内容上有相同之处,也存在有一定的区别。

（一）相同的服务理念

两者均强调"四全"(即全人、全家、全程、全队)照顾服务理念:从以治愈(cure)为目标转向以控制症状、减轻痛苦的综合照护(care);以需要为导向的团队服务提供整体照护;把患者及家属作为照护单元;不主张实施可能给患者增添痛苦或无意义的治疗或过度治疗;强调让患者平静、安然、有尊严地善终。

（二）服务对象同中有异

临终关怀服务对象为患任何疾病的临终患者。不同国家依其医疗卫生政策等的不同,对临终关怀照顾对象的预计生存期都有明确的要求。1983 年,美国联邦医疗保险计划推出临终关怀计划,该计划将受益人群定义为预计生存期小于 6 个月且放弃原发病治疗的终末期患者。英国以预期生存期不超过 1 年为临终期,日本将预计生存期只有 2～6 个月的患者定为临终患者,享受临终关怀的政策待遇。总之,hospice 将关怀聚焦于终末期患者。

舒缓疗护主要服务对象为诊断为不可治愈疾病的患者,主要是癌症及艾滋病、运动神经元疾病或联合退行性神经疾病的患者。舒缓疗护对预期生存期没有严格的限制,从诊断为不可治愈疾病开始到生命垂危,随时均可以成为舒缓疗护的对象。因此,舒缓疗护贯穿进展性疾病始终,前期的舒缓疗护、患者临终阶段的姑息照护(临终关怀)及患者死后对家属的哀伤辅导形成连续的统一体。

(三)舒缓疗护不排斥根治性治疗

从患者诊断为不可治愈疾病时起,就不同程度地接受以根治为目的及以舒缓症状为目的的干预,只是随着疾病的进展,以根治为目的的干预越来越少,以舒缓症状为主的干预性照护越来越多,至终末期阶段转入临终关怀。

总之,舒缓疗护(palliative care)是在临终关怀(hospice care)的基础上提出并发展起来的,两者在理论和实践上既有联系又有区别,其异同点与各国的临终关怀特定的历史背景、相关政策等有关。国际临终关怀和舒缓疗护组织(International Association for Hospice and Palliative Care,国际姑息治疗协会)、美国临终关怀和舒缓疗护学会(American Academy of Hospice and Palliative Medicine,美国临终关怀与姑息医学会)的命名亦表明舒缓疗护不能取代临终关怀,临终关怀可以看做是舒缓疗护的一个分支或一部分,临终关怀是一种舒缓疗护,而舒缓疗护不一定是临终关怀。(见图11-1)。

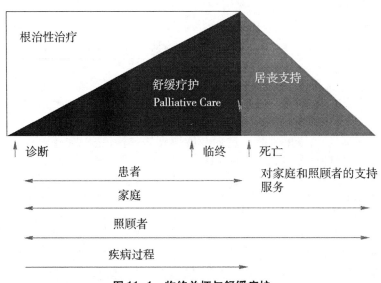

图11-1 临终关怀与舒缓疗护

★知识链接

临终关怀与缄默的巴金散文

巴金老人在病榻上与病魔顽强搏斗了七个年头,终于在2005年10月17日无声地离开了这个世界。但是,了解巴金的人知道,那"顽强"不是他心中所愿,而是别人强迫给他的。2003年11月,中央电视台做了一期题为《百岁巴金》的谈话节目,邀请了冰心女儿吴青,《巴金全传》作者陈丹晨等。巴金是现今中国文坛上的泰斗,也是"中国良知的一个化身",人们都为巴金长寿感到高兴。可是,这个电视节目让我们知道,在人们"祝寿"和"喜悦"的背后,巴金老人在医院正痛苦地依靠插管、鼻饲维持着生命……吴青在电视上对主持人说:"巴金舅舅想说的、能说的,都说了,全部都在他的作品里;巴金舅舅现在太痛苦,太痛苦!他应该为他自己活着!不该为别人活着!"吴青眼里噙满了泪水,脸上浮出痛苦与无奈的表情。

第二节　濒死与死亡

一、濒死及死亡的定义

（一）濒死的定义

濒死（dying）即临终，指患者已接受治疗性或姑息性的治疗，虽然意识清楚，但病情加速恶化，各种迹象显示生命即将结束，是生命活动的最后过程。

（二）死亡的定义

死亡（death）是个体生命活动和新陈代谢不可逆的终止。

临床上，当患者呼吸、心跳停止，瞳孔散大而固定，所有反射都消失，心电波平直，即可宣布死亡。随着医学科学的发展，特别是心肺复苏技术与心内注射药物的应用开展后，有关临床资料显示，只要大脑功能保持着完整性，一切生命活动都有可能完全恢复。1967 年人类历史上第一例心脏移植手术在南非获得成功，一个衰亡的心脏可被另一个强壮健康的心脏替换，这就意味着心死不等于人死。因此，传统的死亡标准被摒弃，医学界人士提出新的较为客观的判断标准，这就是脑死亡标准。

1968 年，在世界第 22 次医学大会上，美国哈佛大学医学院特设委员会提出了新的死亡概念，即脑死亡（brain death），又称全脑死亡，即包括大脑、中脑、小脑和脑干的不可逆转的停止，是生命活动结束的象征。将"脑功能不可逆丧失"作为新的死亡标准，并制定了世界上第一个脑死亡诊断标准：①无感受性和反应性；②无运动、无呼吸；③无反射；④脑电波平坦。

凡符合以上标准，并在 24 h 内反复测试，多次检查，结果无变化，即可宣告死亡。但须排除体温过低（<32.2 ℃）或刚使用过中枢神经系统抑制剂两种情况，方可作出脑死亡的诊断。

同年，WHO 建立国际医学科学组织委员会，也提出了类似脑死亡的四条诊断标准：①对环境失去一切反应，完全无反射和肌肉活动；②停止自主呼吸；③动脉血压下降；④脑电图平直。

目前，联合国的成员国中已有 80 多个国家承认脑死亡的标准，但至今世界尚无统一的标准。世界上许多国家还是采用"哈佛标准"或应用与其相近的标准。纵观世界各国，有的是有明确的立法，通过法律来确认脑死亡，也有的虽然没有明确的立法，但脑死亡已达成共识。

死亡的概念正在逐渐从心跳、呼吸的停止过渡到中枢神经系统功能的完全丧失，这是医学界一次意义重大的观念转变，现在用脑死亡作为判断死亡的标准已被世界许多国家医学界、社会伦理学界认可。但脑死亡的判断是一个严肃、细致和专业技术性很强的过程，按脑死亡标准对患者实施脑死亡的诊断，必须依靠具有专业特长的临床医生根据病情及辅助检查结果，并依据法律规定来做出。

我国经过多年的研究与实践于 2009 年完善和修订了《成人脑死亡判定标准（2009 版）》。2012 年 3 月，国家卫生健康委员会（原卫生部）批准首都医科大学宣武医院作为国家卫生健康委员会脑损伤质控评价中心，该中心于 2013 年制定了《脑死亡判定标准与技术规范（成人质控版）》，见附录六，作为医学行业标准将推动我国脑死亡判定工作有序、规范地开展。

（三）死亡过程的分期

死亡不是生命的骤然结束，而是一个逐渐进展、从量变到质变的过程。一般分为三个阶段：濒死期、临床死亡期、生物学死亡期。

1.濒死期

濒死期(agonal stage)又称临终期,各种迹象显示生命即将终结。此期机体的重要器官功能发生严重紊乱和衰竭,中枢神经系统脑干以上部位的功能处于深度抑制状态。主要表现为意识模糊或丧失。各种反射减弱或消失,肌张力减退或消失,心跳减弱,血压下降,呼吸微弱,可出现潮式呼吸或间断呼吸、大小便失禁、感觉消失等。

濒死期的持续时间可因患者机体状况及死亡原因不同而异。青壮年、慢性病患者的濒死期一般较老年人、急性病患者的濒死期长。濒死期生命仍处于可逆阶段,若得到及时有效的抢救,生命仍可复苏;反之将进入临床死亡期。但猝死、严重的颅脑损伤等患者可直接进入临床死亡期。

2.临床死亡期

临床死亡期(clinical death stage)又称"躯体死亡期"或"个体死亡期",此期中枢神经系统的抑制过程已由大脑皮质扩散至皮质以下部位,延髓处于极度抑制状态。临床表现为心跳、呼吸完全停止,瞳孔散大,各种反射消失,但各种组织细胞仍有短暂而微弱的代谢活动,持续时间很短,一般为5~6 min,若得到及时有效的抢救,生命仍有可能复苏。若超过这个时间,大脑将发生不可逆的变化。但临床大量资料显示,在低温条件下,临床死亡期可延长到1 h或更久。

3.生物学死亡期

生物学死亡期(biological death stage)又称"脑死亡""细胞死亡",是指全身器官、组织、细胞生命活动停止,是死亡过程的最后阶段。此期整个中枢神经系统及机体各个器官的新陈代谢相继停止,出现不可逆的变化,整个机体已无任何复苏的可能。随着此期的进展,相继出现尸冷、尸斑、尸体腐败等现象。

(1)尸冷:是死亡后最先发生的尸体现象。死亡后因体内产热停止,散热继续,尸体温度逐渐下降,称尸冷。死亡后尸体温度的下降有一定规律,一般情况下死后的10 h内约每小时下降1℃,10 h后每小时下降0.5℃,经24 h左右与环境温度基本相同。测量尸温常以直肠温度为标准。

(2)尸斑:死亡后由于血液循环停止及地心引力的缘故,血液向身体的最低部位坠积,皮肤呈现红色斑块或条纹状,称尸斑。一般尸斑的出现时间是死亡后2~4 h,经过12~14 h发展至高峰,24~36 h固定并不再转移,一直持续到尸体腐败。尸斑最易出现在尸体最低部位,因此,患者死亡后应采取仰卧位,头部垫一软枕,以防尸斑出现在面部。

(3)尸僵:尸体肌肉僵硬,关节固定称尸僵。其形成机制是腺苷三磷酸(ATP)学说,即死后肌肉中ATP不断分解而不能再合成,致使肌肉收缩,尸体变硬。尸僵一般在死后1~3 h开始出现,4~6 h扩展至全身,12~16 h发展至高峰,24 h后尸僵开始减弱,肌肉逐渐变软,称尸僵缓解。尸僵多从小块肌肉开始,表现为先由咬肌、颈肌开始,向下至躯干、上肢和下肢。

(4)尸体腐败:死亡后机体组织蛋白质、脂肪和碳水化合物因腐败细菌作用而分解的过程称尸体腐败。一般在死亡后24 h出现,常见的表现有尸臭、尸绿等,先从右下腹出现,逐渐扩展至全腹,最后波及全身。

二、安乐死

"安乐死"一词来源于希腊文"euthanasia",原意是无痛苦的、幸福的死亡。医学伦理学认为,安乐死是指医务人员应濒死患者或其家属的自愿请求,依据法律规定,采用医学的方法,通过作为或不作为,消除患者的痛苦或缩短痛苦的时间,使其安详地度过死亡阶段,结束生命。它包括两层含义:一是无痛苦的死亡,安然地去世;二是无痛致死术,即为结束患者的痛苦而采取致死的措施。

关于安乐死合法化的问题,在法学界、司法界、医学界一直是一个争论不休的问题,各国持有不同态度。2001年4月1日,荷兰通过"安乐死法案",成为世界上第一个把安乐死合法化的国家。比利时会议院于 2002 年 5 月 16 日通过法案,允许医生在特殊情况下对患者实施安乐死,从而成为继荷兰之后第二个使安乐死合法化的国家。法国、德国、奥地利、丹麦、匈牙利、挪威、瑞典、斯洛伐克、西班牙和瑞士等国,允许"被动"安乐死,即只允许终止为延续个人生命而治疗的做法。英国、意大利及葡萄牙三国对这个问题仍存在争议;希腊和波兰两国则禁止安乐死。在我国,由于安乐死涉及伦理、道德及法律等诸多方面问题,至今尚未立法。而事实上,在法律上接受并承认安乐死的国家,其安乐死标准和范围也是不易确定的。

三、死亡教育

(一)死亡教育的发展概况

美国是开办死亡教育大学课程的最早国家之一。美国学者埃里欧特(T. S. Elliot)在 1955 年提出死亡教育与性教育同等重要的观点,并于 1959 年在美国南加州大学医学院开设全美首个"死亡学"课程。

与西方国家相比,中国死亡教育虽然起步较晚但发展比较迅速。在中国,现代死亡教育从 20 世纪 80 年代兴起。1987 年,天津医学院成立国内首家临终关怀研究机构,并于 1996 年在昆明开了以死亡教育为主题的全国性学术会议。此后许多关于死亡教育、死亡学的论文、著作、译著相继问世。国内一些大学也相继开设了死亡教育的课程或举行专题讲座,许多医学院校的伦理学课程中也都加入了安乐死和死亡道德的部分。

(二)死亡态度的类型

在接近死亡时,临终患者对待生死的问题往往有矛盾心理,即在要求加速死亡的同时,还表现出强烈的求生欲望,因此,临终患者对待死亡的态度,可分为以下几种类型。

1. 乐观开朗型

患者认为既然死是不可避免的结局,那么沉浸在死亡的恐惧中是不可取的。人生不是以存活时间的长短论好坏,而是以生命质量论高低。

2. 死亡逃避型

指人们尽可能地回避与死亡相关的事物,尽量不去思考死亡和讨论死亡。

3. 寻求解脱型

患者已经认识到死亡迟早都会降临,生活中的苦难要大于死亡的痛苦,因此患者能平静地面对死亡,甚至主动选择结束生命。

4. 悲观恐惧型

患者极其害怕死亡,担心死亡会夺走他们的生命,夺走他们美好的生活,这是一种悲观的对待死亡的态度。

5. 顺从接受型

患者认为死亡不是一种痛苦,更不是人生的悲剧。因此,常常能以平和的心态迎接死亡的到来。

(三)死亡教育的意义

死亡是任何人都不可避免的现实,是不以人的意志为转移的客观规律。死亡教育的意义就是帮助人们认识、把握有关死亡与濒死的客观规律,从而树立科学的死亡观。

1. 有利于树立正确的人生观和价值观

生死观的形成和发展对人生观的确立具有重大的影响,死亡观确立的重要影响因素是死亡教育。死亡教育表面上是在讨论死亡,但实质是在探讨人生,阐述生命的意义。

2.有利于提高社会成员生活质量

死亡教育可以使人们正确地认识死亡和濒死,珍惜生命,乐观对待人生。死亡教育还可以引导人们对死亡的本质做深层次的思考,进而追寻人生的意义。

3.有利于临终关怀工作的开展和普及

死亡教育可以减轻临终患者的恐惧和焦虑,帮助患者平静地接受死亡。除此之外,还可以提高临终关怀工作人员的整体素质。

(四)死亡教育的内容

1.对死亡本质的认识

包括从哲学、医学、法律(经济)、伦理学、宗教、文化、社会学、心理学等角度认识死亡。

2.人类对死亡的态度

包括不同年龄段、不同文化背景及环境、临终患者及家属对死亡的态度。

3.对死亡的调适处理

包括死亡的准备、接受死亡、与临终患者家属的沟通、对不同临终患者及家属的辅导技巧、语言在降低死亡恐惧上的作用、家属居丧期的调适、尸体处理方式、殡葬方式的选择、自杀防范等。

4.与死亡相关的知识

包括当代社会死亡的特点、当代临终关怀的发展、与死亡有关的法律、安乐死咨询、器官移植和捐赠、社会服务机构介绍等。

第三节　临终患者及家属的护理

一、临终患者的生理变化和护理

(一)临终患者的生理评估

1.肌肉张力丧失

表现为吞咽困难、便秘或大小便失禁,肢体软弱无力,无法维持良好舒适的功能体位,不能进行自主躯体活动。呈希氏面容,即面部呈铅灰色、眼眶凹陷、双眼半睁、目光呆滞、面肌消瘦、下颌下垂、嘴微张。

2.循环功能减退

表现为皮肤苍白、湿冷,大量出汗,体表发凉,四肢发绀、斑点,脉搏弱而快,不规则或测不出,血压降低或测不出,心律出现紊乱等。

3.胃肠道蠕动减弱

表现为恶心、呕吐、食欲减退、腹胀、便秘或腹泻、口干、脱水、体重减轻等。

4.呼吸功能减退

表现为呼吸频率不规则,呼吸深度由深变浅,出现鼻翼扇动、经口呼吸、潮式呼吸,由于分泌物无法或无力咳出,出现痰鸣音或鼾声呼吸。

5.知觉改变

表现为视觉逐渐减退,由视觉模糊发展到只有光感,最后视力消失。眼睑干燥,分泌物增多。听觉通常是人体最后消失的一个感觉。

6.意识改变

若病变未侵犯中枢神经系统,患者可始终保持神志清醒;若病变在脑部,则很快出现嗜睡、意识模糊、昏睡或昏迷等,有的患者表现为谵妄及定向障碍。

7.疼痛

大部分的临终患者主诉全身不适或疼痛,表现为烦躁不安,血压及心率改变,呼吸变快或变慢,瞳孔散大,大声呻吟,出现疼痛面容,即五官扭曲、眉头紧锁、眼睛睁大或紧闭、双眼无神、咬牙等。

(二)临终患者的身体护理

1.改善呼吸功能

(1)保持室内空气新鲜:定时通风换气。

(2)体位摆放:神志清醒者可采用半坐卧位;昏迷者可采用仰卧位头偏向一侧或侧卧位,防止呼吸道分泌物误入气管引起窒息或肺部并发症。

(3)保持呼吸道通畅:拍背协助排痰,应用雾化吸入,必要时使用吸引器吸出痰液。

(4)吸氧:根据呼吸困难程度给予氧气吸入,纠正缺氧状态,改善呼吸功能。

2.减轻疼痛

(1)观察:护士应注意观察患者疼痛的性质、部位、程度、持续时间及发作规律。

(2)稳定情绪、转移注意力:"没有疼痛地离去"是所有临终患者的愿望。护理人员应采用同情、安慰、鼓励等方法与患者进行沟通交流,稳定患者情绪,并适当引导使其转移注意力,从而减轻疼痛。

(3)协助患者选择减轻疼痛的最有效方法:若患者选择药物止痛,可采用WHO推荐的三阶梯镇痛疗法控制疼痛。注意观察用药后的反应,把握好用药的阶段,选择恰当的剂量和给药方式,达到控制疼痛的目的。

(4)使用其他止痛的方法:临床上常选用音乐疗法、按摩、放松术、外周神经阻断术、针灸疗法、生物反馈法等。

3.促进患者舒适

(1)维持良好、舒适的体位:建立翻身卡,定时翻身,避免局部长期受压,促进血液循环,防止压疮发生。对有压疮发生倾向的患者,应尽量避免采用易产生剪切力的体位。

(2)加强皮肤护理:对于大小便失禁者,注意会阴、肛门周围的皮肤清洁,保持干燥,必要时留置导尿管;大量出汗时,应及时擦洗干净,勤换衣裤,并保持床单清洁、干燥、平整、无渣屑。

(3)加强口腔护理:护士每天要仔细检查患者的口腔黏膜是否干燥或疼痛,观察是否有可提示念珠菌感染的特征性的粘连白斑和成片红色的粗糙黏膜。在晨起、餐后和睡前协助患者漱口,保持口腔清洁卫生;口唇干裂者可涂液体石蜡;有溃疡或真菌感染者酌情涂药;口唇干燥者可适量喂水,也可用湿棉签湿润口唇或用湿纱布覆盖口唇。对于口腔卫生状况较差并且感觉有明显疼痛者,可用稀释的利多卡因和氯己定含漱剂清洗口腔。

(4)保暖:患者四肢冰冷不适时,应加强保暖,必要时给予热水袋,水温应低于50℃,防止烫伤。

4.加强营养,增进食欲

(1)耐心解释:主动向临终患者及家属解释恶心、呕吐的原因,以减轻其焦虑心理,获得心理支持。

(2)增加食欲:根据患者的饮食习惯调整饮食,尽量创造条件增加患者的食欲。注意食物的色、香、味,尝试新的花样,少量多餐。应给予高蛋白、高热量、易于消化的饮食,并鼓励患者多吃新鲜的水果和蔬菜。

(3)改善环境:创造良好的进食环境,稳定患者情绪。

(4)营养支持:给予流质或半流质饮食,便于患者吞咽,必要时采用鼻饲或胃肠外营养,保证患者的营养供给。

5. 减轻感知觉改变的影响

（1）提供舒适的环境：临终患者所居住的环境应安静，空气新鲜，保持通风，有一定的保暖设施，适当的照明，以避免临终患者因视觉模糊产生害怕、恐惧心理，增加其安全感。

（2）眼部的护理：对神志清醒的临终患者的眼部护理，可以用清洁的温湿毛巾或温湿棉签将眼睛的分泌物和皮屑等从内眦向外眦进行清洁。为防止交叉感染应使用两条毛巾或一条毛巾的不同部位，分别擦洗双眼。对有分泌物粘着结痂的眼睛，可用温湿毛巾或棉球、纱布等浸生理盐水或淡盐水进行湿敷，直至分泌物或痂皮变软后，再轻轻将其洗去。注意勿损伤皮肤、黏膜和结膜，并禁忌用肥皂水洗眼。如果患者处于昏迷状态，患者眨眼动作会减少或消失，角膜反射亦会减弱或消失，若长时间眼睑不闭合，会导致眼干燥，且灰尘或混有微生物的尘埃会落入眼睛，造成结膜溃疡或发炎。因此，对昏迷患者，除清洁眼睛外还要保持眼睛湿润，可以用刺激性小的眼药膏敷在裸露的角膜上，如涂红霉素、金霉素眼膏或覆盖凡士林纱布，以保护角膜，防止角膜干燥发生溃疡或结膜炎。

（3）注意交谈方式：听觉是临终患者最后消失的感觉，因此，护理人员在与患者交谈时语调应柔和，语言要清晰，也可采用触摸患者的非语言交谈方式，让临终患者感到即使在生命的最后时刻也并不孤独。

6. 观察病情变化

（1）密切观察患者的生命体征、疼痛、瞳孔、意识状态等。

（2）监测心、肺、脑、肝、肾等重要脏器的功能。

（3）观察治疗反应与效果。

7. 做好持续护理

患者出院后，护理照料仍需要一直系统地在门诊或家里持续进行，这种做法就是持续护理，也是临终护理的技能之一。在进行家庭护理时需要做好病情控制工作，即对患者有可能出现的失眠、疼痛、恶心、呕吐、便秘、幻想等症状进行医疗和护理控制。

二、临终患者的心理评估及护理

（一）临终患者的心理评估

临终患者接近死亡时会产生十分复杂的心理和行为反应。护士应及时评估临终患者的心理需求，同情和关爱患者，倾听患者的诉说，满足临终患者的心理需求。

多年来，很多西方研究者在探讨临终患者的心理状况时最常引用的是美国医学博士布勒·罗斯（Kubler Ross）于 1969 年所著 *On Death and Dying* 中的内容。罗斯博士在书中将身患绝症人从获知病情到临终整个阶段的心理反应过程总结为五个阶段。

1. 否认期（denial）

患者得知自己患不治之症时表现出震惊与否认，他们常说的话是"不，不是我！"或"这不是真的！一定是搞错了！"患者不承认自己患了绝症或者是病情恶化，认为这可能是医生的误诊。他们常常怀着侥幸的心理到处求医以期推翻诊断。事实上，否认是为了暂时逃避残酷的现实对自己所产生的强烈压迫感，此反应是患者所采取的一种心理防御机制，旨在有较多的时间调整自己去面对死亡。此期是个体得知自己即将死亡后的第一个反应，对这种心理应激的适应时间长短因人而异，大部分患者几乎都能很快停止否认，而有的患者直到临近死亡仍处于否认期。

2. 愤怒期（anger）

当临终患者对其病情的否认无法保持下去，而自己疾病的坏消息又被证实时，患者出现的心理反应是气愤、暴怒和嫉妒。进入此阶段的患者表现出生气、愤怒、怨恨的情绪,患者常会愤愤地想"为什么是我?""老天太不公平!"或"我为何这么倒霉?"患者常常迁怒于家属及医护人员或责怪不公平,怨天尤人,无缘无故地摔打东西,抱怨人们对他照顾不够,对医护人员的治疗和护理百般挑剔,甚至无端地指责或辱骂别人,以发泄他们的苦闷与无奈。

3. 协议期(bargaining)

愤怒的心理消失后,患者开始接受自己已患绝症的现实。他们常常会表示"假如你给我一年时间,我会……"此期患者已承认存在的事实,希望能发生奇迹。患者为了尽量延长生命,希望有好的治疗方法,并会做出许多承诺作为延长生命的交换条件。处于此阶段的患者对生存还抱有希望,也肯努力配合治疗。此阶段持续时间不如前两个阶段明显。协议阶段的心理反应,实际上是一种延缓死亡的乞求,是人的生命本能和生存欲望的体现。临终患者在经历"否认"和"愤怒"阶段之后,就会千方百计地寻求延长生命的方法,或是希望免受死亡的痛苦与不适。这是一种自然的心理发展过程。

4. 忧郁期(depression)

经历了前3个阶段之后,临终患者的身体更加虚弱,病情更加恶化,这时他们的气愤或暴怒,都会被一种巨大的失落感所取代。"好吧,那就是我!"当患者发现身体状况日趋恶化,讨价还价无效后会产生一系列心理反应,表现为悲伤、情绪低落、退缩、沉默、抑郁和绝望。患者会体验到一种准备后事的悲哀,此阶段他们希望与亲朋好友见面,希望亲人、家属每时每刻陪伴在身旁。处于忧郁期的患者主要表现为对周围事物的淡漠,语言减少,反应迟钝,对任何东西均不感兴趣。临终患者的抑郁心理表现,对于他们实现在安详和宁静中死去是有益的,因为只有经历过内心剧痛和抑郁的人,才能达到"接纳"死亡的境界。

5. 接受期(acceptance)

"好吧,既然是我,那就去面对吧""我准备好了"患者会感到自己已经竭尽全力,没有什么悲哀和痛苦了,于是开始接受即将面临死亡的事实。此阶段患者相当平静,表现出惊人的坦然,他们不再抱怨命运,喜欢独处,睡眠时间增加,情感减退。

布勒·罗斯认为临终患者心理发展过程的五个阶段并非完全按顺序发生和发展,这个心理发展过程有着较大的个体差异性。有的可以提前,有的可以推后,甚至有的可以重合,各阶段持续时间长短也不同,因此,在实际工作中,应根据个体的实际情况进行具体的分析与处理。

(二)临终患者的心理护理

1. 否认期

(1)护理人员应具有真诚、忠实的态度,不要轻易揭露患者的防御机制,也不要欺骗患者。应坦诚温和地回答患者对病情的询问,并注意保持与其他医护人员及家属对患者病情说法的一致性。

(2)注意维持患者适当的希望,应根据患者对其病情的认识程度进行沟通,耐心倾听患者的诉说,在沟通中注意因势利导,循循善诱,实施正确的人生观、死亡观的教育,使患者逐步面对现实。

(3)经常陪伴在患者身旁,注意非语言交流技巧的使用,多利用身体触摸去表达关怀和亲密的感觉,如轻抚面和手、拍拍肩膀等。合理应用倾听技巧,尽量满足患者心理方面的需求,使他们感受到护理人员给予的温暖和关怀,有时只静静地守在身边也是关爱。

(4)对临终患者进行护理时,关注点将不再是护理技术是否高超、姿态是否优美等,而护理品质将成为关注的焦点,这是非常重要的,为患者提供体贴入微的护理,真正体现了"护理不是单纯的自然科学,也是一门艺术"。

2. 愤怒期

(1)护理人员此期一定要有爱心、耐心,认真地倾听患者的倾诉,应将患者的发怒看成是一种有益健康的正常行为,允许患者以发怒、抱怨、不合作行为来宣泄其内心的不满、恐惧,同时应注意预防意外事件的发生。

(2)给患者提供表达或发泄内心情感的适宜环境,并加以必要的心理疏导,帮助其渡过心理难关,避免其过久地停留于否认阶段而延误必要的治疗。

(3)做好患者家属和朋友的工作,给予患者关爱、理解、同情和宽容。

3.协议期

(1)护理人员应积极主动地关心和指导患者,加强护理,尽量满足患者的需要。使患者更好地配合治疗,以减轻痛苦,控制症状。

(2)为了不让患者失望,对于患者提出的各种合理要求,护理人员应尽可能地予以答应,以满足患者的心理需求。最重要的还是给予患者更多的关爱。

(3)护理人员应鼓励患者说出内心的感受,尊重患者的信仰,积极教育和引导患者,减轻患者的压力。

4.忧郁期

(1)护理人员应多给予患者同情和照顾、鼓励和支持,使其增强信心。

(2)护理人员应经常陪伴患者,允许其以不同的方式发泄情感,如忧伤、哭泣等。

(3)创造舒适环境,鼓励患者保持自我形象和尊严。

(4)尽量取得社会方面的支持,给予精神上的安慰,安排亲朋好友见面,并尽量让家属多陪伴在其身旁。

(5)密切观察患者,注意心理疏导和合理的死亡教育,预防患者的自杀倾向。

5.接受期

(1)护理人员应积极主动地帮助患者了却未完成的心愿,继续给予关心和支持。

(2)尊重患者,不要强迫与其交谈。

(3)给予临终患者安静、舒适的环境,减少外界干扰。

(4)认真、细致地做好临终护理,使患者平静、安详、有尊严地离开人间。

三、临终患者家属的护理

在临终关怀中,患者家属不仅承担着照顾患者的角色,也是医护人员的服务对象。医护人员在做好临终患者护理的同时,也要做好对临终患者家属的关怀照顾工作。

(一)临终患者家属的心理反应

临终患者家属一般都很难接受亲人濒临死亡的事实,家属从患者生病到濒死阶段直至死亡也有着非常复杂的心理反应,他们也和患者一样会经历否认、愤怒、讨价还价、忧郁等阶段。临终患者常给家属带来生理、心理和社会方面的压力。家属在情感上难以接受即将失去亲人的现实,常会出现以下心理及行为方面的改变。

1.个人需要的推迟或放弃

一人生病,牵动全家,尤其是临终患者的治疗支出,更会造成家庭经济条件的改变、平静生活的冲击、精神支柱的倒塌等。家庭成员在考虑整个家庭的状况后,会对自我角色和承担的责任进行调整,如面临的升学、就业等。

2.家庭中角色、职务的调整与再适应

家庭重新调整有关成员的角色,如慈母兼严父、长姐如母、长兄如父等以保持家庭的相对稳定。

3.压力增加,社会交往减少

家属在照料临终患者期间,因精神的悲伤,体力、财力的消耗,而感到心力交瘁,可能对患者产生欲其生,又欲其死,以免连累全家的矛盾心理,这也常引起家属的内疚与罪恶感。长期照料患者减少了与其他亲人或朋友间的社会交往,再加上传统文化的影响,大多数人倾向于对患者隐瞒病情,避免其知晓后产生不良后果而加速其病情的发展,因此既要压抑自我的悲伤,又要努力地隐瞒病情,此时家属的心理压力会更大,因为他们不能与患者分享内心的悲伤感受,谈论有关死亡的感觉或彼此安慰鼓励,反而要在患者面前掩饰自己内心真实的情感,抑制自己的悲伤,更加重了患者家属的身心压力。

临终患者家属的心理行为反应与患者临终的历程密切相关。临终患者的病情有可能很快急转直下,也可能延续很长时间,或时好时坏,起伏波动。时间的长短对家属在照护临终患者时的心理反应影响很大。如果临终患者的死亡适时来到,患者的家属能够做好心理准备;如果死亡一再拖延,家属哀痛过久,心理负担加大,反而会感到挫伤,以及因劳累过度而感到身心疲惫;如果临终时间较短,死亡来得过快或突然死亡,家属会感到措手不及,完全没有心理准备,家属的内心会觉得愧疚,总感到还应为亲人多做些事情,此时可能会产生责怪或怀疑医护人员的疏忽,而产生复杂的心理反应和行为。

(二)临终患者家属的护理

1. 满足家属照顾患者的需要

1986 年,费尔斯特和霍克提出临终患者家属主要有以下七个方面的需要。

(1)了解患者病情、照顾等相关问题的发展。

(2)了解临终关怀医疗小组中,哪些人会照顾患者。

(3)参与患者的日常照顾。

(4)确认患者受到临终关怀医疗小组良好照顾。

(5)被关怀与支持。

(6)了解患者死后的相关事宜(后事的处理)。

(7)了解有关资源:经济补助、社会资源、义工团体等。

2. 鼓励家属表达感情

护理人员要注意与家属沟通,建立良好的关系,取得家属的信任。与家属交流时,尽量提供安静、隐私的环境,耐心倾听,鼓励家属说出内心的感受及遇到的困难,积极解释临终患者生理、心理变化的原因和治疗护理情况,减少家属疑虑。对家属过激的言行给予容忍和谅解,避免纠纷的发生。

3. 指导家属对患者进行生活照顾

鼓励家属参与患者的照护活动,如计划的制订、生活护理等。护理人员对患者家属应耐心指导、解释,示范有关的护理技术,使其在照料亲人的过程中获得心理慰藉,同时也减轻患者的孤独情绪。

4. 协助维持家庭的完整性

协助家属在医院环境中,安排日常的家庭活动,以增进患者的心理调适,保持家庭完整性,如共进晚餐,看电视等。

5. 满足家属本身生理、心理和社会方面的需求

护理人员对家属要多关心体贴,帮助安排陪伴期间的生活,尽量解决其实际困难。

参考文献

[1]李小寒,尚少梅.基础护理学[M].7 版.北京:人民卫生出版社,2022.

[2]水黎明,张静,施永兴.安宁疗护政策、管理与实务手册[M].上海:复旦大学出版社,2023.

[3]李嘉诚基金会人间有情全国宁养医疗服务计划办公室.宁养疗护案例集[M].北京:北京大学医学出版社,2021.

[4]肖亚洲,李旭英,谌永毅,等.安宁疗护病房工作制度与规范[M].北京:学苑出版社,2021.

[5]凯瑟琳·曼尼克斯.好好告别[M].彭小华,译.河南:河南科学技术出版社,2021.

[6]白琴.舒缓疗护[M].北京:人民卫生出版社,2013.

练习题

一、单项选择题

1. 现代的临终关怀创始于20世纪60年代创始人是(　　　)

    A.桑巴斯　　　　　　　　　　　　B.桑德斯

    C.路易斯　　　　　　　　　　　　D.黄天中

2. 中国第一个临终关研究中心成立于(　　　)

    A.上海　　　　　　　　　　　　　B.广州

    C.天津　　　　　　　　　　　　　D.北京

3. 目前医学界逐渐以哪项作为死亡的标准(　　　)

    A.脑死亡　　　　　　　　　　　　B.心跳停止

    C.呼吸停止　　　　　　　　　　　D.各种反射消失

4. 下列哪一项不符合协议期临终患者表现的是(　　　)

    A.患者的愤怒逐渐消退　　　　　　B.患者很和善、很合作

    C.患者开始接受自己患了不治之症　D.患者认为做善事可以死里逃生

5. 患者,女性,35岁,乳腺癌广泛转移,病情日趋恶化,患者常独自一人坐在床上哭泣,不愿与医护人员、家属交谈。你认为该患者的心理反应处于哪一期(　　　)

    A.否认期　　　　　　　　　　　　B.愤怒期

    C.协议期　　　　　　　　　　　　D.忧郁期

二、案例分析题

1. 患某,45岁。肝硬化病史10年,既往嗜烟酒。近1个月来因其父亲生病住院,工作家庭两头忙,2个月前出现食欲缺乏、乏力、面色发黄等不适来院就诊。经过检查,诊断为肝癌晚期。患者抱怨老天不公,自己正处在事业的上升期,且父亲年迈,本该是尽孝的时候,为什么如此倒霉的事情发生在自己身上?

请思考:

(1)请根据患者的情况,分析该患者出现了哪一期临终患者的心理反应?

(2)如何为此期患者提供心理护理?

2. 患者,男,84岁,以"肝癌晚期"收入某三级甲等医院的"宁养"病房,家属希望患者在临终阶段能得到较好的照顾,避免患者遭受痛苦。

请思考:

(1)什么是临终关怀?

(2)临终关怀的理念是什么?

(3)临终关怀的意义有哪些?

(4)临终关怀机构的基本服务项目有哪些?

练习题答案

附录

附录一　睡眠状况自评量表（SRSS）

姓名：　　　　性别：　　　　年龄：　　　　职业：

1. 您觉得平时睡眠足够吗？	①睡眠过多了	②睡眠正好	③睡眠欠一些	④睡眠不够	⑤睡眠时间远远不够
2. 您在睡眠后是否已觉得充分休息过了？	①觉得充分休息过了	②觉得休息过了	③觉得休息了一些	④不觉得休息过了	⑤觉得一点儿也没休息
3. 您晚上已睡过觉，白天是否打瞌睡？	①0～5 d	②很少(6～12 d)	③有时(13～18 d)	④经常(19～24 d)	⑤总是(25～31 d)
4. 您平均每个晚上大约能睡几小时？	①≥9 h	②7～8 h	③5～6 h	④3～4 h	⑤1～2 h
5. 您是否有入睡困难？	①0～5 d	②很少(6～12 d)	③有时(13～18 d)	④经常(19～24 d)	⑤总是(25～31 d)
6. 您入睡后中间是否易醒？	①0～5 d	②很少(6～12 d)	③有时(13～18 d)	④经常(19～24 d)	⑤总是(25～31 d)
7. 您在醒后是否难于再入睡？	①0～5 d	②很少(6～12 d)	③有时(13～18 d)	④经常(19～24 d)	⑤总是(25～31 d)
8. 您是否多梦或常被噩梦惊醒？	①0～5 d	②很少(6～12 d)	③有时(13～18 d)	④经常(19～24 d)	⑤总是(25～31 d)
9. 为了睡眠，您是否吃安眠药？	①0～5 d	②很少(6～12 d)	③有时(13～18 d)	④经常(19～24 d)	⑤总是(25～31 d)
10. 您失眠后心情(心境)如何？	①无不适	②无所谓	③有时心烦、急躁	④心慌、气短	⑤乏力、没精神、做事效率低

　　注：上面10个问题是了解您睡眠情况的，请仔细阅读每一条，然后根据您近一个月睡眠的实际情况，在最适合您状况的答案序号上打"√"

　　项目和评定标准：SRSS共有10个项目，每个项目分5级评分(1～5)，评分愈高，说明睡眠问题愈发严重。此量表最低得分为10分(基本无睡眠问题)，最高分为50分(最严重)

附录二　匹兹堡睡眠质量指数量表(PSQI)

指导语:下面一些问题是关于您最近1个月的睡眠状况,请您填写或选择最符合您近1个月实际情况的答案,答案无对错之分。请真实回答下列问题。

1. 近1个月,晚上上床睡觉通常是____点钟。

2. 近1个月,从上床到入睡通常需要____分钟。

3. 近1个月,通常早上____点起床。

4. 近1个月,每夜通常实际睡眠____小时(不等于卧床时间)。

对下列问题请选择1个最适合您的答案;在每题后的①②③④上画一个"√"。

5. 近1个月,因下列情况影响睡眠而烦恼。

5.1 入睡困难(30 min 内不能入睡)　①无　②<1 次/周　③1~2 次/周　④≥3 次/周

5.2 夜间易醒或早醒　①无　②<1 次/周　③1~2 次/周　④≥3 次/周

5.3 夜间去厕所　①无　②<1 次/周　③1~2 次/周　④≥3 次/周

5.4 呼吸不畅　①无　②<1 次/周　③1~2 次/周　④≥3 次/周

5.5 咳嗽或鼾声高　①无　②<1 次/周　③1~2 次/周　④≥3 次/周

5.6 感觉冷　①无　②<1 次/周　③1~2 次/周　④≥3 次/周

5.7 感觉热　①无　②<1 次/周　③1~2 次/周　④≥3 次/周

5.8 做噩梦　①无　②<1 次/周　③1~2 次/周　④≥3 次/周

5.9 疼痛不适　①无　②<1 次/周　③1~2 次/周　④≥3 次/周

5.10 其他影响睡眠的事情　①无　②<1 次/周　③1~2 次/周　④≥3 次/周

请您对是否出现下面情况进行说明。

6. 近1个月,总的来说,您认为自己的睡眠质量。

①很好;②较好;③较差;④很差。

7. 近1个月,您用药物安眠的情况。

①无;②<1 次/周;③1~2 次/周;④3 次/周。

8. 近1个月,您常感到困倦吗?

①无;②<1 次/周;③1~2 次/周;④3 次/周。

9. 近1个月,您做事情的精力充足吗?

①没有;②偶尔有;③有时有;④经常有。

匹兹堡睡眠质量指数量表(pittsburgh sleep quality index,PSQI)由 Buysse 博士等人在 1989 年编制,刘臣贤等人于 1996 年译成中文,并验证信度为 0.85,效度为 0.83,以总分7为划分界,特异度为 90.2%,灵敏度为 98.3%,具有较高的信度和效度,适用于我国人群,可测试近一个月内的睡眠状况。

该量表包括主观睡眠质量、睡眠潜伏期、睡眠持续性、睡眠效率、睡眠紊乱、使用药物情况、日间功能紊乱7个因子。每个因子得分为 0~3 分,最后 7 个因子得分相加得到 PSQI 总分。7 分为界值,小于等于 7 分为睡眠质量好,大于 7 分为睡眠质量差,分数越高睡眠质量越差。

附录三　晚期老年痴呆症疼痛评估量表

项目	0分	1分	2分	评分
呼吸	正常	偶尔呼吸费力/短时期的换气过度	呼吸困难兼发出吵闹声响/长时期的换气过度/潮式呼吸	
负面的声音表达	没有	偶尔呻吟/低沉的声音,带有负面的语气	重复性的叫嚷/大声呻吟/哭泣	
面部表情	微笑或无表情	难过/恐惧/皱眉头	愁眉苦脸	
身体语言	轻松	绷紧/紧张步伐/坐立不安	僵硬/紧握拳头/膝盖提起/拉扯或推开/推撞	
可安抚程度	无须安抚	通过分散注意力或触摸、安慰,可安抚患者	通过分散注意力或触摸、安慰,也不可安抚患者	
观察时间约 5 min		总分:		

附录四　应用 PCA 泵患者的护理措施

临床上使用的 PCA 泵主要分两大类,一类为电子泵,另一类为机械泵。电子 PCA 泵是装有电子计算机的容量型输液泵;机械 PCA 泵是利用机械弹性原理将储药囊内的药液以设定的稳定速度,恒定地输入患者的体内。

应用 PCA 泵患者的护理措施如下。

1. 评估患者情况

评估患者基本情况,病情及是否有 PCA 禁忌证(PCA 禁忌证包括:既往曾经对镇痛药物过敏者,患者主观不愿意接受应用 PCA 泵或无法自己按压键钮给药者,如瘫痪、精神不正常等,既往有吸毒或不良的镇痛药用药史者)等。

2. 设定参数

护士应掌握 PCA 泵的使用方法、参数设定(负荷量、单次给药剂量、背景剂量、锁定时间、单位时间最长剂量)和镇痛药物的特性。负荷量是为了迅速达到镇痛所需要的血药浓度,即最低有效镇痛浓度,使患者迅速达到无痛状态;单次给药剂量是患者每次按压 PCA 泵所给的镇痛药剂量;背景剂量是为减轻患者的操作负担,使血浆镇痛药浓度更为恒定,能够改善镇痛效果;锁定时间是两次用药的时间间隔;单位时间最长剂量是限定单位时间最长使用量,PCA 期间多以 1 h 或 4 h 为间隔。

3. 解释及宣教

应用 PCA 泵前,应对患者及其家属做好关于 PCA 泵的原理、可能出现的不良反应等方面的解释工作,征得患者及其家属的同意后方可应用。对患者及其家属做好关于正确使用 PCA 泵的宣教工作,自控键应由患者选定何时按压,如果患者没有要求帮助,家属和护士不应随意按压。

4. 密切观察并记录

使用期间护士要确保 PCA 泵给药装置的正常运行,如果出现报警,应查明其原因,并及时处理问题和故障。密切观察药量、药物浓度、镇痛效果及其不良反应,定时监测呼吸、血压和脉搏并做好记录。如果患者出现镇痛效果差及镇痛不全,护士应及时通知医生,酌情追加镇痛药。做好插管部位的护理,以防发生感染。

附录五　疼痛控制的标准

　　疼痛控制标准是疼痛管理中的重要概念,是指导医务人员实施疼痛控制的准则。美国临床实践指南(1992 年)建议,确立患者疼痛程度的控制目标,帮助医务人员、患者及其家属明确疼痛程度的控制目标水平,以此指导患者的疼痛管理,提高疼痛控制的质量和患者的生活质量,促进患者康复。目前不少国家根据自身情况,建立相应的标准,并指导临床实践。下面介绍癌性疼痛控制标准和非癌性疼痛控制标准的一些观点,以供参考。

　　1. 癌性疼痛的控制标准

　　(1)WHO 的癌性疼痛控制标准:20 世纪 80 年代,WHO 在提出针对癌症患者的三阶梯镇痛方案的同时,提出了对癌性疼痛的控制标准,即要求达到夜间睡眠时、白天休息时、日间活动和工作时无疼痛。这是一个比较明确和完美的目标,但临床实践中有时较难做到。

　　(2)癌性疼痛"3 个 3"控制标准:近年来逐渐形成并在临床应用的观点是"3 个 3 的标准",即依据 0～10 分数字评分法,评估疼痛强度<3 分;24 h 内爆发性疼痛次数<3 次;24 h 内需要药物解救的次数<3 次。对于癌性疼痛镇痛的目标,有学者认为"3 个 3 的标准"具有可操作性,在临床中也较容易实现,有利于指导医务人员实施疼痛管理。

　　(3)癌性疼痛控制的"321 方案"和"331 方案":随着镇痛理念的不断发展,癌痛控制最新理论为"24 h 及早镇痛"。因此,临床癌痛管理不仅要求能有效控制癌痛,而且要及早控制癌痛。癌痛治疗剂量滴定的第 1 天尤其关键,疗效迅速稳定的剂量滴定不但可以减轻患者的疼痛症状,还可增加患者对后续癌痛治疗的信心和对医护人员的信任,进而提高患者对肿瘤治疗依从性,缩短住院时间。2016 年中国医学论坛报《24 h 及早镇痛》提出,"及早镇痛"理念得到临床大多数专家的认可,1/3 以上专家认为癌痛控制越快越好,近 1/3 专家认为应 24 h 内控制癌痛,并提出癌性疼痛控制的"321 方案"和"331 方案"。"321 方案"即评估疼痛强度≤3 分;24 h 内爆发性疼痛次数≤2 次;开始治疗后 24 h 内达到上述标准。"331 方案"即评估疼痛强度≤3 分;24 h 内爆发性疼痛次数≤3 次;开始治疗后 24 h 内达到上述标准。

　　2. 非癌性疼痛的控制标准

　　(1)国外研究观点:国外相关学者从 20 世纪 80 年代开始对非癌性疼痛的控制标准进行相关的研究。查理斯·克里兰等人的研究发现,在 0～10 分数字评分法的疼痛评估上,当疼痛评分>5 分时,将明显地干扰人体日常的活动功能。近几年来,也有一些学者根据临床研究的结果,提议应该把手术后疼痛程度控制在疼痛评分 5 分以下,当评分>5 分时应给予镇痛处理。特怀克罗斯、莱拉等的研究显示,疼痛评估不是在 5 分,而是在 4 分这个点上的时候,人体的活动功能就会受到明显的干扰,当在 6 分和 7 分之间的时候会明显影响人的愉悦情绪。另外,也有研究指出,应把疼痛程度管理目标分数规定在 2 分,当评分≥3 分时就应该给予相应的处理。加拿大麦吉尔的非癌性控制标准认为,当疼痛程度≤5 分时,护士可在权限范围内使用非药物性镇痛方法,也可以使用药物镇痛,当疼痛程度>6 分时则必须使用有效药物或有效镇痛方法止痛。目前,国外关于手术后疼痛程度管理目标的程度还不尽一致,但许多国家已根据各自的研究确定了疼痛程度管理目标,并广泛应用于临床。

　　(2)国内学者推荐标准:赵继军等人的研究小组(2009 年)对术后疼痛控制标准进行了研究,通过对 227 例术后患者的跟踪调查发现,疼痛程度与活动、咳嗽、深呼吸、进食、睡眠、情绪、满意度等因素相关($P<0.05$),分析疼痛程度评分与各因素受疼痛影响程度之间的关系,依据 0～10 分数字评分法,发现疼痛评分>5 分时,疼痛对各因素的影响出现增加趋势。该课题组制定了适用于手术后疼痛程度控制的目标,即当患者术后疼痛评分≥5分时,临床医务人员应考虑使用有效的镇痛药物对患者进行镇痛治疗;在疼痛评分≤4分时,则可根据患者的需要,在护士权限范围内采取冷敷、热敷、体位改变、音乐疗法等物理方式去缓解患者的疼痛。

在疼痛临床专业发展时期,由于医生、护士、患者及其家属对于疼痛对身体和心理的危害方面认识不足,或担心镇痛药物的成瘾、依赖、不良反应,或担心医疗费用等一系列问题,因此疼痛制订标准可能还需要一个认识和接受的过程。的确,疼痛的评估主要是依照患者的主诉,而不是其他的客观指标(如年龄、性别、文化程度、民族、宗教等),而患者对疼痛的认识和忍受程度也各有差别,因此疼痛控制的标准是一个相对的目标,也是医务人员参照的工作质量标准。在临床工作中,应根据患者的具体情况进行讨论和决定,如在疼痛处理中,预期使患者的疼痛缓解多少,缓解到什么程度。总而言之,护士应主动关心和处理患者诊疗和疾病全过程中的疼痛问题,使疼痛处理由被动逐步变为主动,将人道主义精神落实在患者疼痛处理的全过程中。

附录六 脑死亡判定标准

一、判定的先决条件

1. 昏迷原因明确。
2. 排除了各种原因的可逆性昏迷。

二、临床判定

1. 深昏迷。
2. 脑干反射消失。
3. 无自主呼吸 靠呼吸机维持通气,自主呼吸激发试验证实无自主呼吸。

以上3项临床判定必须全部具备。

三、确认试验

1. 短潜伏期躯体感觉诱发电位(short-latency somatosensory evoked potential,SLSEP) 正中神经SLSEP显示双侧N9和/或N13存在,P14、N18和N20消失。
2. 脑电图 脑电图显示电静息。
3. 经颅多普勒超声(transcranial Doppler,TCD) TCD显示颅内前循环和后循环血流呈振荡波、尖小收缩波或血流信号消失。

以上三项确认试验至少具备两项。

四、判定时间

临床判定和确认试验结果均符合脑死亡判定标准者可首次判定为脑死亡。首次判定12 h后再次复查,结果仍符合脑死亡判定标准者,方可最终确认为脑死亡。

[来源:《脑死亡判定标准与技术规范(成人质控版)》]